W0069621

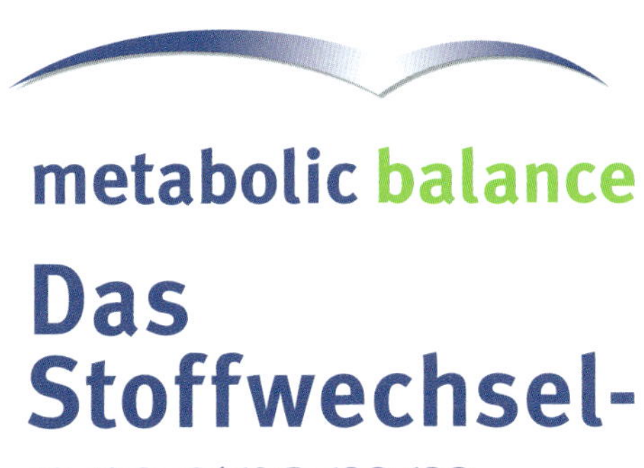

Das Stoffwechsel-programm

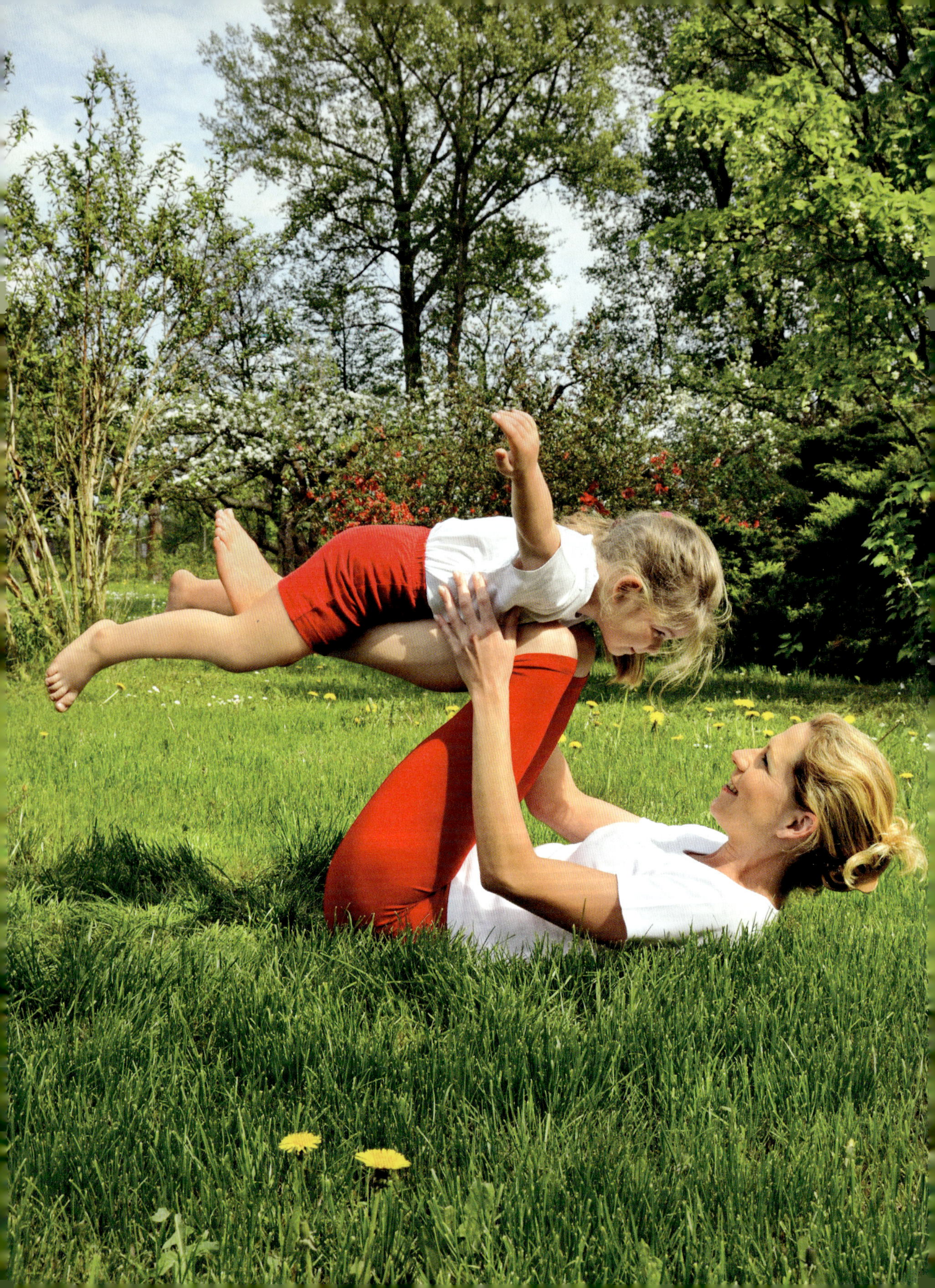

DR. MED. WOLF FUNFACK

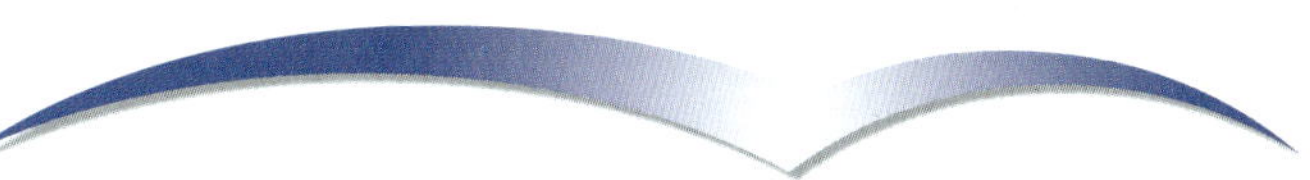

metabolic balance

Das Stoffwechselprogramm

Das Standardwerk zur individuellen Ernährungsumstellung

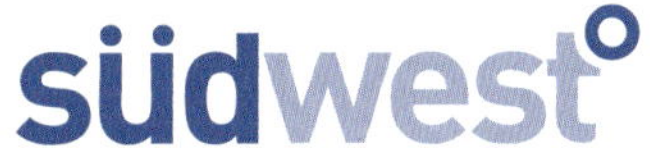

Inhalt

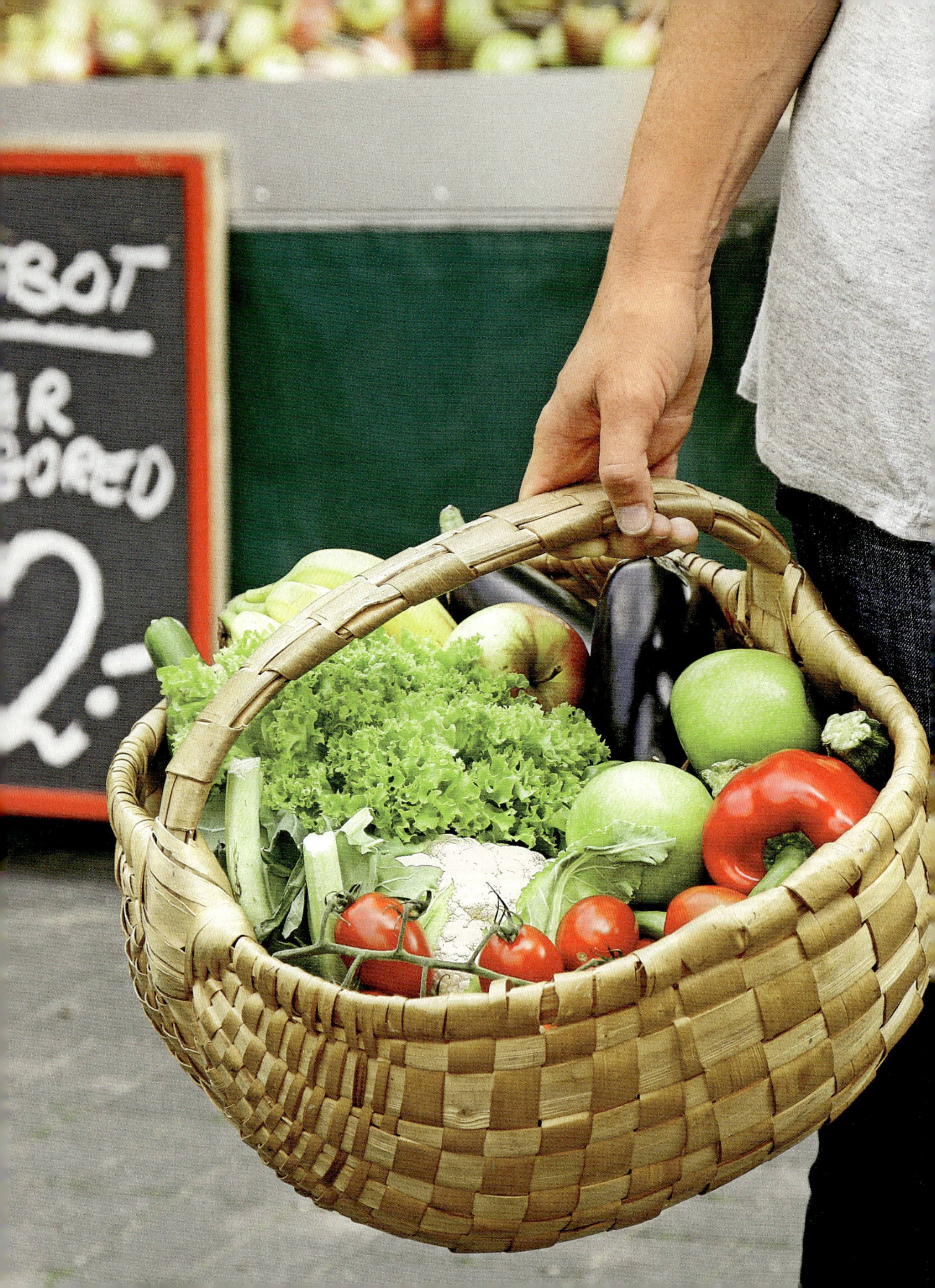

Gesund werden

Falsche Ernährungsgewohnheiten sowie zahlreiche ungünstige Lebensmittel wie Fast Food, Low-Fat- und Light-Produkte, Geschmacksverstärker und Konservierungsstoffe – die heute in jedem Supermarkt die natürlichen Lebensmittel schon beinahe völlig verdrängt haben – bringen unseren seit der Steinzeit ererbten Stoffwechsel oft ganz schön aus dem Gleis. Aber nur wer sich seinem Stoffwechsel entsprechend ernährt, kann schlank und gesund bleiben.

Mit diesem Buch bieten wir allen Lesern, die sich für Ernährung und Gesundheit interessieren, aber auch Therapeuten, die sich mit Ernährungsmedizin befassen, eine umfangreiche Zusammenfassung der gesamten metabolic balance®-Philosophie. Erfahren Sie in diesem Leitfaden der gesunden Ernährung wesentliche Grundlagen über Nahrungsmittel, den gesunden Stoffwechsel, wie die Verdauung genau funktioniert und in welchem Zusammenhang der Stoffwechsel in Sachen Übergewicht und den damit assoziierten Erkrankungen steht. Denn wer gut Bescheid weiß, kann in puncto Ernährung ganz aktiv etwas für die eigene Gesundheit tun!

Vergessen Sie Abspeckpillen oder Crash-Diäten. Setzen Sie mit metabolic balance® besser langfristig auf eine Ernährungsweise, die individuell auf Sie abgestimmt ist, und lernen Sie wieder, auf Ihre eigenen Körpersignale zu hören. So stellen Sie für die Zukunft die richtigen Weichen für ein optimales Gewichtsmanagement und mehr Vitalität und Lebensfreude!

Dr. med. Wolf Funfack

metabolic balance® – das Original

Oft kopiert, nie erreicht, so könnte man das metabolic balance®-Stoffwechselprogramm umschreiben, wenn man sich in den Dschungel undurchsichtiger Ernährungs- oder Diätprogramme begibt. Und dass die Original metabolic balance®-Methode gut funktioniert, dafür stehen inzwischen über 350 000 Menschen, die erfolgreich an der Stoffwechselumstellung teilgenommen haben.

Hinter dem metabolic balance®-Stoffwechselprogramm steht nicht – wie oft angenommen wird – ein dubioses, computergesteuertes Ernährungsprogramm. metabolic balance® ist vielmehr das Ergebnis meiner langen Forschungsarbeit als Internist und Ernährungsmediziner.

Aus der Praxis

Bereits 1975 schrieb ich meine Doktorarbeit über das »Übergewicht bei Säuglingen«. Als junger Arzt lag mein Tätigkeitsschwerpunkt aber zunächst noch auf der Arbeit in der Intensivstation in einem Krankenhaus: Hier versorgte ich Akutpatienten mit Beatmungsmaschinen, legte Herzschrittmacher und kämpfte damit sozusagen an vorderster Front für das Wohl der Patienten. Damals zählte dieses Tätigkeitsumfeld für mich zum eigentlichen Bereich der Medizin. Wenn Kollegen damals Patienten eine Diät als Therapie empfohlen hatten, dachte ich zu jener Zeit noch, dass dies mit der eigentlichen Medizin wohl recht wenig zu tun hätte. Heute weiß ich, dass ein Großteil dieser damaligen Patienten vermutlich nicht auf der Intensivstation gelandet wäre, hätte er sich richtig ernährt.

Neuer Denkansatz

Seit 1983 arbeite ich als niedergelassener Internist in eigener Praxis. Die Kernpunkte meiner medizinischen Arbeit waren fortan stoffwechselbedingte Erkrankungen und deren Zusammenhang mit der Ernährung. Ich forschte jahrzehntelang, bis ich zu der Erkenntnis gelangte, dass Übergewicht in Zusammenhang mit den hormonproduzierenden Körperdrüsen stehen musste. Erst die Abkehr von gewohnten Denkweisen eröffnete mir den weiten Blick auf die ganzheitliche Regulation aller Hormone im menschlichen Körper: »Es gilt zunächst, die innere Chemie des Körpers durch die richtige Ernährung wieder in Einklang zu bringen«, so meine grundlegende Erkenntnis. Im Jahr 2001 gründete ich dann gemeinsam mit Silvia Bürkle, Dipl.-Ing. für Ernährungstechnik in den Bereichen Ernährungsphysiologie und Diätetik, das ernährungsmedizinische Konzept zu metabolic balance®.

Konkrete Hilfestellung

Der Vorteil für Sie, verehrte Leser: Mit dem auf Ihrer Blutanalyse basierenden, individuellen Ernährungsplan in Kombination mit den Ernährungsregeln nach der metabolic balance®-Methode versorgen Sie Ihren Körper mit all den Grundnährstoffen, die individuell für Ihren ausgewogenen Stoffwechsel erforderlich sind. Vertrauen Sie daher auf das Original, zumal eine neutrale medizinische Studie die sehr guten Resultate unserer Methode belegt hat. In Bezug auf Gewichtsverlust, bessere Laborwerte sowie eine Verbesserung der gesundheitsbezogenen Lebensqualität haben sich deutliche Erfolge gezeigt.

Jede Person ein Individuum

Jeder Mensch is(s)t anders – nicht nur in seinem Aussehen und seiner genetischen Veranlagung, sondern auch in seinen Ernährungsbedürfnissen. Das haben unzählige fehlgeschlagene Diäten bisher bewiesen. Es kann keine Diät geben, die für alle gültig ist! Denn der Stoffwechsel jedes Einzelnen bestimmt das Ernährungsprogramm, das folglich nur individuell sein kann. Deswegen ist das original metabolic balance®-Programm nach Dr. Funfack in seiner Bedeutung und Wirkung für die Gesundheit jedes Einzelnen nicht hoch genug einzuschätzen. Freilich erfordern die Ernährungsregeln am Anfang ein wenig Disziplin, die jeder aufbringen muss. Doch einmal probiert, ist metabolic balance® der Schlüssel für mehr Wohlbefinden, Vitalität und Lebensqualität. Diese Erfahrung konnten Tausende und Abertausende Anwender bisher machen. Und möchten sie nicht mehr missen. Es gibt kein Kalorienzählen, kein Hungern und keinen Jojo-Effekt mehr. Jeder wird mit Genuss satt, ohne etwas entbehren zu müssen. Jeder kann so sein Wunschgewicht erreichen und halten. Und jeder kann mit dem original metabolic balance®-Programm Pluspunkte auf seinem Gesundheitskonto sammeln. Viele sogenannte Zivilisationskrankheiten wie Diabetes mellitus, Arthrose, Rheuma, Bluthochdruck oder Herz-Kreislauf-Beschwerden lassen sich mit dieser Ernährungsform verbessern.

Als Lebensaufgabe gedacht

Wie bedeutungsvoll das original metabolic balance® nach Dr. Funfack ist, erkennt man auch daran, dass es mittlerweile verschiedene Hotels, Apotheken und renommierte Fitnessinstitute in Deutschland gibt, die die metabolic balance®-Methode in ihr Programm mitaufgenommen haben. metabolic balance® ist sozusagen ein Programm fürs Leben. Wer lange und gut leben will, sollte es unbedingt ausprobieren.

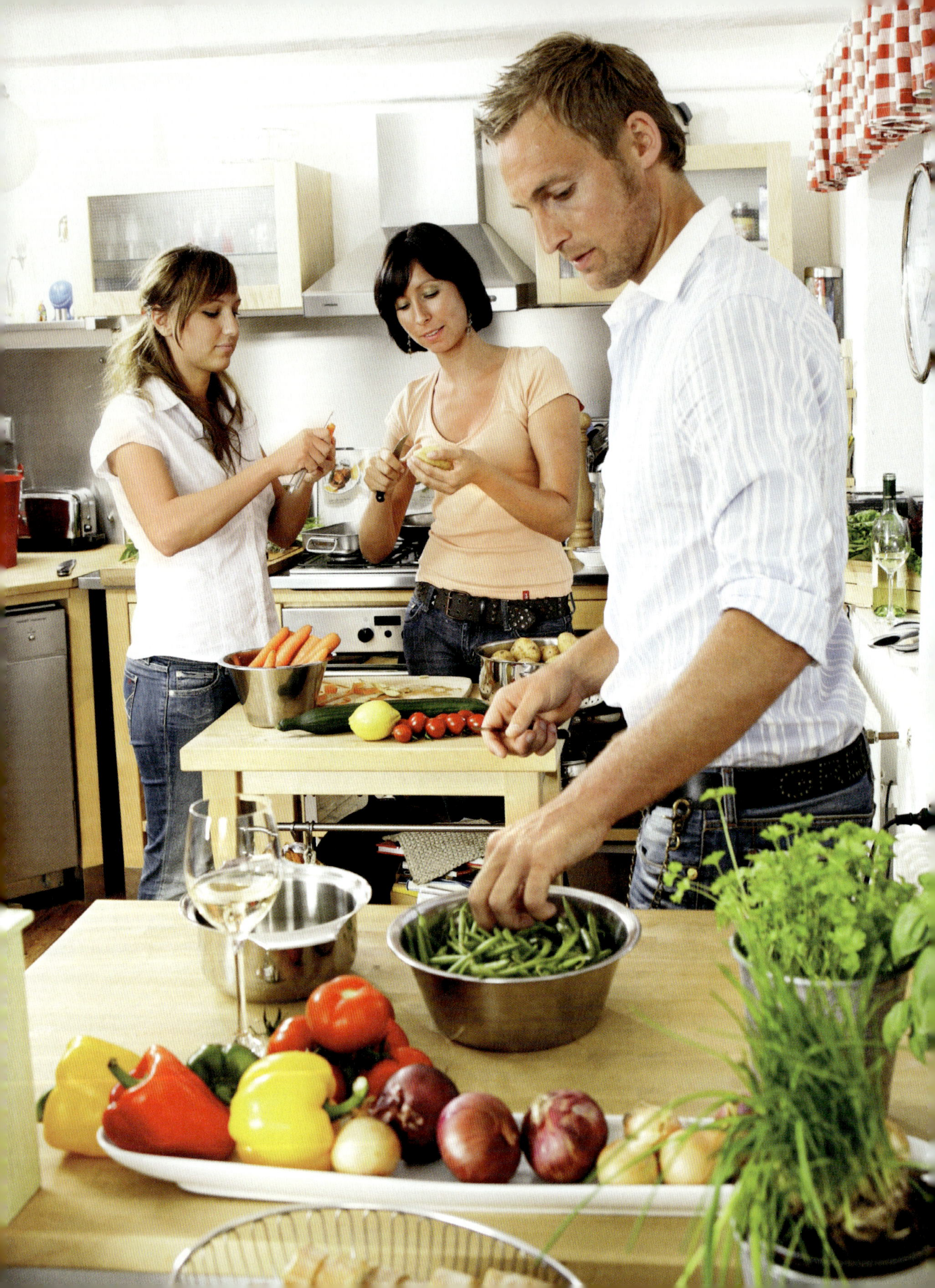

Ernährung –
wo stehen wir heute?

Die Menschen in westlichen Industrieländern werden immer dicker. Falsche Ernährung und Bewegungsmangel sind meist die Ursache.

Von der **Evolution** zur **»Devolution«**

Es liegt auch an den in den menschlichen Genen gespeicherten Informationen, dass die Menschen heutzutage zunehmend an Übergewicht leiden. Denn eigentlich sind wir noch auf den Umgang mit der in der Steinzeit üblichen Nahrung gepolt. Da sich unsere Ernährung jedoch in wenigen Tausend Jahren sehr schnell geändert hat, konnten sich unsere Gene nicht an diese neuen Umstände anpassen.

Kann es sein, dass sich im modernen Menschen ein Homo sapiens aus der Steinzeit verbirgt? Dass die Technologie- und Dienstleistungsgesellschaft den heutigen Büromenschen in ein Ernährungskorsett zwängt, dem die Gene entgegenstehen?

Früher immer in Bewegung

Die Evolution hat den Menschen seit jeher darauf geeicht, dass er sich bewegen muss, um an seine Nahrung zu kommen. Täglich 20 bis 30 Kilometer waren die steinzeitlichen Jäger und Sammler dafür zu Fuß unterwegs, was reichlich Energie kostete. Durch entsprechendes Essen – vor allem Fleisch, Fisch und wenig Früchte, Wurzeln, Gemüse und Pilze – füllten die Urzeitmenschen ihre Reserven wieder auf. Die Nahrung setzte sich also vor allem aus Eiweiß und Fett zusammen und stammte nur zu rund einem Fünftel aus Kohlenhydraten. Die Kohlenhydrate, die als Zucker verstoffwechselt werden, waren damals aber besonders wertvoll, da sie sehr viel Energie lieferten. Im Körper des Steinzeitmenschen wurden sie daher besonders sorgfältig gespeichert. Darauf konnte er dann zurückgreifen, wenn aufgrund eines knapperen Nahrungsangebots, etwa im Winter, längere Fastenperioden angesagt waren. Dieses an sich sehr schlaue Programm – Knochenfunde belegen, dass die steinzeitlichen Jäger und Sammler recht gesund waren – fährt der menschliche Körper auch heute noch. Doch: Vor 5 000 bis 10 000 Jahren – entwicklungsgeschichtlich gesehen erst vor sehr kurzer Zeit – gab der Mensch sein Nomadenleben auf, wurde sesshaft, wandte sich dem Ackerbau zu. Er nahm jetzt wesentlich mehr Kohlenhydrate zu sich, was noch keine allzu großen Nebenwirkungen zeigte, da in der Landwirtschaft schwere körperliche Arbeit die Muskeln beanspruchte. Das hat sich allerdings in den letzten 50 bis 100 Jahren wiederum drastisch geändert: Die Menschen der »sitzenden Bürogesellschaft« bewegen sich im Durchschnitt nur 600 Schritte am Tag – statt der empfohlenen 3000: Meist geht es nur vom Bett ein paar Schritte ins Bad, zum Frühstückstisch, ins Auto oder zu Bus und Bahn und dann ins Büro, wo oft acht Stunden sitzende Tätigkeit verrichtet wird. Abends wird dieser Weg zurück angetreten, manch einer geht vielleicht noch mit dem Hund spazieren oder in den Sportverein. Dennoch – der Steinzeitmensch hat sich etwa 98 Prozent mehr bewegt, als die Menschen das heute tun. Und: Sie ernähren sich hauptsächlich von Kohlenhydraten (Brot, Pasta oder Mehlspeisen) – eine Ernährungsweise, die die Gene dazu veranlassen, die uralten Signale an den Körper zu übermitteln: Er soll mit Einlagerung und Speicherung für »schlechte Zeiten« reagieren – auf die moderne Lebensweise ist er scheinbar noch nicht eingestellt. Fazit: Der Stoffwechsel und die Verdauung ticken noch immer nach der Steinzeituhr. Aus Sicht der Evolution hat der Mensch immerhin 99,5 Prozent seiner Zeit als Jäger, Sammler und Fischer verbracht und nur etwa 0,5 Prozent als Ackerbauer. Die heutige Ernährungsweise macht nur einen Zeitrahmen von 0,005 Prozent aus. Genforscher errechneten, dass es bis zu 100 000 Jahre dauern dürfte, bis die Evolution das Steinzeit-Stoffwechselprogramm an die modernen Bewegungs- und Ernährungsgewohnheiten angepasst hat. Bisher hat sie auf den Mix aus wenig Bewegung bei gleichzeitiger Zufuhr von enorm viel Energie nur eine Antwort gefunden: Übergewicht. Doch wie kann der moderne Mensch dem entgegensteuern? Pauschal mit einer fleischreichen und kohlenhydratarmen Steinzeit-Diät für alle? Sicher nicht. Wichtig ist eine dauerhafte Umstellung auf eine gesunde und ausgewogene Ernährungsweise, wie sie von metabolic balance® empfohlen wird. In Kombination mit angemessener Bewegung kann so vielen der bekannten Zivilisationskrankheiten vorgebeugt werden.

Der Mensch muss aufpassen, um sich nicht vom aufrecht Gehenden zurück zum gebeugt Kauernden zu entwickeln.

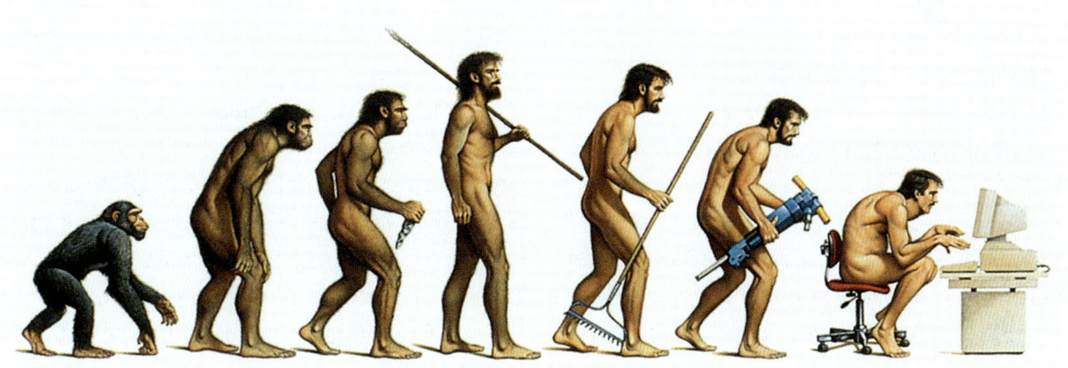

Der **Body-Mass-Index** als Indikator

Übergewicht ist ein ernst zu nehmendes Phänomen, das weitreichende Auswirkungen hat. Das fängt bei jedem Einzelnen an – der sich zunächst schlechter bewegen kann und träge wird, später an Beeinträchtigung wichtiger Organfunktionen leidet und nachfolgend chronisch krank ist – und mündet in gesellschaftspolitische und volkswirtschaftliche Fakten.

Es gibt verschiedene Messgrößen, die zur Erfassung des Körpergewichtes dienen. Manche haben sich im Laufe der Zeit an den Praxisalltag angepasst. So wurde jahrelang der sogenannte Broca-Index zur Messung des Übergewichts herangezogen. Beim Broca-Index wird von der Körpergröße 100 abgezogen und vom Ergebnis bei Männern 10 Prozent und bei Frauen 15 Prozent subtrahiert. Dies bedeutet, ein Mann, der 1,80 Meter groß ist (180-100 = 80 Kilogramm, davon 10 Prozent abgezogen), sollte ein Idealgewicht von 72 Kilogramm, eine gleichgroße Frau ein Idealgewicht von 68 Kilogramm haben. Doch dies ist im Durchschnitt der Gesamtbevölkerung in den letzten Jahrzehnten kaum noch erreicht worden. So hat man einen neuen Wert zur Messung des Übergewichts eingeführt, nämlich den Body-Mass-Index, bei dem die Körpergröße im Quadrat mit in die Berechnung eingeht. Es wird also das Körpergewicht in Kilogramm durch die Körpergröße in Metern im Quadrat geteilt:

$$\mathbf{BMI} = \frac{\textbf{Körpergewicht in kg}}{(\textbf{Körpergröße in Meter})^2}$$

Ein Mensch, der 100 Kilogramm wiegt und 2 Meter groß ist, hat also einen BMI von 25!

Adipös – Adipositas

Ab einem BMI von 30 bezeichnet man die Personen als »adipös«, das behandlungsbedürftige Übergewicht als »Adipositas«. Ähnliche Begriffe sind »Fettleibigkeit« oder das auf Englisch übliche »Obesity«. Die Vermehrung des Körperfettgewebes betrifft dabei vor allem den Bauch und die Taille.

Der BMI gibt Auskunft

Es besteht ein Zusammenhang zwischen einem hohen BMI und der Wahrscheinlichkeit, früher zu sterben, bevor man die statistische Lebenserwartung erreicht hat. Diese Todeswahr-

Körpergewicht, BMI und Krankheitsrisiko

Kriterien der Weltgesundheitsorganisation (WHO)

Klassifikation	BMI	Krankheitsrisiko
Untergewicht	weniger als 18,5	erhöht
Normalgewicht	18,5 bis 24,9	durchschnittlich
Übergewicht	25 bis 29,9	erhöht
Adipositas Grad I	30 bis 34,9	hoch
Adipositas Grad II	35 bis 39,9	sehr hoch
Adipositas Grad III	mehr als 40	extrem hoch

scheinlichkeit liegt bei Männern zur Zeit (2010) bei etwa 78 Jahren und bei Frauen bei 82 Jahren. Die Wahrscheinlichkeit eines früheren Todes ist am geringsten, wenn der BMI unter 25 liegt, und verdoppelt sich bei einem BMI über 30!

Einstufung nach WHO

Doch lange bevor der Tod eintritt, gibt der BMI Aufschluss über das mit ihm verbundene Krankheitsrisiko, wie eine Tabelle von der Weltgesundheitsorganisation (WHO) zeigt (siehe oben). Demnach unterscheidet man das Körpergewicht in sechs Klassen, von Untergewicht bis zu schwerwiegendem Übergewicht (Adipositas Grad III) und definiert dabei das Risiko, schwerwiegend zu erkranken.

Zeitbezogene Entwicklung

1960 lag der Mittelwert für den BMI in den Industrieländern bei 21, im Jahre 2000 war dieser Wert auf 26 angestiegen und nach Berechnungen der WHO wird im Jahre 2040 die Hälfte der Bevölkerung einen BMI von 30 haben (siehe Seite 18). Jeder Zweite ist dann nicht nur übergewichtig, sondern bereits fettsüchtig!

Deutschland im Vergleich

Die aktuelle Studie der International Association for the Study of Obesity (IASO) vom April 2007 zeigt: In Sachen Übergewicht ist Deutschland Europameister. 75 Prozent der Männer und 59 Prozent der Frauen bringen zu viel Gewicht auf die Waage, sind übergewichtig mit einem Body-Mass-Index von über 25! Der Ernährungsbericht 2008 der DGE spricht von über 60 Prozent der Gesamtbevölkerung, was bei einer Einwohnerzahl von 80 Millionen Bundesbürgern bedeutet, dass 48 Millionen zu dick sind.

WHtR – die neueste Messmethode

Wenn auch der Body-Maß-Index überall als Maß für Übergewicht oder Fettleibigkeit herangezogen wird, ist er doch nicht bei Jedem uneingeschränkt einsetzbar.

Es gibt drei Ausnahmen, bei denen der BMI nicht herangezogen werden kann:

1. Schwangere. Diese haben wohl auch einen erhöhten Body-Mass-Index, aber bestimmt nicht deswegen, weil sie zu fett sind.

2. Kinder und Jugendliche. Diese haben eigene Werte, die nicht mit den Werten von Erwachsenen vergleichbar sind.

3. Kraftsportler. So hat zum Beispiel ein Mann wie Arnold Schwarzenegger wohl einen hohen BMI, aber bestimmt nicht, weil er einen zu hohen Fettanteil, sondern weil er zu viel Muskelmasse hat.

Daher hat sich in den letzten Jahren ein neuer Wert herausgestellt, der noch besser als der BMI mit dem Übergewicht korreliert. Es handelt sich um das Verhältnis von Taillenumfang zur Körpergröße (WHtR). Beides in Zentimetern gemessen und miteinander dividiert ergibt einen Wert, der unter 0,5 liegen sollte. Dieser Wert ergibt sich z.B. bei einem Taillenumfang von 80 cm und einer Körpergröße von 160 cm. Werte unter 0,5 zeigen noch Normalgewicht an, ab 0,5 aufwärts beginnt das Übergewicht und später dann auch die Adipositas. Dieser Wert von 0,5 gilt für Menschen die das 50. Lebensjahr noch nicht vollendet haben, ab dem 60. Lebensjahr darf der Wert bis 0,6 betragen.

Der BMI legt zu!

Vergleich des mittleren Body-Mass-Index der Bevölkerung in den Industrieländern in den Jahren 1960 und 2000 mit einem Ausblick auf das Jahr 2040.

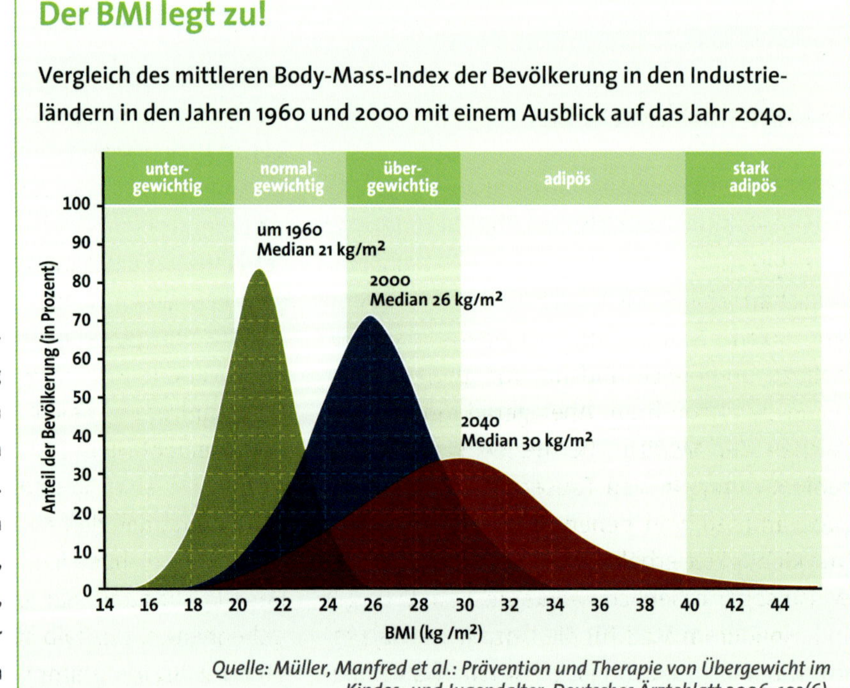

Quelle: Müller, Manfred et al.: Prävention und Therapie von Übergewicht im Kindes- und Jugendalter. Deutsches Ärzteblatt 2006; 103(6).

Der mittlere Body-Mass-Index der Bevölkerung in den Industrieländern zeigt, dass die Menschen immer dicker werden. Lag der mittlere BMI im Jahr 1960 noch bei 21, prognostiziert die WHO, dass 2040 die Hälfte aller Menschen einen BMI von 30 haben werden.

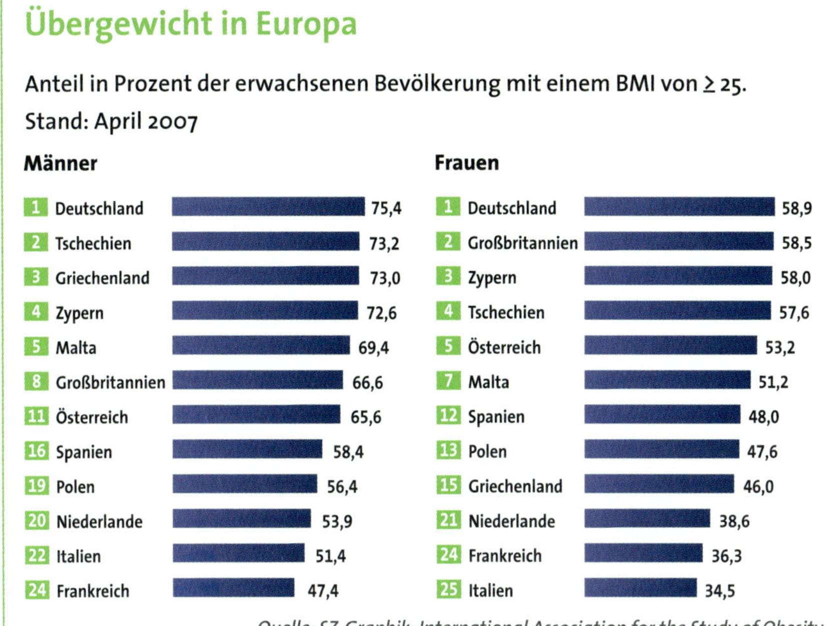

Nach einer Studie der Internationalen Vereinigung zur Erforschung der Fettleibigkeit sind drei Viertel der erwachsenen Männer und mehr als die Hälfte der erwachsenen Frauen in Deutschland übergewichtig oder fettleibig.

Diäten sind keine Hilfe

Das Dilemma ist groß, denn bis heute liegen noch keinerlei einheitliche Empfehlungen für eine gesunde Ernährung vor, die durch wissenschaftliche Studien ihre Richtigkeit beweisen. Solche Studien sind zugegebenermaßen nahezu unmöglich und nur mit großem Aufwand durchzuführen. Aber gerade in den Bereichen der Medizin, bei denen klare Fakten fehlen, tummeln sich Tausende von Therapieprogrammen, von denen jedes den Anspruch auf Richtigkeit erhebt, auch wenn sie sich teilweise sogar erheblich widersprechen. Dies gilt in besonderem Maß für die Unzahl an Diätprogrammen. Sie haben fast die Ausmaße von Religionskriegen erreicht, wenn die einen die Kohlenhydrate, andere die Fette in der Ernährung verurteilen, Kalorien auf weniger als die Hälfte reduzieren, Punkte vergeben, die zu zählen sind, unzählige Allergien gegen Nahrungsmittel feststellen, die dann ganz auf dem Speiseplan vermieden werden müssen, die Menschen nach Blutgruppen oder anderen Systemen in verschiedene Ernährungstypen einteilen oder die Mahlzeiten gleich durch Pillen oder Pulver ersetzen! Hier setzt metabolic balance® an und bietet eine Alternative: Ein Stoffwechselprogramm, das den Körper wieder in sein natürliches Gleichgewicht bringt. Und zwar unter Berücksichtigung der ganz persönlichen Gegebenheiten. Deshalb steht am Anfang dieses Stoffwechselprogramms eine ausführliche Bestandsaufnahme des einzelnen Teilnehmers.

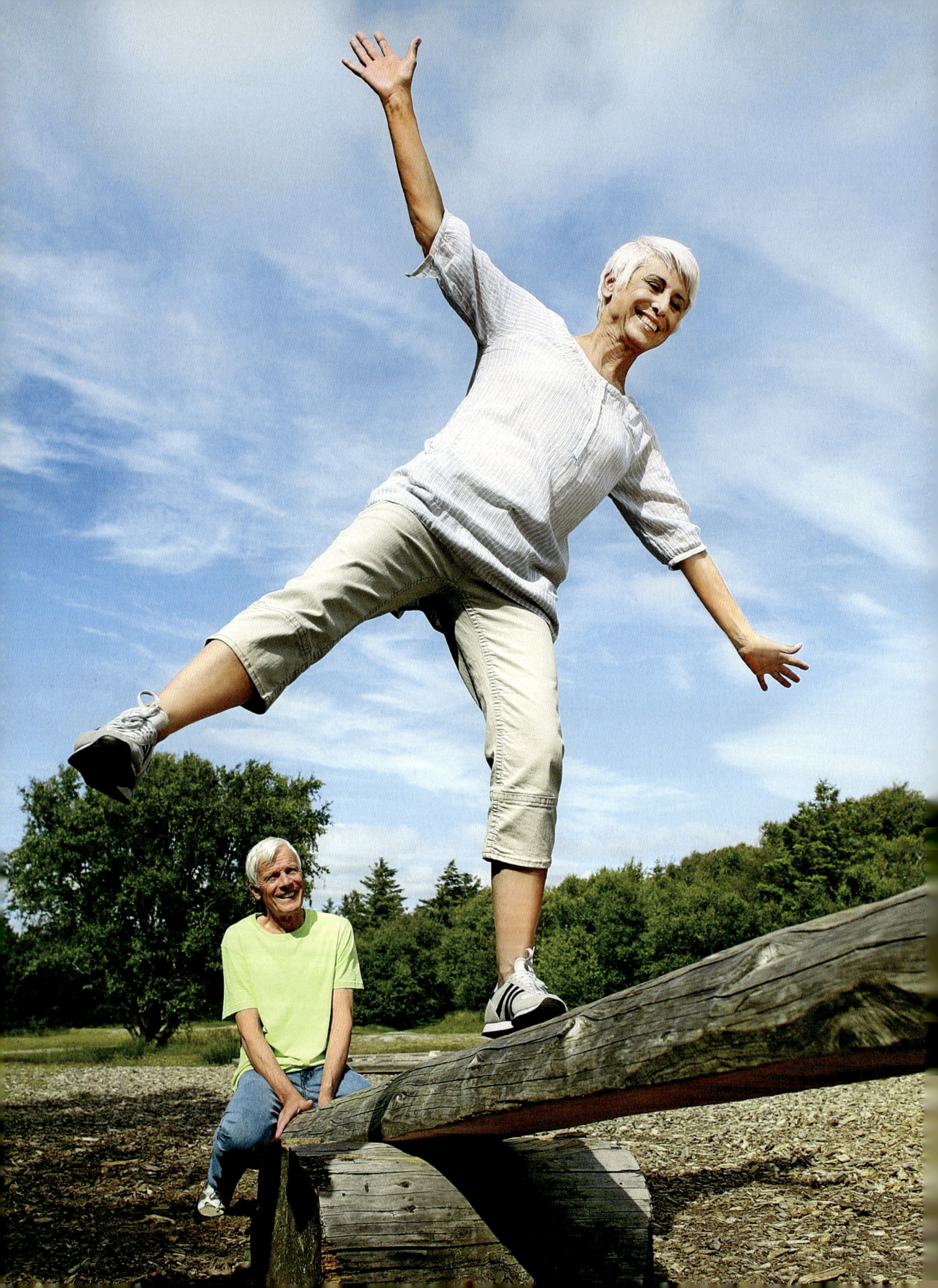

Was ist
metabolic balance®?

Ein ganzheitliches Programm, um Stoffwechselstörungen eines jeden Teilnehmers auszugleichen. Eine naturgerechte Insulinausschüttung ist das Ziel.

Einzigartige Stoffwechselkur

Der Name metabolic balance® leitet sich sowohl von Metabolismus (= unser gesamtes Stoffwechselgeschehen) als auch von Balance (= Gleichgewicht) ab. Durch eine Ernährungsumstellung und einfache Regeln zur Nahrungsaufnahme wird eine naturgerechte Insulinausschüttung gefördert, über die der Hormonhaushalt gestärkt und der Stoffwechsel ins Gleichgewicht gebracht wird.

Wir von metabolic balance® haben eine klare Vision. Wir sind zutiefst davon überzeugt, dass eine natürliche Ernährung ein essenzieller Baustein für eine gesunde Ernährung ist:

- Ein ausgewogener, natürlicher Stoffwechsel ist die Basis für den harmonischen Ablauf aller Körperfunktionen. Damit sind wichtige Voraussetzungen für körperliche Gesundheit und seelisch-geistige Zufriedenheit, Lebensfreude sowie für eine bewusste Lebensführung geschaffen, innere Signale können wieder besser wahrgenommen werden. Dies ermöglicht, mehr Selbstverantwortung zu übernehmen und die persönliche Entwicklung zu fördern.
- Wir wollen einen Beitrag leisten zur persönlichen ganzheitlichen Entwicklung des Einzelnen, in der Familie und in letzter Konsequenz auch in der gesamten Gesellschaft.
- Wir richten all unser Tun darauf aus, dass die Kenntnisse über eine gesunde Ernährung und ihr Zusammenhang mit dem Gleichgewicht des Stoffwechsels weltweit bekannt und ernst genommen werden. Hierfür stellen wir geeignete, leicht anwendbare Mittel bzw. Systeme zur Verfügung, die einfach und individuell in der Anwendung sowie ganzheitlich und nachhaltig wirksam sind.
- Unserer gesellschaftlichen Verantwortung wollen wir dadurch gerecht werden, dass wir uns mit unserer Arbeit neben dem gesundheitlichen Aspekt auch weitreichenden ökologischen und ökonomischen Nutzen bringen.

Den Hormonhaushalt stärken

metabolic balance® geht dabei von zwei grundlegenden Annahmen aus:

1. Jeder Mensch ist in der Lage, alle Hormone und Enzyme, die für einen *ausgeglichenen Stoffwechsel* erforderlich sind, selbst herzustellen, wenn ihm die dazu notwendigen Baustoffe über die Ernährung zugeführt werden. Aus diesen Bausteinen und auf ganz bestimmten Stoffwechselwegen (wie sie in jedem Lehrbuch der Biochemie genau beschrieben sind) baut unser Körper Hormone wie Adrenalin, Insulin oder Geschlechtshormone auf.

2. Jeder Mensch mit einem *ausgeglichenen Stoffwechsel* ist in der Lage, über seine inneren Signale (Appetit oder Abneigung) die Nahrungsmittel auszusuchen, die diese erforderlichen Baustoffe, wie z.B. Vitamine und Mineralstoffe, enthalten. Diese Fähigkeit, die Kinder und Schwangere noch besitzen, ein natürliches Verlangen nach den Nahrungsmitteln zu entwickeln, die der Körper jetzt gerade benötigt, ist uns Erwachsenen durch falsche Ernährung verloren gegangen.

Zuviel ist zu viel

Doch in unserem Schlaraffenland, in dem es alles gibt und kein Mangel herrscht, lassen wir uns nur allzu gerne von dem täglichen Überangebot an Delikatessen, Süßwaren und Fast-Food-Produkten verführen. Dadurch haben wir verlernt, auf die Signale unseres Körpers zu hören. Wir entscheiden dann mehr nach unserem Verstand oder lassen uns durch einen unserer Sinne verführen: sowohl durch den Gesichtssinn, also die Augen, mit denen wir köstliche Speisen sehen, als auch den Geruchssinn, dank dem wir über die Nase feinste Aromen aufnehmen, und den Geschmackssinn, der uns Köstlichkeiten als auf der Zunge zergehend wahrnehmen lässt. Verführungen, die uns keinerlei Chancen lassen, der Versuchung zu widerstehen. Selbst der Gehörsinn verführt uns noch weiterhin, wenn wir leckere Würstel in der Pfanne brutzeln hören oder wenn wir hören, wie wir ein knackiges Brötchen in unserem Mund zerbeißen.

Wir lassen uns täuschen

Und noch viel schlimmer ist die Irreführung durch viele Produkte, die uns anhand von Geschmacks- und Aromastoffen Appetit auf ein Nahrungsmittel suggerieren, dessen Inhaltsstoffe unser Körper vielleicht wirklich braucht, aber so nicht bekommt. Es enthält eben nur den Geschmack oder das Aroma von z.B. Bananen,

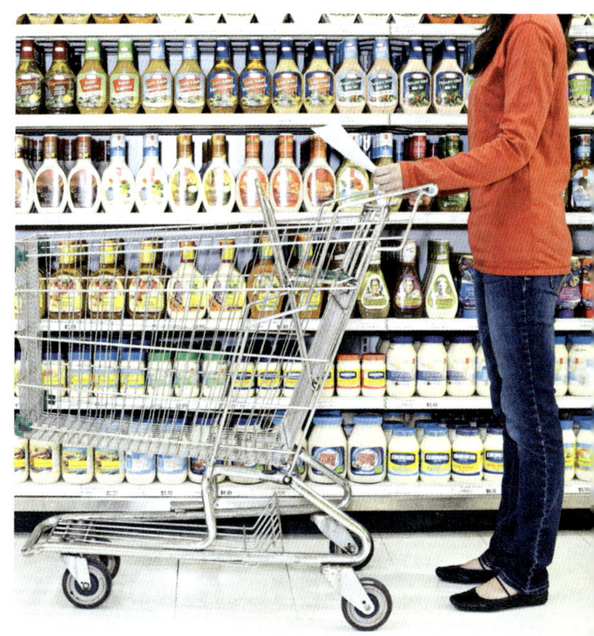

Ernährung fängt im Supermarkt an. Kritisch auswählen und nur das kaufen, was einem guttut.

aber nicht deren Inhaltsstoffe. Nehmen wir einmal das Beispiel Erdbeerjoghurt: Wir haben Appetit auf Erdbeeren, weil unser Darm deren Mineralien wie Eisen, Mangan oder Kupfer im vorbeiziehenden Nahrungsbrei nicht findet. Eine kurze Information vom Darm an den Hypothalamus, einen Teil des Zwischenhirns, der für die Regelung der Stoffwechselvorgänge im Körper zuständig ist, genügt, und der Mensch macht sich mithilfe seiner Sinne auf die Suche. Mit den Augen nimmt er das Bild von Erdbeeren auf der Packung wahr, öffnet diese, es riecht und schmeckt nach Erdbeeren, er hat also alles richtig gemacht. Der Darm jedoch, der weder sehen kann, noch, aus guten Gründen, keinen Geruchs- oder Geschmackssinn hat, kann mit dieser »Erdbeerinformation« nichts anfangen und sendet erneut seine Bedürfnisse an das Gehirn. So können sich diese Organe auf das feine Zusammenspiel von Hunger, Appetit und Sättigung nicht mehr verlassen. Dass sich das auf die Dauer schädlich auf Stoffwechsel und Körper auswirkt, braucht man nicht zu betonen.

Persönlicher Ernährungsplan

Mit metabolic balance® bestimmen wir deshalb für jeden Teilnehmer in einer ausführlichen Bestandsaufnahme aufgrund seiner persönlichen Angaben und seiner Blutlaborwerte (siehe Seite 26f.), welche Baustoffe sein Körper im Moment für einen ausgeglichenen Stoffwechsel braucht und wovon er gerade zu viel hat. Aufgrund dieser Daten wird sein ganz individueller Ernährungsplan, seine persönliche Lebensmittelliste, zusammengestellt. Mit diesen Ergebnissen kann unser Computerprogramm einen individuellen Ernährungsplan für die Teilnehmer ausarbeiten. Die oft stundenlange Fleißarbeit, die einzelnen Lebensmittel von Hand aus der Lebensmittelliste auszuwählen und zu berechnen, wird uns von diesem Programm abgenommen und es bleibt mehr Zeit für die persönliche Betreuung. Das Programm basiert auf dem Bundeslebensmittelschlüssel, mit dem auch niedergelassene, zertifizierte Ernährungsberater arbeiten. Unsere Berater greifen mit dem Programm stets auf die aktuellsten Daten zurück und können damit ein hohes Qualitätsniveau garantieren, ohne sich ständig um die Aktualisierung kümmern zu müssen.

Ernährung fängt beim Kauf an

Ab sofort erkennt man die Teilnehmer des metabolic balance®-Stoffwechselprogramms am »Füllungszustand« ihres Einkaufswagens, denn jetzt sind nur noch die Lebensmittel drin, die der Körper wirklich braucht! Für eine gewisse Zeitspanne von zwei bis vier Wochen (Phase 2, siehe Seite 32) wird dem Hypothalamus durch den für jeden metabolic balance®-Teilnehmer individuell erstellten Ernährungsplan die Entscheidung über die Auswahl und den Kauf der Lebensmittel abgenommen. So wird jeder Teilnehmer mit naturbelassenen Lebensmitteln versorgt. Neben der sehr individuellen Lebensmittelauswahl wird bei metabolic balance® besonders auf die Ausgewogenheit von genügend Kohlenhydraten, Fetten und Eiweiß sowie ausreichend Kalorien geachtet.

Die Erstellung eines individuellen Ernährungsplans

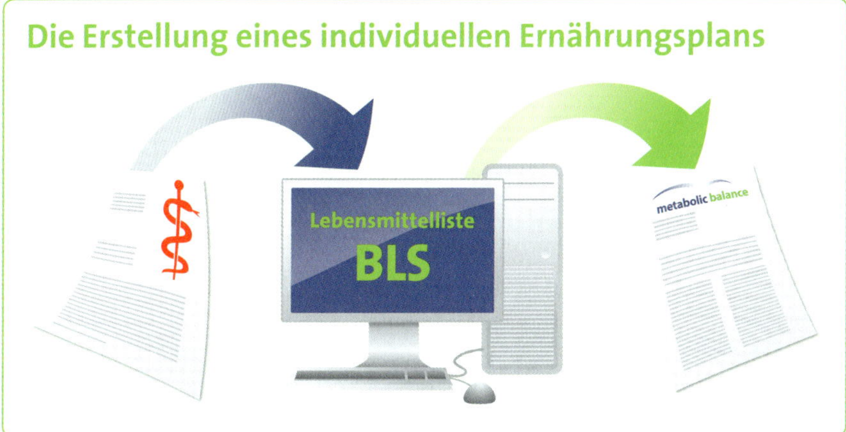

Der individuelle Ernährungsplan entsteht bei metabolic balance® auf der Grundlage der Daten aus der Anamnese und der Blutanalyse. Ein spezielles Computerprogramm kombiniert die passenden Lebensmittel dazu.

Gesund essen lernen

Wir müssen also wieder lernen, die Spreu von dem Weizen zu trennen und uns so zu ernähren, wie es uns guttut und auch Spaß macht. metabolic balance® ist ein ganzheitliches Ernährungsprogramm, das besonderen Wert auf gute Qualität der Nahrungsmittel legt. Dabei werden vor allem solche bevorzugt, die der individuelle Teilnehmer braucht und die den Insulinspiegel im Körper niedrig halten und auf diese Weise die Stoffwechselvorgänge wieder in Balance bringen.

Keine kurzfristige Diät

Gleich zu Anfang müssen die Teilnehmer an unserem Programm darauf aufmerksam gemacht werden, dass dies kein Abnehmprogramm ist, mit dem man kurz mal ein paar Kilogramm verliert und sich dann wieder wie vorher ernährt. Wer nicht willens und in der Lage ist, auch in der Zukunft seine Ernährung auf Dauer umzustellen, sollte sich die Ausgaben für einen metabolic balance®-Ernährungsplan sparen und lieber andere Methoden ausprobieren!

Keine Zusatzstoffe

Eine Ernährung nach metabolic balance® ist frei von Zusatzstoffen, Konservierungsmitteln, Geschmacksverstärkern, Säuerungsmitteln, künstlichen Aromen und Farbstoffen. Und ganz speziell stehen Verdickungsmittel, Zuckeraustauschstoffe und Süßstoffe auf der Roten Liste des Ernährungsprogramms. Damit fallen auch alle »Light-Produkte« weg, denn diesen werden – um den Fettgehalt gering zu halten – Kohlenhydrate als Verdickungsmittel zugesetzt. Wenn Sie also beispielsweise Agar-Agar, Carrageen, Guarkernmehl und Johannisbrotkernmehl auf den Packungsangaben von Milchprodukten lesen, können Sie die Produkte gleich wieder ins Regal stellen. Am besten schauen Sie auch Ihren Kühlschrank durch und entfernen alles, was künstliche Zusatzstoffe enthält.

Meine eigenen Blutwerte

Blutwert	männlich	weiblich	eigener Wert
Erythrozyten (Mio/μl)	4,5–6,3	4,2–5,4	
Hämoglobin (g/dl)	14–18	12–16	
Hämatokrit (%)	38–52	36–46	
Leukozyten (Tsd/μl)	4–9,4	4–9,4	
Monozyten (%)	2–13	2–13	
Lymphozyten (%)	25–40	25–40	
Neutrophile (%)	50–70	50–70	
Eosinophile (%)	bis 7	bis 7	
MCH HBE (pg)	26–32	26–32	
MCV (fl)	78–98	78–98	
Thrombozyten (Tsd/μl)	150–440	150–440	
Amylase (U/l 37 °C)	bis 100	bis 100	
Alk. Phosphatase (U/l 37 °C)	<129	<104	
CRP (mg/l)	<10	<10	
Bilirubin (mg/dl)	<1,1	<1,1	
Glukose (mg/dl)	60–110	60–100	
Kalzium (mmol/l)	2,2–2,7	2,2–2,7	
Cholesterin (mg/dl)	<200	<200	
HDL-Cholesterin (mg/dl)	>40	>40	
LDL-Cholesterin (mg/dl)	<135	<135	
LDL-HDL-Cholesterin (mg/dl)	<4	<4	
CK (U/l 37 °C)	<190	<167	
Eisen (μg/l)	35–168	23–134	
gamma GT (U/l 37 °C)	<66	<39	
GOT (U/l 37 °C)	<38	<32	
GPT (U/l 37 °C)	<41	<31	
Gesamt-Eiweiß (g/dl)	6,2–8,5	6,2–8,5	
Harnstoff (mg/dl)	10–50	10–50	
Harnsäure (mg/dl)	<7	<5,7	
Kalium (mmol/l)	3,5–5,6	3,5–5,6	
Kreatinin (mg/dl)	<1,2	<0,9	
LDH (U/l 37 °C)	<250	<250	
Lipase (U/l 37 °C)	<60	<60	
Natrium (mmol/l)	134–150	134–150	
Triglyzeride (mg/dl)	<175	<175	
TSH (μU/ml)	0,27–4,2	0,27–4,2	

Die Blutanalyse ist die Basis für den persönlichen Ernährungsplan nach metabolic balance®. Auf dieser Seite können Sie Ihre eigenen Blutwerte zu Beginn des Stoffwechselprogramms eintragen und auf einen Blick erkennen, ob sie den Richtwerten entsprechen.

Individuelle Blutanalyse

Weil jeder Mensch einzigartig ist und deshalb auch einzigartig essen sollte, steht am Anfang eines jeden metabolic balance®-Programms immer neben der Erfassung der persönlichen Angaben durch einen metabolic balance®-Berater (Ärzte, Heilpraktiker und Ernährungsberater) die individuelle Blutanalyse. In ihr werden viele Parameter untersucht, um festzustellen, was dem Körper fehlt und wovon er zu viel hat. Dadurch wird es möglich, einen auf jeden Einzelnen zugeschnittenen Ernährungsplan mit Eiweiß, gesunden Fetten und guten Kohlenhydraten auszuarbeiten, um die möglichen Defizite auszugleichen. Wer sich an diese Ernährungsempfehlungen und an die einfachen Regeln zur Nahrungsaufnahme (siehe Seite 31) hält, bei dem stellt sich wie von selbst das natürliche Hunger- und Durstgefühl wieder ein. Und wie von selbst purzeln dann auch die Pfunde. Plötzlich ist es auch wieder möglich, seine Sinne für den ursprünglichen Geschmack von Nahrungsmitteln zu schulen. Man gewinnt neue Energie und Lebenslust. Das Immunsystem wird gestärkt. Denn ab jetzt nimmt man nur noch die Lebensmittel zu sich, deren Inhaltsstoffe der Körper braucht und verdauen kann.

Blutbild – Spiegel der Gesundheit

»Blut ist ein ganz besonderer Saft«, wusste schon Mephisto in Goethes Faust zu berichten. Wie wahr! Denn Blut ist unser einziges flüssiges Organ, dass jedes andere Organ und jede Zelle mit Lebenskraft versorgt. Die Gesamtblutmenge eines Erwachsenen beträgt rund 8 Prozent des Körpergewichts. Das sind etwa 5 bis 6 Liter. Davon zirkulieren 3 bis 4 Liter im Körperkreislauf. Der Rest befindet sich in den Reservedepots Leber und Milz. Blut versorgt jede Zelle unseres Körpers mit Nährstoffen, Sauerstoff und Energie. Es sorgt außerdem für eine optimale Wärmeverteilung und es dichtet ab. Das heißt, es sorgt dafür, dass man bei Verletzungen nicht ausblutet.

Was Blutwerte verraten

Das Blutbild liefert Auskunft u. a. über die Blutkörperchen und -plättchen, den Blutfarbstoff, Mineralstoffe, Leberenzyme, Nieren- und Schilddrüsenwerte sowie den Cholesterinspiegel. Die wichtigsten Werte und ihre auf eine Krankheit hindeutenden Veränderungen sind:

- **Leukozyten** (weiße Blutkörperchen) sind wichtig für die Abwehr von Krankheiten. Sind ihre Werte erhöht, dann weist dies auf Entzündungen, Allergien, Bronchitis oder Gicht hin. Bei einer sehr starken Erhöhung der Leukozyten liegt meist eine Virusinfektion wie Masern oder eine Vergiftung vor. Bei einer Leukämie steigen die Werte über 20 000 an.
- **Erythrozyten** (rote Blutkörperchen) transportieren Sauerstoff zu den Organen. Die Werte sind erhöht bei Stress oder Flüssigkeitsmangel und vermindert bei Blutarmut oder Blutverlust. Blutarmut kann zum Beispiel durch Eisenmangel entstehen, Blutverlust durch die Regelblutung.
- **Hämoglobin** ist der rote Blutfarbstoff, der eigentliche Transporteur der Sauerstoffmoleküle. Jedes rote Blutkörperchen enthält etwa

280 Millionen Hämoglobin-Moleküle. Jedes Molekül besteht aus einem Eiweißanteil (Globin) und dem eisenhaltigen Farbstoff Häm.

- **Hämatokrit** Dieser Wert zeigt den Anteil aller Blutkörperchen am Gesamtblut. Er ist sehr einfach bestimmbar, wenn man das Blut in einen 10 Zentimeter hohen Glaszylinder gibt und wartet, bis sich alle festen Blutbestandteile abgesetzt haben. Die überstehende Flüssigkeit nennt man Serum, der untere Teil entspricht dem Hämatokrit-Wert. Der Hämatokrit-Wert ist erhöht bei Flüssigkeitsmangel, auch bei Rauchern. Das Blut wird dann dickflüssiger. Der Wert ist vermindert bei Blutarmut und in der Schwangerschaft.
- **MCV** (= Mean Corpuscular Volume): Dieser Wert zeigt die durchschnittliche Größe eines roten Blutkörperchens an. Dies ist wichtig, weil man daran verschiedene Formen der Anämie erkennen kann. Bei Eisenmangel z. B. sind die Blutkörperchen sehr klein.
- **MCH** (= Mean Corpuscular Haemoglobin): Hier lässt sich die durchschnittliche Menge Hämoglobin pro Erythrozyt erkennen. Ein Wert, der auch der Ermittlung von Anämien dient.
- **Triglyzeride** und **alle Cholesterinwerte** sind für die Beurteilung des Fettstoffwechsels relevant. Sind sie zu hoch, drohen Fettstoffwechselstörungen und Arteriosklerose.
- **Harnsäure** und **Harnstoff** sind Nierenwerte, die u. a. für die Beurteilung einer Gichtkrankheit notwendig sind.
- **Kreatinin** Dieser Laborparameter dient der Überprüfung der Nierenfunktion. Der Kreati-

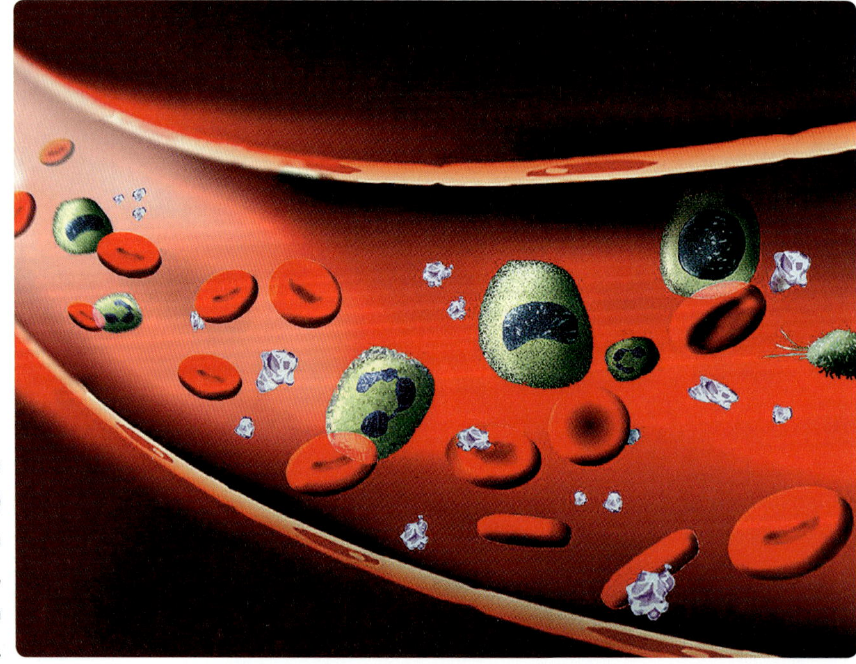

Blut besteht vor allem aus Flüssigkeit (Serum) und festen Bestandteilen (Plasma, Blutplättchen, roten und weißen Blutkörperchen).

Wissenswertes über den Lebenssaft Blut

- Jede Minute fließen beim jungen Menschen 5 bis 6 Liter Blut durch den Organismus, beim 70-Jährigen 2 bis 3 Liter. Das sind in der Stunde 300 bzw. 150 Liter.
- Der Anteil der Blutzellen beträgt bei Frauen 37 bis 47 Prozent, bei Männern 40 bis 52 Prozent.
- Erythrozyten (rote Blutkörperchen) haben eine Lebensdauer von rund 120 Tagen. Sie bewegen sich in dieser Zeit rund 300 000 Mal durch den Körper. Jeden Tag werden etwa 208 Milliarden rote Blutkörperchen neu gebildet. Das sind pro Sekunde 2,4 Millionen. Die Anzahl sämtlicher Erythrozyten auf 5 Liter Blut beträgt 25 Billionen.
- Der Anteil der weißen Blutkörperchen auf 5 Liter Blut beträgt 25 bis 100 Milliarden, sie leben 4 bis 5 Tage.
- Plötzliche Blutverluste bis 15 Prozent der Gesamtmenge sind meist ungefährlich, bei 30 Prozent kann es zum Schock kommen. Ein Verlust von 50 Prozent und mehr bedeutet in der Regel den Tod. Langsame, über Monate und Jahre dauernde Blutverluste werden oft erstaunlich gut toleriert.
- Die erste deutsche Bluttransfusion fand 1593 in Rostock statt, die erste dokumentierte Bluttransfusion 1566 in Mailand.

nin-Wert wird vor allem ermittelt, wenn ein Verdacht auf Nierenerkrankungen oder Bluthochdruck besteht. Kreatinin ist das Endprodukt des Muskelstoffwechsels und wird über die Nieren mit dem Urin ausgeschieden.

- **GOT** und **GPT** sind Enzyme. Sind sie erhöht, liegt eine Leberschädigung vor. Die Ursache kann eine Leberentzündung (Hepatitis) oder eine Leberzirrhose (Alkoholmissbrauch) sein. Ist der GOT-Wert erhöht, kann dies ein Hinweis auf einen Herzinfarkt sein.
- **Gamma GT** ist ebenfalls ein Leberenzym, das auf Lebererkrankungen hinweist, bei denen eine Stauung der Gallenflüssigkeit besteht.
- **Bilirubin** ist der Gallenfarbstoff. Er entsteht durch den Abbau des Blutfarbstoffs Hämoglobin. Bei Vermehrung des Bilirubins im Serum verfärbt sich die Haut sowie die Lederhaut des Auges gelb. Es kommt zum Ikterus.
- **TSH** gibt Auskunft über eine Über- oder Unterfunktion der Schilddrüse.
- Der **HbA1c-Wert** (siehe Seite 230) ist zur Ermittlung der Lebensmittel und zur Erstellung des Ernährungsplanes von metabolic balance® nicht erforderlich, deshalb wird er in der allgemeinen Eingangsuntersuchung nicht berücksichtigt. Er kann bei Diabetikern oder bei Verdacht auf Diabetes zusätzlich abgenommen werden, um die Verbesserung des Diabetes durch metabolic balance® zu dokumentieren.
- **Amylase** und **Lipase** sind Enzyme für den Stoffwechsel der Kohlenhydrate und Fette.

metabolic balance® – der Fahrplan

Damit Sie den gleichen Erfolg haben wie schon Hunderttausende Menschen vor Ihnen, ist es wichtig, dass Sie – besonders am Anfang – die Grundregeln des Stoffwechselprogramms befolgen. Der Erfolg stellt sich umso schneller ein, je genauer Sie sich an die vier Ernährungsphasen halten, auf denen diese Methode aufbaut. Ein bisschen Eigenverantwortung sollten Sie dabei schon übernehmen.

Zunächst findet ein ausführliches Gespräch mit einem metabolic balance®-Berater statt. Im Rahmen dieser Anamnese werden Ihr Gewicht sowie Ihr Taillenumfang notiert und Fragen zu Vorerkrankungen und Beschwerden gestellt, insbesondere auch, ob Nahrungsmittelunverträglichkeiten vorliegen oder gar Allergien. Das Ihnen abgenommene Blut wird eingehend untersucht (siehe Seite 27), da aufgrund der Ergebnisse Ihr persönlicher Ernährungsplan aufgestellt wird. Sobald der Plan vorliegt, kann es losgehen.

Phase 1 – Vorbereitungsphase

Diese erste Phase dauert zwei Tage. In dieser Zeit geht es darum, dass Sie zunächst Ihren Körper ein wenig entschlacken und auf das neue Ernährungsprogramm vorbereiten. Deswegen sollten Sie jetzt auf leichte Kost wie Gemüse, Säfte, Reis und Kartoffeln umsteigen.

Darmreinigung

Es folgt eine Darmreinigung. Dazu können Sie bei einem Fachmann eine Colon-Hydro-Therapie machen lassen. Oder sich in einer Apotheke ein Klistier oder Bittersalz besorgen. Davon rühren Sie 2 bis 4 Teelöffel auf 1 Glas lauwarmes Wasser und trinken es am besten vor dem Frühstück. Sofort hinterher trinken Sie noch 1/2 Liter Wasser, dann werden Sie in den nächsten 4 bis 5 Stunden sehr gut abführen. Diese Darmreinigung ist außerordentlich wichtig, um den Darm richtig zu entleeren. Für unseren Körper ist ein leerer Magen-Darm-Trakt ein Zeichen, dass im Moment scheinbar von außen keine Nahrung zugeführt wird. Denn unser Organismus hat zwei Möglichkeiten sich zu ernähren: Einmal durch Nahrung, die von außen zugeführt wird, und zum zweiten durch die Nahrung, die er in Form von Fettdepots über einen längeren Zeitraum gespeichert hat. In dem Moment, in dem der Magen-Darm-Trakt völlig entleert ist, schal-

Die Grundregeln von metabolic balance®

- Essen Sie nur drei Mahlzeiten pro Tag; in der strengen Umstellungsphase nicht mehr, nicht weniger, nichts anderes als in Ihrer persönlichen Lebensmittelliste vorgesehen ist.
- Machen Sie nach jeder Mahlzeit mindestens fünf Stunden Pause, ehe Sie die nächste Mahlzeit beginnen.
- Lassen Sie die einzelnen Mahlzeiten nicht länger als 60 Minuten dauern.
- Beginnen Sie jede Mahlzeit mit einem bis zwei Bissen der Eiweißportion.
- Essen Sie pro Mahlzeit nur eine Art Eiweiß, jedoch zu jeder der drei Mahlzeiten eine andere Art.
- Essen Sie nach 21:00 Uhr möglichst nichts mehr.
- Trinken Sie über den Tag verteilt die für Sie errechnete Menge Wasser.
- Essen Sie das Obst (u.a. täglich einen Apfel) möglichst zum Ende der Mahlzeit.

Nach den ersten zwei bis drei Wochen gelten diese Ergänzungen:

- Bewegen Sie sich jeden Tag. Laufen oder fahren Sie Fahrrad statt das Auto zu nehmen. Steigen Sie Treppen statt den Aufzug zu nehmen, gehen Sie regelmäßig schwimmen oder walken Sie – allein oder mit Freunden.
- Legen Sie bei längeren Mahlzeiten nach jeder Stunde 15 Minuten Pause ein.

tet der Körper auf die Verwendung der inneren Depots um, er greift viel schneller die Fettressourcen an und – was das Allerwichtigste ist – während dieser Zeit kommt weniger Hungergefühl auf, und eine Stoffwechsel- oder eine Ernährungsumstellung ist wesentlich leichter durchführbar. Deswegen empfehlen wir auch, falls nach einer gewissen Zeit, nach drei bis vier Wochen, wieder Hungergefühle aufkommen sollten, diese Darmreinigung zu wiederholen.

Damals in der Steinzeit

Früher, als die Menschen noch als Jäger und Sammler unterwegs waren, gab es durchaus während der Winterperiode Zeiten, in denen vier bis fünf Wochen von außen keinerlei Nahrung zugeführt wurde. In dieser Zeit waren ebenfalls Magen- und Darmtrakt völlig leer, und der Körper hatte auf die Ernährung durch die inneren Fettdepots umgestellt, so dass während dieser Zeit keinerlei Hunger oder unangenehme andere Gefühle aufkommen konnten. Allerdings musste dabei auch immer viel Wasser getrunken werden.

Reichlich trinken

Trinken wird auch bei metabolic balance® jederzeit groß geschrieben, beginnend in der Vorbereitungsphase. Und zwar sollten Sie täglich mindestens 1,5 bis 2 Liter Wasser zu sich nehmen. Als Faustregel gilt: 30 bis 35 Milliliter pro Kilogramm Körpergewicht. Wasser – ohne jegliche Zusätze – hilft dem Körper bei der Reinigung und dem Abbau von Schlackenstoffen. Denn wir scheiden im Durchschnitt 2,5 Liter Wasser pro Tag aus: über die Nieren als Harn, über den Darm im Stuhl, über die Haut als Schweiß und über die Lunge beim Ausatmen. Und dieses Wasser muss ersetzt werden. Trinken Sie Wasser am besten, bevor der Durst kommt, gleichmäßig verteilt über den ganzen Tag. Wählen Sie dazu bevorzugt lauwarmes Wasser, denn dies ist bekömmlicher als kaltes Wasser.

Phase 2 – Strenge Umstellungsphase

Jetzt ist wirklich Disziplin angesagt. Denn in dieser Phase müssen die metabolic balance®-Regeln genau eingehalten werden. Wer es schafft, wird dafür sofort belohnt, denn der erwünschte Gewichtsverlust stellt sich umgehend ein. Wichtig ist, dass diese Phase mindestens 14 Tage durchgehalten wird, denn so lange braucht der Stoffwechsel, um sich neu zu regulieren. Ob man länger als diese zwei Wochen in dieser Phase bleiben soll, kann individuell mit dem Betreuer besprochen werden. Etwa bei starkem Übergewicht oder bei bestehenden Vorerkrankungen wird das für den Stoffwechsel erforderlich sein. Während dieser ersten zwei Wochen sind für Teilnehmer, die Übergewicht haben und Gewicht abbauen wollen, zusätzliche Fette und Öle nicht erlaubt!

Die Regeln im Einzelnen

Wer versteht, wie die Stoffwechselvorgänge im Körper ablaufen, der kann auch die Grundlagen von metabolic balance® leichter umsetzen.

Drei Mahlzeiten am Tag

Wichtig ist, dass Sie tatsächlich drei Mahlzeiten essen, wie es die erste Regel vorschreibt. Viele Teilnehmer denken, wenn sie einfach eine Mahlzeit auslassen, dass sie dann noch schneller an Gewicht verlieren würden. Dies ist jedoch ein Trugschluss. Denn in der Mahlzeit sind sowohl Kohlenhydrate als auch Eiweiße enthalten, die im Körper ein Feuer entfachen. In diesem »Verbrennungsfeuer» können jetzt die Fette, die ja abgebaut werden sollen, wunderbar verbrennen. Teilnehmer, die etwa das Frühstück oder das Abendessen weglassen, verzichten morgens oder abends auf dieses Feuer und verbrennen wesentlich langsamer und weniger Fett als Teilnehmer, die alle drei Mahlzeiten einhalten. Zusätzlich gilt, dass man nicht mehr und nicht weniger, aber auch nichts anderes während dieser strengen Phase essen darf, als im Plan erlaubt ist. Teilnehmer, die bewusst weniger essen, entfachen im Körper durch die geringen Mengen nur ein kleines Feuer. In diesem Feuer kann wesentlich weniger Fett verbrannt werden als in einem richtig großen Feuer. Dies ist auch der Grund, warum bei metabolic balance® die abendliche Mahlzeit etwas größer ausfällt als das Mittagessen. Denn die längste Fastenphase, die längste Phase, in der es nichts zu essen gibt, besteht zwischen dem Abendessen und dem Frühstück.

Fünf Stunden Pause

Die zweite Regel besagt, dass zwischen den Mahlzeiten mindestens eine Pause von fünf Stunden liegen muss. Diese Pause kann natürlich auch länger sein, muss auch länger sein, zum Beispiel zwischen Abendessen und Frühstück. Während dieser fünf Stunden Pause, in der lediglich Wasser getrunken werden soll, kommt es zu einem Abfall des Insulinspiegels im Blut. Ein niedriger Insulinspiegel sorgt dafür, dass die Fettverbrennung sehr stark angeregt wird und kein Fett aufgebaut werden kann. Gleichzeitig sorgt ein niedriger Insulinspiegel dafür, dass weniger Hungergefühle entstehen. Um in diesen Rhythmus zu kommen, sollte das Frühstück früh eingenommen werden, damit das Abendessen am frühen Abend enden kann.

Zeitfenster einhalten

Dass eine Mahlzeit nicht länger dauern soll als 60 Minuten, wie die dritte Regel besagt, spielt in der strengen Phase noch eine eher untergeordnete Rolle, gewinnt aber in der dritten, der gelockerten Umstellungsphase, mehr und mehr an Bedeutung. Wenn Sie in der dritten Phase sind und eine sogenannte längere Mahlzeit einlegen, dann sollte immer nach jeder Stunde eine 15-Minuten-Pause eingeschoben werden, wie es die zehnte Regel fordert.

Mahlzeit mit Eiweiß beginnen

Ein ganz wichtiger Punkt, Regel vier, ist, dass die Mahlzeiten immer mit einem großen Bissen Eiweiß begonnen werden sollen. Durch den Beginn der Nahrungsaufnahme mit Eiweiß wird

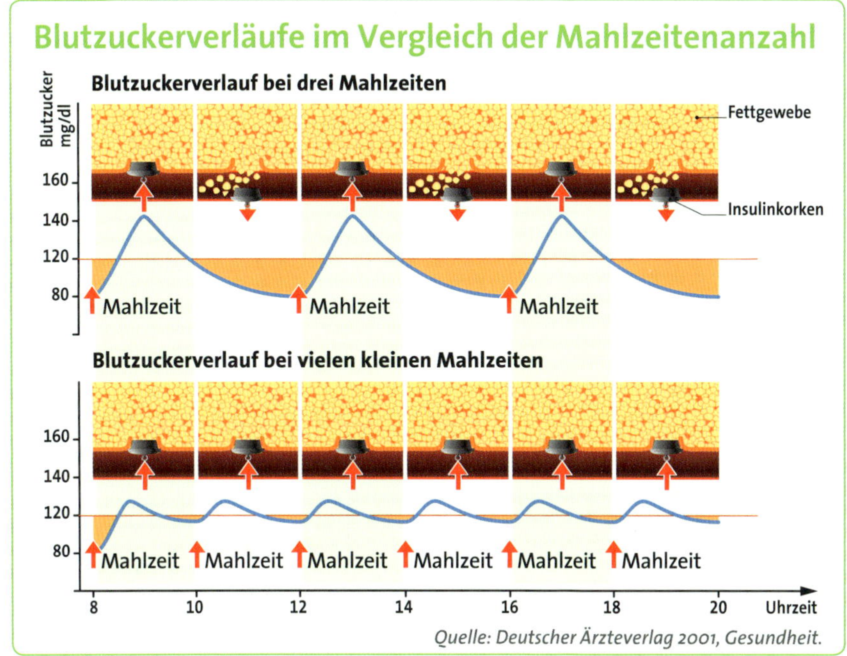

Quelle: Deutscher Ärzteverlag 2001, Gesundheit.

Nur in den Phasen, in denen wenig Insulin in der Blutbahn ist, kann Fett verbrannt werden. Ansonsten bleibt das Fettgewebe wie durch Korken verschlossen.

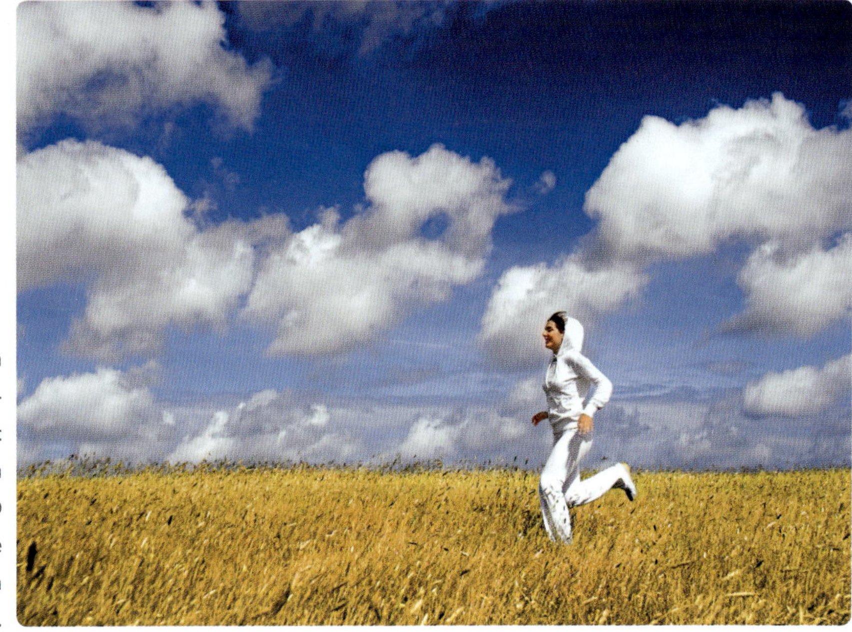

Bewegung an der frischen Luft baut nicht nur Muskeln auf, sondern sorgt auch für einen gesunden Stoffwechsel. Vitamin D wird nur durch Aufnahme des Sonnenlichts in unserer Haut gebildet.

die Bauchspeicheldrüse angeregt, den Gegenspieler des Insulins zu produzieren, nämlich das Hormon Glukagon. Ist der Glukagonspiegel leicht erhöht, wird dadurch die Produktion von Insulin gesenkt, was ja eines der Hauptziele bei unserer Methode ist.

Nur eine Eiweißart pro Mahlzeit

Pro Mahlzeit, Regel fünf, sollte nur eine Eiweißart aufgenommen werden. Dies hat den Grund, dass bei Verzehr von verschiedenen Eiweißarten zu einer Mahlzeit weit eher die Gefahr besteht, dass der Körper sehr stark übersäuert. Ein übersäuerter Körper neigt zu Entzündungen. Ein übersäuerter Körper kann wesentlich schlechter Gewicht verlieren und Fett verbrennen als ein Körper mit ausgeglichenem Säure-Basen-Haushalt. Bei der metabolic balance®-Methode hat sich gezeigt, dass sich der Körper allein durch die richtige Ernährung ohne Einnahme von Basenpräparaten entsäuert.

Nach 21 Uhr fasten

Die Regel Nummer sechs besagt, dass nach 21 Uhr nichts mehr gegessen werden soll, um die nächtliche Fastenphase möglichst lang zu halten.

Viel Wasser trinken

Über den Tag sollten Sie, siebte Regel, mindestens 35 Milliliter Wasser pro Kilogramm Körpergewicht trinken. Dies ist eine ganz wichtige Regel. Wir haben die Erfahrung gemacht: Wenn Teilnehmer zu langsam und zu wenig an Gewicht abnehmen, zeigt sich sehr häufig, dass gerade diese Teilnehmer zu wenig trinken!

Das Obst nach der Mahlzeit

Als achte Regel gilt der tägliche Apfel, der genau wie das übrige Obst am Ende einer Mahlzeit gegessen werden soll.

Phase 3 – Gelockerte Phase

Egal wie lange Sie in der zweiten Phase bleiben, ab dem 15. Tag müssen wieder gesunde Öle verwendet werden, mindestens drei Esslöffel pro Tag! Jetzt dürfen Sie zum ersten Mal auch wieder andere Nahrungsmittel testen und erkennen, ob sie Ihnen noch munden. Oder ob sich gar wieder alte Beschwerden wie Völlegefühl, Blähungen oder Sodbrennen melden. Deswegen nennt man diese Phase auch »Versuch und Irrtum«. Denn überrascht werden Sie feststellen, dass so manche Lebensmittel, die Ihnen vorher wichtig waren, ihren Reiz verloren haben. Und umgekehrt. Und das ist gut so.

Gelegentlich schummeln

Damit aber keine Verzichtsgefühle aufkeimen können, gibt es in dieser dritten Phase die sogenannten »Schummel- oder Schlemmertage«. Dann dürfen Sie unter Missachtung aller metabolic balance®-Regeln auch mal alles essen, was Sie sich wünschen: von der Cremetorte bis zur Schweinshaxe. Während dieser Phase sollen Sie zunehmend wieder ohne Küchenwaage für Ihre Mahlzeiten auskommen. Sie werden lernen, Ihre Essensmengen wieder nach eigenem Hunger und Appetit zu bestimmen. Sie sollen auf keinen Fall für den Rest Ihres Lebens jede Mahlzeit auf das Gramm genau abwiegen. Es wird Tage geben, an denen Sie einfach, z. B. wegen körperlicher Anstrengung, größere Portionen brauchen als an ruhigen Tagen.

Geruchs- und Geschmackssinn

Bereits nach zwei bis drei Wochen der strengen Phase berichten viele Teilnehmer des Programms, dass sich ihr Geruchs- und Geschmackssinn wieder verbessert haben und sie die Speisen wieder intensiver genießen können. Dann ist wirklich der Zeitpunkt gekommen, an dem Sie sich wieder auf ihre »inneren Signale« verlassen können, wenn Sie die Lebensmittel aussuchen, die Ihr Körper gerade braucht!

Phase 4 – Erhaltungsphase

Sie wissen nun, wie Sie sich Ihrem ganz persönlichen Stoffwechsel entsprechend ernähren. Sie wählen Ihre Speisen bewusst aus und halten sich an die Grundregeln.

Bewegung ist angesagt

Spätestens jetzt ist es auch an der Zeit, ein leichtes Bewegungsprogramm in den Tag einzubauen (Regel neun). Das kurbelt nicht nur zusätzlich die Fettverbrennung durch Aufbau von Muskulatur an, sondern macht auch glücklich, wenn vermehrt die entsprechenden Hormone produziert werden. Das Immunsystem wird stimuliert, Cholesterin wird vermehrt abgebaut, und auch Ihr Blutdruck wird es Ihnen danken!

Die **Mahlzeiten** im **Alltag**

Ohne Gewissensbisse genießen und Spaß am Essen zu haben ist ein Grundbedürfnis, das bei metabolic balance® im Vordergrund steht, wenn es darum geht, die täglichen Speisepläne zu gestalten. Mit einfachen Empfehlungen, sowohl was die Zusammensetzung als auch die Ausgestaltung der einzelnen Mahlzeiten betrifft, bekommt jeder Teilnehmer an dem Stoffwechselprogramm eine gute Anleitung.

Die einfache Anleitung für ein gesundes Essen im Alltag ist leicht zu verstehen. Der große Vorteil der leicht verständlichen Vorgaben ist die flexible und abwechslungsreiche Ausgestaltung der täglichen Nahrungsaufnahme.

Individueller Ernährungsplan

Jeder Teilnehmer des metabolic balance®-Stoffwechselprogramms erhält neben seiner persönlichen Liste für die Lebensmittelauswahl einen Mahlzeitenplan, in dem ganz konkrete Empfehlungen für die Mengenangaben bei Frühstück, Mittag- und Abendessen gegeben sind. Diese gelten vor allem für die strenge Umstellungsphase (Phase 2). Zudem erhält der Plan je drei Menüvorschläge für jede Mahlzeit, so dass je nach Vorliebe oder auch Durchführbarkeit die beiden Fraktionen – Protein und Gemüse – optimal kombiniert werden können.

Flexible Mahlzeitenpläne

Diese Art von flexiblem Mahlzeitenplan hat den Vorteil, dass Sie nicht nach strengen Richtlinien für zwei Wochen Ihr Menü schon fremdbestimmt vorprogrammiert bekommen haben – sondern Sie frei sind in der Selbstgestaltung Ihrer täglichen Mahlzeiten: Kombinieren Sie Protein und Gemüse je nach Gusto, nach Ihrem momentanen Appetit, Ihren Einkaufsgewohnheiten und -möglichkeiten oder den momentan verfügbaren Nahrungsmitteln in Ihrem Kühlschrank.

Persönliche Lebensmittelliste

Ihre Liste enthält Ihre individuelle Lebensmittelauswahl entsprechend Ihren Blutwerten. Also Lebensmittel, die Ihrem Organismus guttun, etwa weil Sie ein Defizit an bestimmten Vitalstoffen haben. Daher unterscheiden sich alle Lebensmittellisten, ein Teilnehmer darf und soll

Beispiel eines metabolic balance®-Mahlzeitenplans

Frühstück	Vorschlag 1 85 g Putenbrust 100 g Gemüse	Vorschlag 2 200 g Naturjoghurt 1 Sorte Obst	Vorschlag 3 2 Eier 100 g Gemüse
Mittagessen	Vorschlag 1 125 g Fisch 130 g Gemüse	Vorschlag 2 125 g Geflügel 130 g Gemüse	Vorschlag 3 80 g Käse 130 g Gemüse
Abendessen	Vorschlag 1 90 g Bohnen 140 g Gemüse	Vorschlag 2 135 g Fisch 140 g Gemüse	Vorschlag 3 135 g Geflügel 140 g Gemüse

Beispiel einer persönlichen Lebensmittelliste

Gemüse	Artischocke, Aubergine, Avocado (80 Gramm), Blattsalat, Blumenkohl, Chicorée, Chinakohl, Eissalat, Endiviensalat, Fenchelknolle, Gartenkresse, Gewürzgurken, grüne Bohnen, Grünkohl, Gurken, Kohlrabi, Kopfsalat, Kresse, Porree, Lollo Rosso, Löwenzahnblätter, Mangold, Oliven (grün, schwarz), Paprika (rot, orange, gelb, grün), Pastinake, Petersilie (Wurzel und Blätter), Radieschen, Rettich, Romanesco, Rucola (50 Gramm), Sauerkraut (ohne Zucker), Schwarzwurzel, Knollensellerie, Spargel, Spinat, Staudensellerie, Weißkohl, Zucchini, Zwiebel (2 Esslöffel pro Tag)
Obst	Apfel, Brombeeren (100 Gramm), Heidelbeeren (100 Gramm), Mango (160 Gramm), Papaya (180 Gramm)
Joghurt	Naturjoghurt (kein fertiger Früchtejoghurt etc.)
Fisch	Barsch, Blaufelchen, Dorsch, Forelle, Goldbarsch, Gründling, Haifischsteak, Heilbutt, Lachs, Makrele, Merlanfilet, Renke, Scholle, Seeteufel, Thunfisch (frisch oder in der Dose, mit Wasser), Viktoriabarsch, Wels, Zander
Meeresfrüchte	Miesmuscheln, Tintenfisch
Geflügel	Hähnchenbrust (ohne Haut), Hähnchenfleisch, Putenbrust (ohne Haut)
Käse	Hüttenkäse, Magerquark, Mozzarella, Ricotta, Milchprodukte (nicht von der Kuh), Schafsfrischkäse
Bohnen	Braune Bohnen, Kichererbsen, Mungobohnen, rote Kidneybohnen, Wachtelbohnen, weiße Bohnen

beispielsweise Tomaten essen, bei einem anderen fehlen sie gänzlich auf der Liste, daher müssen Tomaten in der strengen Phase 2 von diesem Teilnehmer gemieden werden. Die Lebensmittelliste ist praktisch, denn Sie können Sie einfach zu Ihrem täglichen Einkauf mitnehmen und zum Beispiel aus der Rubrik Fleisch und Gemüse etwas für Ihren Einkauf auswählen. Die Lebensmittelliste enthält übrigens ganz normale Lebensmittel, die Sie in jedem Supermarkt erhalten können.

Zwei Wochen ohne Fett – geht das?

In der strengen Phase wird für zwei Wochen ganz auf die Zugabe von Fett verzichtet. So manch einer kann sich gar nicht vorstellen, dass man auch ohne Fettzugabe sehr schmackhafte Gerichte zubereiten kann, schließlich ist Fett ja auch ein Geschmacksträger! Doch alle metabolic balance®-Rezepte – nach denen Sie übrigens auch im Internet unter www.metabolic-balance.com suchen können – sind so konzipiert, dass sie lecker sind und gut schmecken. Dabei soll ruhig auch Ihre Kreativität in der Küche etwas angeregt werden. Wann haben Sie etwa das letzte Mal etwas im Römertopf zubereitet oder etwa eine Forelle im Backofen in Folie gedünstet? Fleisch und Gemüse lassen sich fettfrei und dabei äußerst schmackhaft zum Beispiel auf einer heißen Steinplatte zubereiten – so schmeckt das Essen selbst im Winter wie frisch gegrillt! Sie sehen schon, die strenge Phase ist in Wirklichkeit gar nicht so streng, wenn man auf die Vielfalt in der Kochkunst zurückgreifen mag. So müssen Sie auch geschmacklich auf gar nichts verzichten! Ab der dritten Woche sind dann kalt gepresste Öle nicht nur wieder erlaubt, sondern sogar notwendig, um den Stoffwechsel richtig in Gang zu halten. Verwenden Sie für Salatsaucen Öle, die reich an ungesättigten Fettsäuren sind, etwa Öle aus Raps, Oliven, Walnusskernen oder Soja.

Die Rezepte

Die Rezeptvorschläge sind einfach, schnell und ohne großen Zeitaufwand nachzukochen. Für die beiden großen Fraktionen (Protein und Gemüse) sind keine konkreten Mengenangaben angegeben, da sich diese individuell nach dem Ernährungsplan eines jeden Einzelnen richten. Deshalb lauten die Rezepte beispielsweise so:

1 Portion Geflügel (oder Fisch, Hülsenfrüchte, Eier ...)
1 Portion Gemüse

Damit ist jedes Rezept immer nur für eine Mahlzeit einer Person berechnet. Beim Verzehr ist dann zu beachten, dass Sie Ihre Mahlzeit mit einem Eiweißhappen anfangen, um den Blutzuckerspiegel und den Insulinspiegel sanft ansteigen zu lassen – eine der wichtigsten Grundregeln bei metabolic balance® (siehe Seite 31ff).

Kräuter – jederzeit!

Sie dürfen bzw. sollten übrigens nach Belieben alle Rezepte mit Küchenkräutern würzen. Kräuter enthalten viele Mineralstoffe, zählen zu den basenbildenden Lebensmitteln und unterstützen so die natürliche Säure-Basen-Balance.

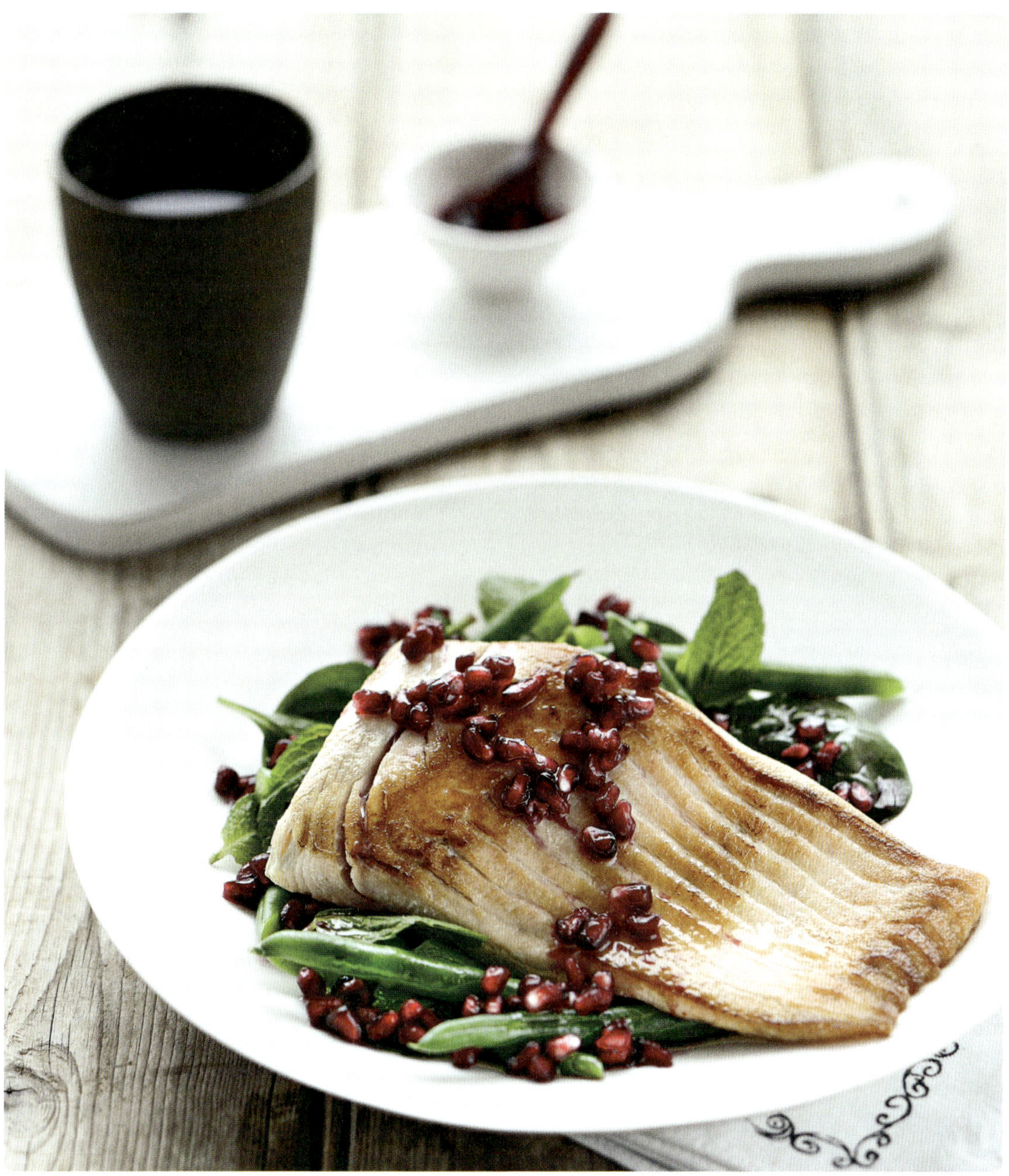

Auf den natürlichen Geschmack der Speisen kommt es bei metabolic balance® an. Schonende Garmethoden sorgen dafür, dass die Vitalstoffe der Lebensmittel weitestgehend erhalten bleiben und alles schön frisch und bissfest ist.

Bitterstoffe – willkommen!

Topfrisch präsentieren sich Gemüse und Salat in den Regalen unserer Supermärkte. Doch der Schein trügt, denn längst schon wurden Sorten gezüchtet, um den einst natürlichen Bitterstoffgehalt zu reduzieren. Denn nach Ansicht der Food-Designer ist heutzutage allgemein süß angesagt. Doch Süßes lässt den Körper ständig Insulin ausschütten und regt so Hunger und Nachfrage nach mehr Nahrung an. Dass Bitterstoffe für unsere Gesundheit so wertvoll sind, wusste man bereits vor mehreren Tausend Jahren in der indischen Heilkunst des Ayurveda. Bei uns wurde die Anwendung von Bitterstoffen durch die Klostermedizin der heiligen Hildegard von Bingen, den berühmten Schweizer Arzt Paracelsus und die kräuterkundige Maria Treben populär gemacht. Sie alle verwendeten Bitterkräuter oder Elixiere, um die Magen- und Gallensaftsekretion zu stimulieren. Übrigens: Auch wer abnehmen will, profitiert von den Bitterstoffen, denn sie regeln den Appetit auf natürliche Weise, indem sie das rasch einsetzende Fließen der Verdauungssäfte fördern und es damit schneller zu einem Gefühl der Sättigung kommt. Doch nicht nur Küchenkräuter, sondern auch Wurzeln wie Gelber Enzian oder Salate wie Chicorée, Rucola, Radicchio und Löwenzahn enthalten reichlich Bitterstoffe.

Scharf – darf es gerne sein!

Gewürze geben unserer Nahrung nicht nur die besondere Note und sorgen für Abwechslung in der Küche, sie machen die Lebensmittel darüber hinaus länger haltbar und tragen zur besseren Verdauung der Speisen bei. Die antibakterielle Wirkung von scharfen Gewürzen ist ein Grund, warum die Menschen in südlichen Ländern ihre Speisen schärfer würzen als wir. Je höher die Temperatur und die Luftfeuchtigkeit in einem Land sind, umso größer ist in der Regel auch die Auswahl an Gewürzen. Die Bewohner in tropischen und subtropischen Ländern wissen darüber hinaus schon lange von den konservierenden Eigenschaften der scharfen Gewürze. Chili zum Beispiel verleiht den Speisen nicht nur die besondere Schärfe, sondern hemmt nachgewiesenermaßen die Keimbildung. Zu den hervorragendsten Eigenschaften von scharfen Gewürzen wie Chili, Pfeffer, Ingwer, Curry, Paprikapulver und Senf zählt zudem auch die Anregung der Körpersäfte, vor allem die der Speichel- und die der Magensaftproduktion. Beim Verzehr dieser Gewürze wird der Speichelfluss bis um das Neunfache vermehrt. Die erhöhte Speichelproduktion hat mehrere positive Nebeneffekte: Die Mahlzeit wird wirkungsvoller verdaut, und der Stoffwechsel wird angeregt. Zudem werden Mund und Zähne besser von Nahrungsresten befreit, was der Entstehung von Karies entgegenwirkt. Alles gute Gründe, um die eigenen Speisen kräftig zu würzen.

Die Speisen

Die Speisen nach den metabolic balance®-Rezepten lassen sich einfach zubereiten und, gut verpackt, auch außer Haus, etwa ins Büro, mitnehmen.

Studie zu metabolic balance®

Im »Journal of Nutrition and Metabolism«, einer führenden medizinischen Fachzeitschrift, wurde Ende Dezember 2010 eine unabhängige Studie des Hochrhein-Instituts zur Wirksamkeit des Stoffwechselprogramms metabolic balance® veröffentlicht. Die Studie wurde in Zusammenarbeit mit dem Institut für Qualitätsmanagement und Sozialmedizin des Universitätsklinikums Freiburg durchgeführt.

Die Studienergebnisse zeigen eindeutig, dass Übergewichtige mit dem Stoffwechselprogram metabolic balance® ihr Gewicht besonders effektiv verringern und darüber hinaus langfristig halten können. Weiterhin überraschte die Wissenschaftler die deutliche Verbesserung der Blutwerte der Studienteilnehmer im Verlauf der Studie ebenso wie die Angaben der Programmteilnehmer zu den deutlichen Verbesserungen der persönlichen, gesundheitsbezogenen Lebensqualität.

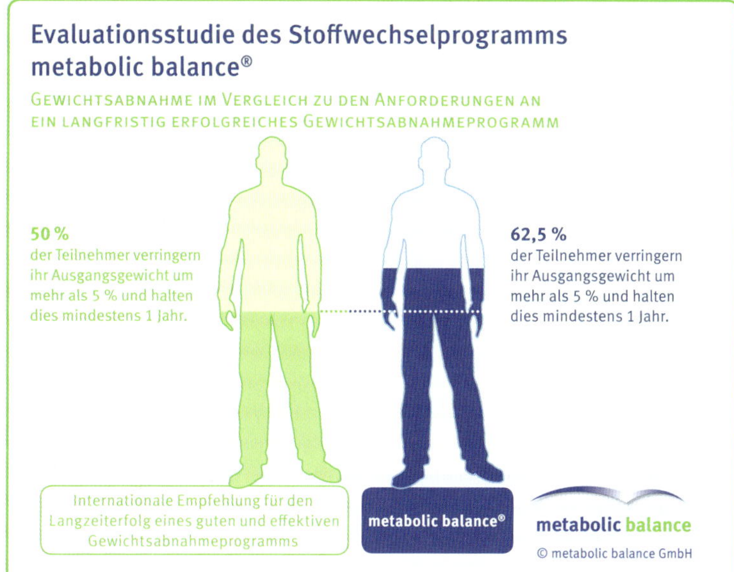
Evaluationsstudie des Stoffwechselprogramms metabolic balance®
Gewichtsabnahme im Vergleich zu den Anforderungen an ein langfristig erfolgreiches Gewichtsabnahmeprogramm
50 % der Teilnehmer verringern ihr Ausgangsgewicht um mehr als 5 % und halten dies mindestens 1 Jahr.
62,5 % der Teilnehmer verringern ihr Ausgangsgewicht um mehr als 5 % und halten dies mindestens 1 Jahr.
Internationale Empfehlung für den Langzeiterfolg eines guten und effektiven Gewichtsabnahmeprogramms
metabolic balance®
metabolic balance
© metabolic balance GmbH

Ausgangsgewicht reduziert

Als allgemein anerkanntes Maß für den Langzeiterfolg eines ambulanten Gewichtsabnahmeprogramms gilt, dass 50 Prozent der Studienteilnehmer ihr Ausgangsgewicht um mindestens 5 Prozent verringern und über ein Jahr halten müssen, 20 Prozent der Studienteilnehmer

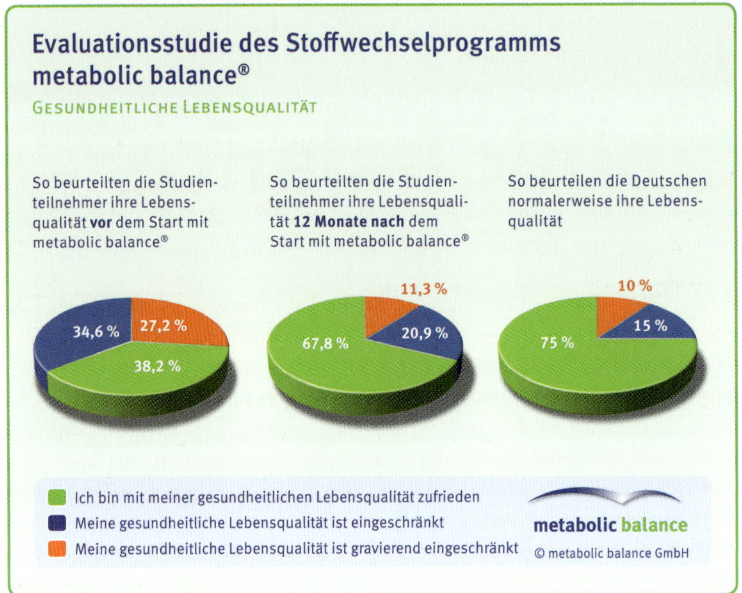
Evaluationsstudie des Stoffwechselprogramms metabolic balance®
Gesundheitliche Lebensqualität
So beurteilten die Studienteilnehmer ihre Lebensqualität **vor** dem Start mit metabolic balance®
So beurteilten die Studienteilnehmer ihre Lebensqualität **12 Monate nach** dem Start mit metabolic balance®
So beurteilen die Deutschen normalerweise ihre Lebensqualität
34,6 %
27,2 %
38,2 %
11,3 %
67,8 %
20,9 %
10 %
75 %
15 %
Ich bin mit meiner gesundheitlichen Lebensqualität zufrieden
Meine gesundheitliche Lebensqualität ist eingeschränkt
Meine gesundheitliche Lebensqualität ist gravierend eingeschränkt
metabolic balance
© metabolic balance GmbH

sollten mindestens 10 Prozent an Gewicht verloren haben. Mit dem Stoffwechselprogramm metabolic balance® schafften 62,5 Prozent der Teilnehmer diese Hürde. 31,1 Prozent der Programmteilnehmer verloren sogar mehr als das Doppelte dieses Richtwertes, also mehr als 10 Prozent ihres Ausgangs-Körpergewichts. Beide Ziele wurden also mit metabolic balance® erreicht und sogar übertroffen. Dass diese Ergebnisse nicht die Regel sind, zeigt unter anderem die Evaluationsstudie »Ich nehme ab – das evaluierte Konzept der DGE zur Gewichtsreduktion und langfristigen Umstellung auf eine vollwertige Ernährung« von 2008 (DGE = Deutsche Gesellschaft für Ernährung). Weit weniger als 50 Prozent der Teilnehmer haben 5 Prozent ihres Ausgangsgewichts abgenommen und über 1 Jahr halten können.

Positive Veränderungen

Besonders auffällig bei den aktuellen Studienergebnissen zu metabolic balance® sind die mit der Gewichtsabnahme einhergehenden positiven Veränderungen der Blutwerte der getesteten Menschen. Die besseren Blutwerte spiegeln auch die sehr positiven Beurteilungen der Teilnehmer wider, was die persönliche Wahrnehmung ihrer deutlich verbesserten gesundheitsbezogenen Lebensqualität betrifft. So gaben zu Beginn der Studie nur 38,2 Prozent der Programmteilnehmer an, ihre Lebensqualität wäre nicht eingeschränkt (Normalwert in Deutschland: 75 Prozent). Viele Untersuchungsteilnehmer beklagten auffällige oder gravierende Einschränkungen. Nach einem Jahr hatte sich die Lebensqualität deutlich verbessert:

Nun waren 67,8 Prozent der Teilnehmer mit ihrer Lebensqualität zufrieden. 27,2 Prozent der Klienten beklagten zu Studienbeginn gravierende gesundheitliche Einschränkungen. Nach einem Jahr war dieser Anteil auf 11,3 Prozent gesunken und hatte sich damit dem Durchschnittswert der deutschen Bevölkerung (10 Prozent) praktisch angeglichen. Ein weiteres Ergebnis der Studie zeigt, dass sich durch die konsequente Ernährungsumstellung nach dem System metabolic balance® die Symptome des metabolischen Syndroms (das gemeinsame Auftreten von Übergewicht, Diabetes mellitus Typ 2, Bluthochdruck und Fettstoffwechselstörungen) deutlich verbessern. 76 Prozent der Klienten, die zu Programmbeginn am metabolischen Syndrom litten, erfüllten nach einem Jahr nicht mehr die Kriterien für diese Diagnose.

Eiserne Disziplin wird belohnt

Weiter hat die Studie gezeigt, dass sich der Großteil der Teilnehmer sehr gut an die vorgegebenen Regeln und Empfehlungen halten kann. Kein Wunder ist, dass der Erfolg sehr stark davon abhängt, wie gewissenhaft sich die Teilnehmer an die Empfehlungen halten. Diejenigen, die sich am genauesten an die Vorgaben gehalten hatten, haben nach einem Jahr 17 Prozent ihres Ausgangsgewichts verloren. Je nach der Menge der eingehaltenen Regeln wurden in den anderen Gruppen 10, 7 oder nur 3 Prozent abgenommen. Für alle Teilnehmer kommt es also auch in Zukunft darauf an, sich tagtäglich bewusst zu machen, was sie ihrem Körper zuführen. Das fängt beim Einkauf an und mündet in dem Verhalten eines jeden Einzelnen.

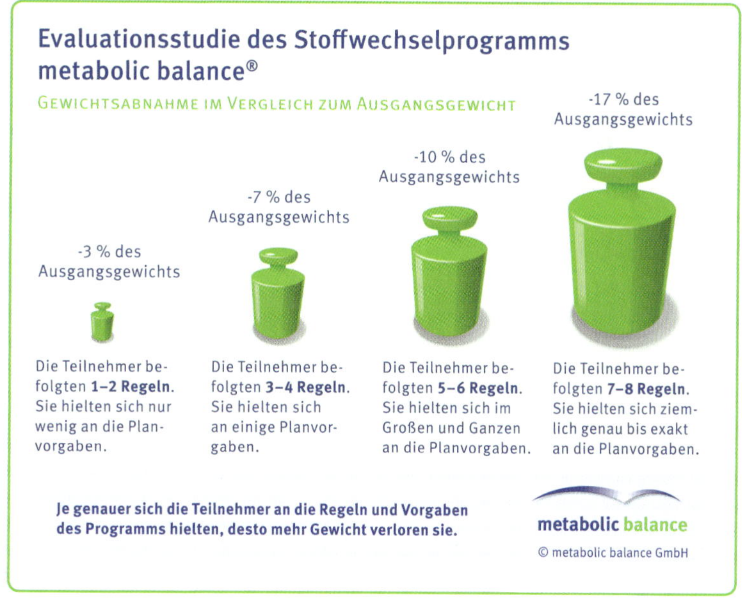

Evaluationsstudie des Stoffwechselprogramms metabolic balance®
Gewichtsabnahme im Vergleich zum Ausgangsgewicht
-3 % des Ausgangsgewichts
-7 % des Ausgangsgewichts
-10 % des Ausgangsgewichts
-17 % des Ausgangsgewichts
Die Teilnehmer befolgten 1–2 Regeln. Sie hielten sich nur wenig an die Planvorgaben.
Die Teilnehmer befolgten 3–4 Regeln. Sie hielten sich an einige Planvorgaben.
Die Teilnehmer befolgten 5–6 Regeln. Sie hielten sich im Großen und Ganzen an die Planvorgaben.
Die Teilnehmer befolgten 7–8 Regeln. Sie hielten sich ziemlich genau bis exakt an die Planvorgaben.
Je genauer sich die Teilnehmer an die Regeln und Vorgaben des Programms hielten, desto mehr Gewicht verloren sie.
metabolic balance
© metabolic balance GmbH

Exkurs: Süße Getränke – die Krankheitsfalle

»Die Welt ist fett geworden!«, stellte US-Professor Barry Popkin von der Universität of North Carolina at Chapel Hill auf dem 46. Kongress der Deutschen Gesellschaft für Ernährung (DGE) fest. Waren noch vor 50 Jahren rund 100 Millionen Menschen der Weltbevölkerung übergewichtig, so sind es heute 1,6 Milliarden.

Softdrinks als Verursacher

Einer der Hauptgründe für diese besorgniserregende Entwicklung ist der Softdrink-Konsum, der seit den 1980-er Jahren rapide zugenommen hat. Der Zusammenhang von Fettleibigkeit und Softdrink-Konsum wird durch viele US-Studien bestätigt. So stieg z. B. die Energieaufnahme aus zuckerhaltigen Getränken wie Limonaden, Colagetränken und Saftschorlen von 145 Kilokalorien im Jahr 1989 um mehr als das Doppelte auf 366 Kilokalorien im Jahr 2006. Da jedoch die wenigsten Menschen deshalb weniger essen oder zum Ausgleich Sport treiben, muss es fast zwangsläufig erst zu Übergewicht und dann zu Krankheiten kommen. Dies sei auch einer der Gründe, warum es in den letzten 10 bis 20 Jahren ebenfalls zu einem starken Anstieg von Diabetes mellitus Typ 2 gekommen ist. Denn durch die hohe glykämische Last, die zuckerhaltige Getränke haben, steige auch das Risiko einer Insulinresistenz, so das Ergebnis einer Bostoner US-Studie.

Herzerkrankungen als Folge

Auch der starke Anstieg von Arteriosklerose und Herzinfarkt geht zu einem nicht geringen Teil auf das Konto des gestiegenen Softdrink-Konsums. Das Ergebnis einer Einzelstudie, die im Rahmen der zuvor genannten Bostoner Universität durchgeführt wurde, zeigt, dass Frauen, die täglich einen Softdrink zu sich nahmen, das Risiko einer koronaren Herzerkrankung um 23 Prozent erhöhten – im Vergleich zu Frauen, die nur einen Softdrink pro Monat tranken. Frauen, die zwei zuckerhaltige Getränke pro Tag konsumierten, hatten sogar ein um 35 Prozent größeres Risiko.

Für Softdrinks gibt es keinen genetischen Code

»Getränke«, so Professor Popkin, »stillen heute nicht mehr nur den Durst.« Und genau das ist ein weiteres Problem: Der Mensch ist biologisch nicht darauf eingerichtet, derart viele Kalorien und Energie aus Getränken zu beziehen. Nehmen wir zum Vergleich wieder unseren Steinzeitmenschen. Wenn er Durst hatte, trank er Wasser. Vielleicht hat er sich manchmal auch aus Beeren und Wurzeln eine Art Teegetränk zubereitet. Aber das war's dann auch schon. In seinem Artikel »The Public Health and Economic Benefits of Taxing Sugar-Sweetened Beverages« aus der Zeitschrift NEJM im Oktober 2009 gibt es deshalb Überlegungen, diese Softdrinks mit einer speziellen Steuer zu belegen, um den rasanten Anstieg des dadurch entstehenden Übergewichts zu stoppen!

Auch Fruchtsaftgetränke im Visier

Viele Softdrinks aber auch Fruchtsaftgetränke enthalten sehr viel Fruktose unter der Vorstellung, den Zucker- und Insulinwert nicht so stark zu erhöhen wie Saccharose, der Kristallzucker. Viele Studien haben aber gezeigt, dass dies zu noch schnellerem Fettaufbau, insbesondere in der Leber, führt. Während die Glukose, wenn zu viel im Blut, über die Nieren ausgeschieden werden kann, oder in ihre Speicherform, das Glykogen, umgebaut wird, wird die Fruktose sofort, weil noch dazu »insulinunabhängig«, in die Leberzellen aufgenommen. Dort findet dann der Umbau in Triglyzeride statt, es entsteht die nichtalkoholisch bedingte Fettleber. Die »insulinabhängige« Glukose aus dem Kristallzucker kann nur aufgenommen und umgebaut werden, wenn genügend Insulin zur Verfügung steht. (Siehe dazu die Graphik auf Seite 236).

Appell an die Eigenverantwortung

Es liegt uns fern, Menschen, die eine Ernährungsumstellung wünschen, ihre Lieblingsgetränke zu verbieten. Aber es muss tatsächlich nicht nur beim Essen, sondern auch beim Trinkverhalten ein Umdenken stattfinden. Jemand, der ständig Softdrinks zu sich nimmt, verhält sich so gesehen nicht anders als der Liebhaber von Schokoriegeln & Co: Bereits wenige Minuten nach dem Trinken eines Softgetränks oder eines Fruchtsaftes, kommt es zu einem rasanten Anstieg des Blutzuckerspiegels. Wer mehrere Drinks pro Tag konsumiert, lässt seine Bauchspeicheldrüse also niemals zur Ruhe kommen, selbst wenn fünf Stunden Pause zwischen den Essenszeiten liegen. Die Bauchspeicheldrüse schüttet unentwegt Insulin aus, um den Zucker aus den Blutgefäßen in die Zellen zu bringen. Doch das funktioniert nur, solange in der Zelle ein Bedarf dafür vorhanden ist. Ist die Zelle gesättigt, bleibt der Zucker vor der Tür. Er lagert sich in den Geweben und Blutgefäßen an und belastet weiter die Bauchspeicheldrüse, die dann aufgibt und ihre Dienste herunterschraubt und einstellt.

Fünf Stunden Pause berücksichtigen

Deshalb unsere Empfehlung, fünf Stunden Pausen zwischen den Mahlzeiten einzulegen und in den Pausen nur Wasser zu trinken. Natürlich müssen Sie aber nicht ganz auf Kaffee, Tee oder ein Glas frisch gepressten Orangen- oder Möhrensaft verzichten: Trinken Sie sie im Anschluss an das Essen.

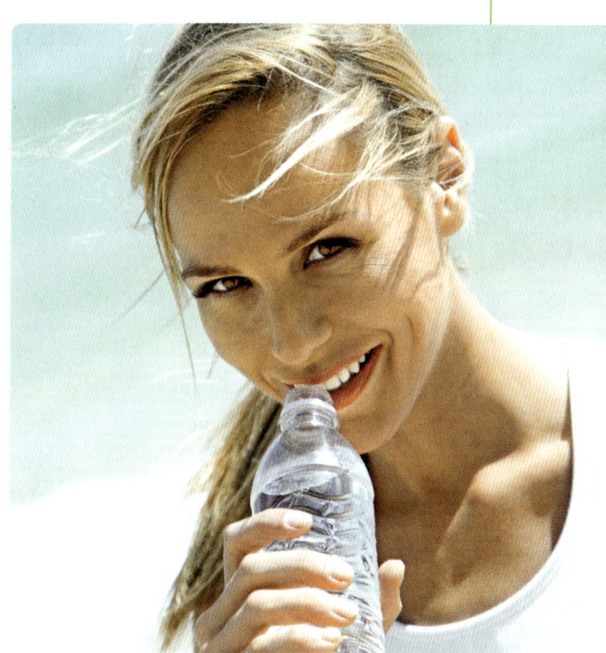

Mit Getränken und Obst eine Mahlzeit abschließen. In den fünf Stunden Pause nur Wasser trinken.

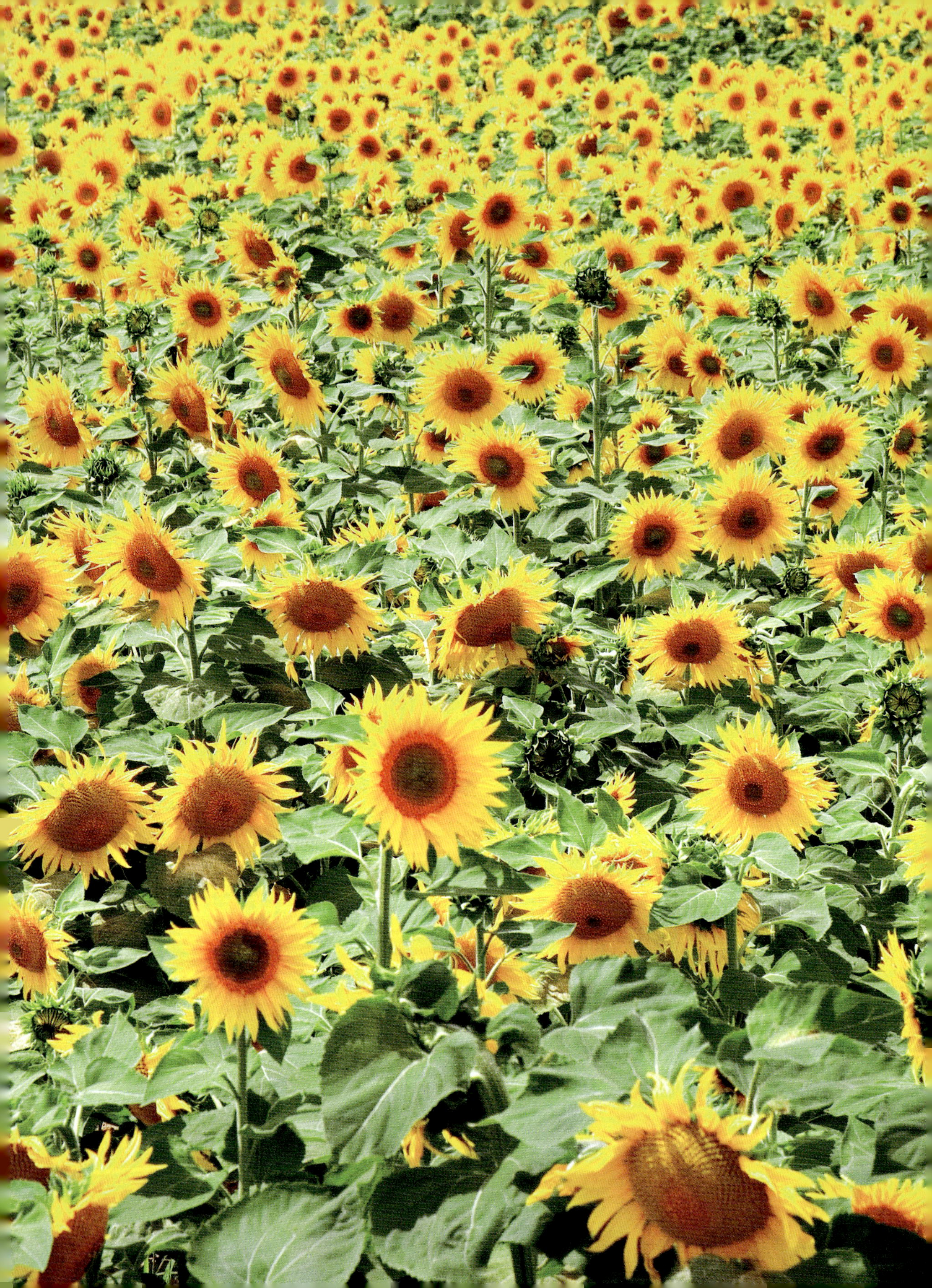

Der Stoffwechsel – unsere große Biofabrik

Einem Uhrwerk gleich, laufen in unserem Körper ständig viele Prozesse ab: Aufnahme, Abbau, Aufbau und Ausscheidung. Alles, um uns am Leben zu halten.

Der **Motor** unseres **Lebens**

Das Licht der Sonne ermöglicht unser Dasein, denn ihre Energie wird in Pflanzen gespeichert. Über die Verdauung gelangt diese in unseren Körper, und wir wandeln sie um in Stoffe, die unser Organismus zum Leben benötigt. Daher der Name »Stoff«-»Wechsel«: Aufbau, Umbau, Abbau. Dies gibt uns eine Chance. Denn mit der richtigen Ernährung kann ein kranker Körper wieder gesund werden.

Im Laufe unseres Lebens verändert sich unser Körper ständig. Am besten sieht man das am Wachstum unserer Kinder: Ständig muss der Organismus Nahrung aufnehmen und deren Inhaltsstoffe wechseln, damit menschliches Eiweiß, das zum Wachsen und Regenerieren aller Organe erforderlich ist, entstehen kann. Veränderung ist also Lebendigkeit, Stillstand bedeutet Tod. Um unseren Stoffwechsel zu verstehen, muss man wissen, dass alle Vorgänge im Körper auf chemischen Reaktionen beruhen. Ständig werden Stoffe aufgenommen, transportiert, umgewandelt und ausgeschieden. Ein wahres Wunderwerk der Natur, ohne das wir nicht atmen, essen, denken, lachen und lieben könnten. Viele verstehen landläufig unter Stoffwechsel nur die Steuerung der Verdauung – es werden aber auch sämtliche andere Körperfunktionen wie Kreislauf, Atmung, Immun- und Hormonsystem damit reguliert. Der Stoffwechsel ist der Motor unseres Lebens. Er sorgt dafür, dass unsere Organe reibungslos funktionieren. Er ist dafür verantwortlich, dass wir uns fit und energiegeladen fühlen. Ein komplexer Vorgang, der lange vor der Steinzeit in unsere Gene einprogrammiert wurde. Stoffwechsel, das ist also nicht nur ein Wort, sondern man versteht darunter verschiedene, vielschichtige Reaktionen. So unterscheiden wir etwa den Eiweißstoffwechsel vom Kohlenhydratstoffwechsel und Fettstoffwechsel. Alle diese Systeme müssen miteinander vernetzt und in Balance sein, damit der Mensch gesund am Leben bleibt. Da es sich um ein empfindliches und lang ererbtes Körperprogramm handelt, ist es umso wichtiger, was wir essen. Denn der Mensch »ist, was er isst«. Eiweiße, Kohlenhydrate und Fette sind für die Aufrechterhaltung aller Körperfunktionen lebenswichtig. Seit der Steinzeit ist unser Stoffwechsel zu 60 bis 70 Prozent auf die Verwendung von tierischem Eiweiß programmiert. Kohlenhydrate waren damals im Winter oder Frühling Mangelware, da die Natur den Speiseplan bestimmte.

Eiweiß – auch Protein genannt – **ist elementar**

Eine besondere Rolle im Stoffwechsel kommt dem Eiweiß, auch Protein genannt, zu. Das wussten auch schon die alten Griechen, denn Protein leitet sich aus dem griechischen Wort »Proteos« her. Es wurde 1938 von Jöns Jakob Berzelius mit den Worten übersetzt: »Ich nehme den ersten Platz ein«. Das unterstreicht die Priorität dieses Grundnährstoffes für das Leben.

Protein ist »das Erste«. Eine Bezeichnung, die absolut zutrifft, weil nur Proteine in der Lage sind, Zellen aufzubauen sowie Gewebe aufzubauen und zu erneuern. Eiweiße bestehen – genau wie Kohlenhydrate und Fette – aus Kohlenstoff, Wasserstoff und Sauerstoff. Im Unterschied zu Kohlenhydraten und Fetten enthalten sie jedoch zusätzlich noch Stickstoff, Schwefel, Phosphor und andere Elemente. Jede unserer rund 80 Billionen Körperzellen besteht überwiegend aus Eiweiß.

Aminosäuren als Bausteine

Proteine setzen sich aus Aminosäuren zusammen, von denen bislang 21 bekannt sind. Acht davon bezeichnet man als sogenannte essenzielle, also lebenswichtige Aminosäuren. Sie müssen dem Körper täglich zugeführt werden, da er sie nicht selbst produzieren kann. Das bedeutet: Nicht die Menge der zugeführten Eiweiße ist entscheidend, sondern die Qualität und damit die Ausgewogenheit der Aminosäuren, die sie enthalten. Zellen, Zellwände, Organe, Hormone, Enzyme und Gallensäure können nur gebildet werden, wenn der Körper täglich mit einer bestimmten Menge dieser essenziellen Aminosäuren in Form von hochwertigen Eiweißen versorgt wird.

Substanzen, die das Leben formen

- Die Aminosäuren kann man sich wie die Buchstaben des Alphabets vorstellen. Bereits zwei Buchstaben ergeben ein Wort. Bei den Aminosäuren ist dies genauso, zwei Aminosäuren ergeben ein Dipeptid. Ab einer bestimmten Länge spricht man von Proteinen.
- Setzt man Buchstaben zusammen, ergeben diese ein Wort, das eine Information in sich birgt. Mehrere Worte ergeben einen ganzen Satz, viele Sätze formen einen Absatz, ein Kapitel ja ein ganzes Buch, und viele Bücher

füllen riesige Bibliotheken. So kann man bei den Aminosäuren auch davon sprechen, dass sie alles Wissen der lebenden Welt in sich bergen, denn alles Leben, was existiert – egal ob Pflanze, Tier oder Mensch – ist aus den gleichen 21 Aminosäuren aufgebaut! Und alles, was der Körper für seine Auf-, Ab- und Umbauprozesse benötigt, holt er sich quasi aus dem körpereigenen Aminosäurenpool.

- Fehlen da einzelne essenzielle Aminosäuren, belastet dies den Stoffwechsel und kann sogar Beschwerden nach sich ziehen.
- Die essenziellen Aminosäuren heißen: Isoleucin, Leucin, Lysin, Methionin, Phenylalanin, Threonin, Tryptophan und Valin.
- Limitierende Aminosäure nennt man jene, von der, bezogen auf ihren Bedarf, am wenigsten in einem Protein enthalten ist.

Abbau der Proteine zu Aminosäuren

Wenn wir eine eiweißhaltige Nahrung zu uns genommen haben, wird diese zunächst im Magen und dann vor allem im Dünndarm mithilfe bestimmter Enzyme in ihre einzelnen Bestandteile, die bereits zuvor erwähnten Aminosäuren, zerlegt.

Aufbau von körpereigenen Proteinen

Im nächsten Schritt werden die Aminosäuren über die Darmwand ins Blut transportiert, von wo aus sie in alle Zellen gelangen. Dort werden sie dann zu körpereigenem Eiweiß aufgebaut, um ihre vielfältigen Funktionen wie die Neubildung von Zellen oder den Aufbau von Blutzellen erfüllen zu können. Die gleichen 21 Aminosäuren, die zum Beispiel einen Muskel aufbauen, sind auch in der Lage, Leberzellen, Hautzellen,

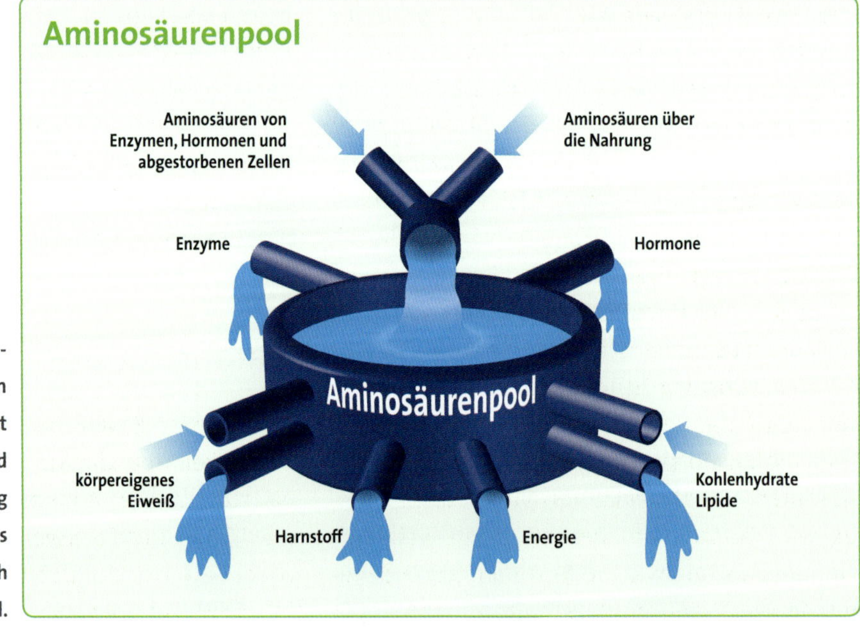

Lediglich 21 Aminosäuren bestücken unseren Aminosäurenpool. Acht davon sind essenziell und müssen mit der Nahrung zugeführt werden. Aus diesem Pool bedient sich der Stoffwechsel.

Knochen, Gelenke, Haare und alle anderen Organe herzustellen. Es liegt nur daran, dass die einzelnen Aminosäuren eine andere Zusammenstellung haben und sich diese Aminosäuren dann auch noch im Raum anders anordnen, und zwar in Form von Spiralen oder in Form von gefalteten Flächen, so dass immer wieder völlig andere Strukturen aus immer wieder den gleichen 21 Aminosäuren entstehen können!

Biologische Wertigkeit

Damit der Körper aber überhaupt aus Nahrungseiweiß körpereigenes Eiweiß herstellen kann, müssen alle acht lebenswichtigen Aminosäuren in der Nahrung vorhanden sein. Fehlt eine oder ist sie nur geringfügig vertreten, dann kann der Körper entweder gar kein körpereigenes Eiweiß herstellen oder nur so viel, wie es die am geringsten vorkommende Aminosäure ermöglicht. Je kompletter die Aminosäuren also sind, umso besser ist auch der Eiweißaufbau. Man spricht dann von hoher »biologischer Wertigkeit« des Eiweißes. Grundsätzlich ist tierisches Eiweiß wertvoller als pflanzliches Eiweiß. Der Grund: Das Eiweiß aus tierischen Quellen ist dem körpereigenen Eiweiß von seiner Aminosäurenzusammenstellung her ähnlicher. Als Referenzsubstanz für die Beurteilung von Protein wird das Eigelb vom Hühnerei genommen. Im Eigelb sind die acht essenziellen Aminosäuren im gleichen Verhältnis vorhanden, die wir brauchen, um menschliches Eiweiß aufzubauen, es fallen keine Reste an. Seine biologische Wertigkeit wird deshalb mit 100 angegeben. Die Qualität von Nahrungseiweiß wird also anhand der biologischen Wertigkeit ermittelt. Proteine mit einer hohen biologischen Wertigkeit besitzen einen hohen Anteil der acht essenziellen Aminosäuren, die unser Körper nicht herstellen kann, und zwar in einer Verteilung, wie sie auch den Erfordernissen dieser Aminosäuren in unserem Körper entspricht. In einem Eiweiß mit einer sehr hohen biologischen Wertigkeit werden nahezu alle essenziellen Aminosäuren komplett in menschliches Eiweiß umgebaut. Bei der niedrigeren biologischen Wertigkeit fallen sehr viele Aminosäurenreste an, die dann als Ballaststoffe oder als Produkte, die den Körper übersäuern, wieder entsorgt werden müssen.

Gute Eiweißlieferanten

Während Hühnereigelb eine biologische Wertigkeit von 100 hat, weist Rinderfilet eine Wertigkeit von 87 auf. Bei Bohnen liegt die Zahl bei 63. Dennoch muss die Eiweißversorgung nicht nur aus tierischen Produkten erfolgen. Gute Eiweißlieferanten sind auch Tofu, Sojabohnen, Getreideflocken, manche Pilze, Sprossen und Hülsenfrüchte. Siehe dazu Seite 52.

Gefahr der Übersäuerung

Nimmt man Eiweiß mit niedriger biologischer Wertigkeit über die Nahrung auf, dann besteht ein sogenannter Aminosäurenüberschuss, den der Körper nicht verwerten kann. Dieser kann besonders bei stark säurehaltigen Lebensmitteln wie Käse, aber auch Weizenprodukten über

Biologische Wertigkeit von Lebensmitteln

Lebensmittel	g Eiweiß in 100 g Lebensmittel	Biologische Wertigkeit in %	Limitierende Aminosäure
Milch und Milchprodukte			
Milch	3,5	91	Threonin
Emmentaler	28	85	Threonin
Speisequark	13	98	Threonin
Gemüse und Nüsse			
Bohnen, grün	2	63	Methionin
Bohnen, weiß	21	46	Methionin
Erbsen, grün	7	37	Methionin
Erbsen, geschält	23	44	Methionin
Möhren	1	36	Methionin
Rosenkohl	4	40	Methionin
Sojabohnen	37	76	Methionin
Haselnüsse	14	50	Methionin
Getreide und Getreideprodukte			
Cornflakes	8	32	Lysin
Haferflocken	14	62	Lysin
Roggen, ganzes Korn	12	67	Lysin
Roggenmehl,Type 1800	11	62	Lysin
Roggenvollkornbrot	7	68	Lysin
Weizen, ganzes Korn	12	45	Lysin
Weizenmehl, Type 405	11	39	Lysin
Weißbrot	8	44	Lysin
Geflügel und Fleisch			
Brathuhn	21	83	Phenylalanin
Hühnerei	13	81	Threonin
Rindfleisch, mager	19	87	Phenylalanin
Schnitzel	21	84	Phenylalanin
Schweinefleisch, mager	14	84	Phenylalanin
Gelatine	84	1	Tryptophan
Fische			
Dorsch	18	92	Tryptophan
Hering	18	81	Tryptophan
Karpfen	18	84	Phenylalanin
Nährmittel			
Kartoffeln	2	67	Methionin
Nudeln	13	30	Methionin
Reis, Vollkorn-	7	64	Lysin
Reis, poliert	7	66	Lysin

kurz oder lang zu einer Übersäuerung des Organismus führen (siehe Seite 254). Um diese Säuren zu neutralisieren, muss der Körper basische Substanzen herstellen. Das Kernstück jeder Base ist ein Mineral, das – wenn nicht ausreichend vorhanden – dem Organismus entzogen wird. Die meisten Mineralien befinden sich in den festen Substanzen wie Knochen und Gelenken, aber auch in Haaren und Nägeln. So kann es zu diversen Beschwerden kommen wie Osteoporose, Arthrose, Haarausfall, chronische Müdigkeit und Zellulitis.

Abhilfe schaffen

Auch diesem Dilemma beugt metabolic balance® vor, indem es in seinen Ernährungsplan die Regel eingebaut hat: Nur eine hochwertige Eiweißart pro Mahlzeit essen und jede Eiweißart nur einmal pro Tag! In Zahlen ausgedrückt sollten wir pro Tag mindestens 0,8 bis 1 Gramm Eiweiß pro Kilogramm Körpergewicht zu uns nehmen. Eine 60 Kilogramm schwere Person hat danach bereits mit rund 50 bis 60 Gramm pro Tag ihr unterstes Limit erreicht. Statistiken zufolge verleibt sich die Mehrheit der Deutschen aber leicht die doppelte Menge Eiweiß – und vor allem einen Eiweißmix – täglich ein. Diese Menge wird bei einem metabolic balance®-Ernährungsplan nicht überschritten. Sportler nehmen gerne die doppelte oder gar die 3-fache Menge an Eiweiß ein von dem, was die Ernährungsgesellschaften empfehlen. Doch Vorsicht: spätestens ab einer Menge von mehr als dem 3,5-fachen können schwere Nierenschäden entstehen!

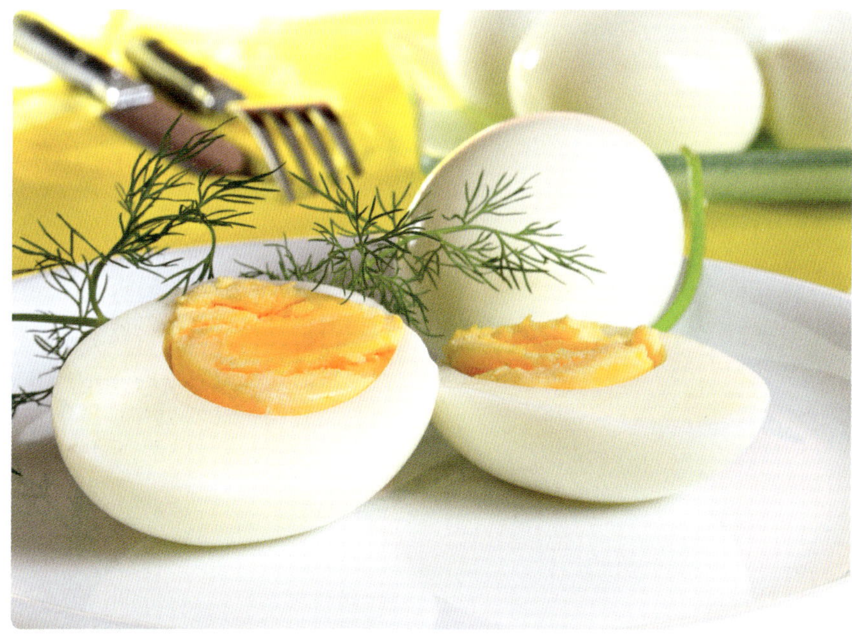

Hühnereier sind unschätzbare Proteinlieferanten in unserer Ernährung – aus 100 Gramm Eigelb kann unser Organismus 100 Gramm körpereigenes Protein aufbauen.

Kohlenhydrate sammeln die Sonnenenergie

Kohlenhydrate setzen sich wie Eiweiße aus Kohlenstoff, Wasserstoff und Sauerstoff zusammen. Und wie Eiweiße haben sie einen Brennwert von 4,1 Kilokalorien pro Gramm. Kohlenhydrate entstehen in Pflanzen wie Getreide, Hülsenfrüchte, Gemüse, Obst und Kartoffeln, die mithilfe des Blattgrüns Chlorophyll und der Sonnenenergie Kohlendioxid und Wasser zu Zucker und Sauerstoff umwandeln.

Die grünen Blätter der Pflanzen wirken bei dem als Fotosynthese bezeichneten Vorgang wie Solarzellen, die in der Lage sind, die Energie der Sonne direkt für den Stoffwechsel der Pflanze zu verwerten. In einer energieverbrauchenden Reaktion werden hier aus dem Wasser vom Boden und dem Kohlendioxid aus der Luft Kohlenhydrate und Sauerstoff hergestellt. Wir Menschen besitzen keine Blätter und müssen uns diese Sonnenenergie über das Essen von Pflanzen oder Tieren, die ebenfalls pflanzliche Kohlenhydrate gegessen haben, zuführen. Dabei verläuft in unserem Körper diese chemische Reaktion in umgekehrter Reihenfolge ab. Wir atmen Sauerstoff ein, mit dessen Hilfe wir die Kohlenhydrate verbrennen –

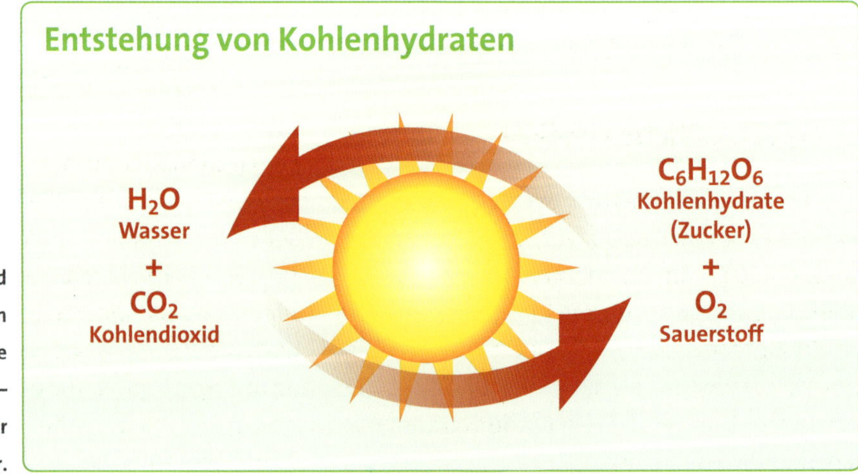

Aus Wasser und Kohlendioxid produzieren Pflanzen Kohlenhydrate und Sauerstoff – lebensnotwendig für Mensch und Tier.

Einteilung der Kohlenhydrate

Die wichtigsten Kohlenhydrate auf einen Blick

Einfachzucker (Monosaccharide, 1 Baustein)	Zweifachzucker (Disaccharide, 2 Bausteine)	Vielfachzucker (Polysaccharide, lange Ketten)
Traubenzucker (Glukose)	Haushaltszucker = Saccharose (Glukose + Fruktose)	pflanzliche Stärke (Amylose, Amylopektin)
Schleimzucker (Galaktose)	Milchzucker = Laktose (Glukose + Galaktose)	tierische Stärke (Glykogen)
Fruchtzucker (Fruktose)	Malzzucker = Maltose (Glukose + Glukose)	Ballaststoffe (unverdaulich)

wobei diese Reaktion keine Energie verbraucht, sondern freigibt. Kohlenhydrate sind unser wichtigster und bester Energielieferant, weil sie für unsere Energiegewinnung am wenigsten Sauerstoff für ihre Verbrennung benötigen und dabei nur Wasser und Kohlendioxid entsteht, was leicht entsorgt werden kann und zu keiner Schlackenbildung im Körper führt. 1 Gramm Kohlenhydrat verbraucht zur Verbrennung im Körper 0,9 Liter Sauerstoff.

Unterschiedliche Größen

Die wenigsten Kohlenhydrate kommen in der Natur als Einfachzucker vor, sondern sind zu langen Ketten aneinandergereiht (Polysaccharide), die dann von unserem Verdauungssystem in die Einfachzucker (Monosaccharide) aufgespalten werden müssen. Kohlenhydrate lassen sich in drei Gruppen einteilen, wie aus dem Kasten oben zu ersehen ist.

Kraft- und Energielieferanten

Kohlenhydrate sind wichtig für alle Bereiche im Körper, die Energie verbrauchen. Einige Organe wie das Gehirn, die roten Blutkörperchen (Erythrozyten) und die Fortpflanzungsorgane können ihre Energie sogar nur allein durch Glukose gewinnen, während z. B. die Muskulatur, wenn die Glukose verbraucht ist, auch auf die Fettverbrennung zurückgreifen kann. Ohne Glukose kann auch unsere Leber nicht arbeiten und Fette abspalten. Doch so wichtig dieser Grundnährstoff auch ist, so vorsichtig und maßvoll geht unser Körper mit ihm um. Dieser sehr achtsame Umgang mit unserem wichtigsten Energielieferanten rührt noch aus der Jäger- und Sammlerzeit, als die Kohlenhydrate extreme Mangelware darstellten. Ein Zuviel davon, was typisch für unsere Zeit ist, kann der Körper nicht verarbeiten. Wenn die Kohlenhydrat-Depots mit ca. 300 bis 400 Gramm voll sind, werden Kohlenhydrate in Fett, unseren zweiten Energieträger, umgewandelt und landen so auf Oberschenkeln, Hüfte und Po und werden für schlechte Zeiten gespeichert. Das entspricht in der Regel nicht mehr unserer Ästhetik, und vor allem kann es krank machen – doch darüber erfahren Sie später noch mehr.

Unser Bedarf ist programmiert

Im Unterschied zum Proteinanteil, der 60 bis 70 Prozent der Nahrungsmenge pro Tag ausmachen und mühelos verarbeitet werden kann, braucht unser Körper Kohlenhydrate nur in geringem Maße. 15 bis 20 Prozent – so zeigen neuere Studien – sind absolut ausreichend. Auf diese Menge ist unser Stoffwechsel seit Urzeiten programmiert.

»Gute« und »schlechte« Kohlenhydrate

Unsere Vorfahren aus der Steinzeit, die Jäger und Sammler, ernährten sich je nach Jahreszeit mit diesen Grundnährstoffen in Form von Beeren, Kräutern oder Früchten. Diese bestanden und bestehen aus sogenannten langkettigen Kohlenhydraten. Der Körper wandelt sie nur langsam in Zucker um. Und auch die Verdauung geht langsamer vor sich, da sie nicht so schnell ins Blut gelangen. Dafür hält das Sättigungsgefühl länger an. Wegen ihres hohen Gehalts an Ballaststoffen regen diese Lebensmittel außerdem die Verdauung an und dienen als Nahrung für unsere so wichtigen Darmbakterien. Diese sogenannten »guten« Kohlenhydrate sind Bestandteil eines jeden

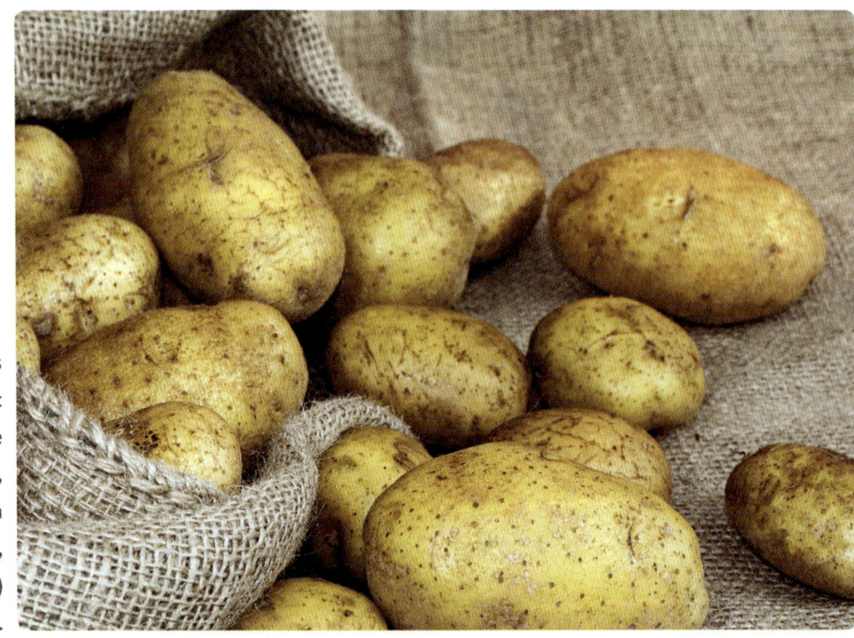

Bei Kartoffeln kommt es auf die Zubereitungsart an. Sind sie in der Schale gekocht (Pellkartoffeln), sind sie allen anderen Formen (Pommes frites, Bratkartoffeln, Chips) vorzuziehen.

metabolic balance®-Ernährungsplans, weil sie im Unterschied zu den »schlechten« Kohlenhydraten eine niedrige glykämische Last (siehe Seite 58f.) haben. Sie sind aus langen Zuckerketten aufgebaut, bei denen Tausende von Einzelzuckern aneinandergereiht sind. Dementsprechend lange dauert es bei der Verdauung, bis alle Einzelzucker abgespalten werden, die dann, weil jetzt klein genug, durch die Darmwand ins Blut gelangen können. Zu den Lebensmitteln mit »schlechten« Kohlenhydraten, die aus kurzen Ketten bestehen, gehören Haushaltszucker, Süßigkeiten, polierter Reis und alle Nahrungsmittel aus weißem Mehl wie Weißbrot, Nudeln, Gebäck und Kuchen. Diese Lebensmittel besitzen eine hohe glykämische Last, treiben den Blutzucker- und damit auch den Insulinspiegel stark in die Höhe und belasten so nicht nur die Bauchspeicheldrüse als Produktionsort des Hormons Insulin enorm, sondern beeinflussen den gesamten Hormon- und Stoffwechselhaushalt. Das Sättigungsgefühl hält nicht so lange an, man bekommt schneller wieder Heißhunger, isst deshalb zu viel und nimmt unweigerlich zu. Zusätzlich wird der Fettabbau blockiert und der Aufbau von Fett stimuliert.

Zucker – edles Gewürz, maßlos missbraucht

- Zucker wurde vor langer Zeit ausschließlich aus Zuckerrohr hergestellt, eine Pflanze aus der botanischen Familie der Gräser aus dem südasiatischen Raum. Araber brachten sie um 800 n. Chr. in den Mittelmeerraum. Spanier und Portugiesen führten sie von den Kanarischen Inseln nach Mittel- und Südamerika ein. Nach Europa und Deutschland gelangte das Zuckerrohr im 17. und 18. Jahrhundert. Bei uns wurde das kostbare Gut, der so angenehm süß schmeckende Zucker, bis zum 19. Jahrhundert als teures Gewürz und Heilmittel gegen Blähungen, Verstopfungen und Erkältungen gehandelt, das man in Apotheken grammweise erwerben konnte.
- 1747 entdeckte der Berliner Wissenschaftler Andreas Sigismund Markgraf, dass auch die heimische Runkelrübe Zucker enthält und dass dieser Zucker chemisch identisch ist mit dem aus dem Zuckerrohr gewonnenen Zucker. Doch es dauerte noch gut 50 Jahre, bis Anfang des 19. Jahrhunderts der Zuckerrübenanbau intensiv betrieben werden konnte. Der Zuckerpreis fiel, und immer mehr Menschen konnten sich das süße Gift leisten. Heute werden jährlich über 4 Millionen Tonnen Zucker aus Rohr und Rüben produziert.
- In Deutschland hat der Zuckerkonsum seitdem gigantische Ausmaße angenommen. Rund 38 Kilogramm pro Person werden hierzulande jährlich verzehrt – fünfmal mehr als um 1900. Eine tägliche Menge, die umgerechnet rund 30 Stücken Würfelzucker entspricht. Eine maßlose Ausuferung des ursprünglichen Luxus- und Heilartikels, die nicht ohne gesundheitliche Folgen ablaufen konnte.
- Wie durch den technischen Vorgang des Raffinierens gewollt, entbehrt raffinierter Zucker aller Mineralstoffe und Vitamine, die für den Stoffwechsel so wichtig sind. Bei einseitiger zuckerreicher Ernährung muss der Körper deshalb auf vorhandene Vitaminreserven

Glykämische Last

Kohlenhydrathaltige Lebensmittel mit niedriger glykämischer Last

- **Brot** Roggenvollkornbrot, Roggenknäckebrot
- **Kartoffeln und Teigwaren** Pellkartoffeln, Vollkornteigwaren, Nudeln aus Hartweizengrieß – al dente gekocht
- **Obst** Äpfel, Orangen, Birnen, Kirschen
- **Gemüse und Hülsenfrüchte** Blattsalate, Brokkoli, Gurken, Möhren, Paprika, Erbsen
- **Süßes und Snacks** Bitterschokolade mit einem Kakaoanteil von über 70 Prozent

Kohlenhydrathaltige Lebensmittel mit hoher glykämischer Last

- **Brot und Backwaren** Weißbrot, Croissants, Brötchen, Gebäckstücke
- **Kartoffeln und Teigwaren** Bratkartoffeln, Kartoffelpüree, Salzkartoffeln, Pommes frites
- **Obst** Bananen, getrocknete Datteln, getrocknete Feigen
- **Gemüse und Hülsenfrüchte** Pastinaken, Mais, Maniok
- **Süßes und Snacks** Eis, Schokolade, Traubenzucker, Kuchen, Kekse, Waffeln, Donuts
- **Sonstiges** Fertiggerichte, Fertigsaucen, Ketchup
- **Getränke** Cola, Limonade, Bier, Fruchtsäfte, Fruchtnektare, Sportlergetränke

zurückgreifen. Und das hat Folgen. Zum Beispiel im Fall von Vitamin B1, das für gute Nerven und Zellatmung zuständig ist. Fehlt es in der Nahrung, holt der Organismus sich dieses aus den Nerven. Dadurch steigt nicht nur die Stressanfälligkeit, sondern auch die Gefahr von Hyperaktivität bei Kindern und Nervenentzündungen.

- Im Gegensatz zu dem industriell raffinierten, weißen Zucker, der sich u. a. in vielen Backwaren, Süßwaren und fertigen Convenience-Produkten findet, stehen die auf natürliche Art in Getreide, Gemüse und Früchten enthaltenen Kohlenhydrate, die man durchaus als »vollwertig« betrachten kann, denn sie liefern auch Vitamine und Mineralstoffe.

Weniger ist mehr

Zahlreichen Beschwerden und Krankheiten werden durch einen überhöhten Zuckerkonsum Tor und Tür geöffnet. Hierzu gehören neben chronischer Müdigkeit und Trägheit zudem Übersäuerung, Karies, Nervenentzündungen, Kopfschmerzen, Depressionen, chronische Verstopfung, Herz-Kreislauf-Beschwerden sowie Stoffwechselstörungen und -erkrankungen wie Diabetes, Gicht und Rheuma, um nur einige zu nennen. Deswegen kann die Devise nur lauten:

Gehen Sie sparsam mit allen Kohlenhydraten um, die nicht natürlichen Ursprungs sind, und achten Sie auch auf die glykämische Last!

Glykämische Last

Der Vorteil der »guten« Kohlenhydrate liegt darin, dass nach ihrem Verzehr die Blutzucker- und Insulinspiegel in unserem Körper nur langsam ansteigen, da die meist längeren Kohlenhydratketten zunächst in Einzelbausteine zerlegt werden müssen. Sie bewirken eine niedrige glykämische Last und sorgen für lange Sättigung. Der Nachteil der »schlechten« Kohlenhydrate liegt im Umkehrschluss darin, dass der Blutzuckerspiegel zunächst steil ansteigt und die Bauchspeicheldrüse ein Vielfaches an Insulin produzieren muss, um den freigesetzten Zucker in die Körperzellen zu schleusen. Dieser Vorgang geht sehr schnell, wodurch man nach 1,5 bis 2 Stunden wieder Hunger verspürt, Hunger meist auf die »schlechten« Kohlenhydrate, da diese wieder schnell für Sättigung sorgen, jedoch eine hohe glykämische Last mit sich bringen. Eine Suchtspirale entsteht.

Lange Sättigung erwünscht

Um lange Sättigungsphasen zu erreichen und dem Körper fünf Stunden Pause zwischen den Mahlzeiten gönnen zu können, empfiehlt metabolic balance® Kohlenhydrate mit niedriger glykämischer (Zucker)last zu verzehren, denn sie bewirken einen eher langsamen Insulinanstieg und eine lang anhaltende Sättigung. Wer länger satt ist, isst insgesamt weniger und kann dadurch besser auf sein Gewicht achten. Dagegen führen Lebensmittel mit Kohlenhydraten, die eine hohe glykämische Last aufweisen, zu schnellem Blutzuckeranstieg und hoher Insulinausschüttung. Es kommt rasch zu Unterzucker (Hypoglykämie) mit erneutem Heißhunger auf Süßes. Und wer öfters hungrig ist, isst insgesamt mehr. Diese Suchtspirale lässt sich nur durch verändertes konsequentes Essverhalten durchbrechen, etwa anhand der Grundregeln von metabolic balance® (siehe Seite 31).

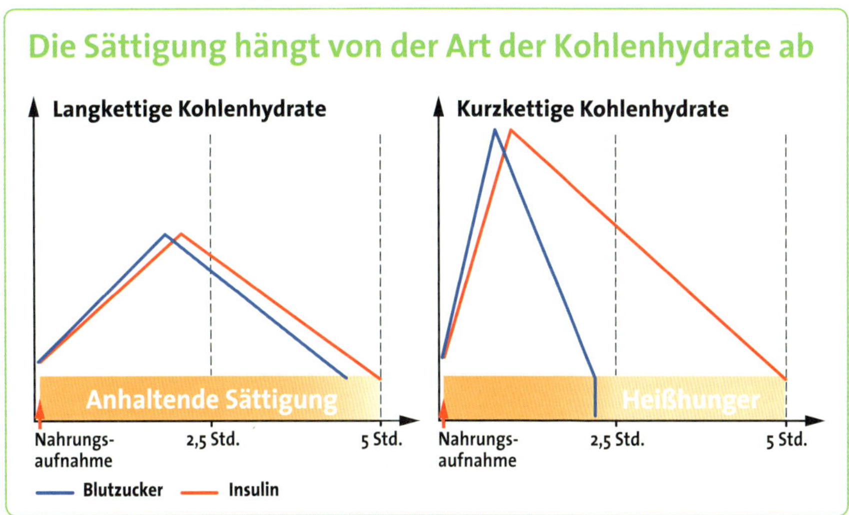

Für lang anhaltende Sättigung sorgen Gemüse und Vollkornprodukte. Nach dem Verzehr von Schokolade, Keksen und Bananen stellt sich dagegen schnell wieder Hunger ein.

Fette sind für uns sehr wichtig

Fette sind viel besser als ihr Ruf. Weisheiten wie »Fett macht fett« entsprechen nicht mehr grundsätzlich der Wahrheit. Zwar besitzt Fett pro Gramm doppelt so viele Kilokalorien wie Eiweiß und Kohlenhydrate, trotzdem ist es auch unerlässlich für unseren Stoffwechsel und ein wichtiger Energiespeicher der Zellen. Es kommt darauf an, die richtigen Fette wohl dosiert aufzunehmen.

Fette, auch Lipide genannt, bestehen aus einem Glyzerinanteil und den daran gebundenen Fettsäuren. Werden drei Fettsäuren gebunden, spricht man von Triglyzeriden. Produziert werden Fette bei den Pflanzen vorwiegend in den Samen – aus denen unsere guten Öle gewonnen werden – als Energiedepot, damit die junge heranwachsende Pflanze genügend Energiespeicher hat. Fette kommen aber auch in tierischer Nahrung vor. Alle natürlichen Fette enthalten meist unterschiedliche Fettsäuren, von denen einige lebensnotwendig sind. Diese essenziellen Fettsäuren kann der Körper nicht selbst herstellen, sondern sie müssen über die Nahrung zugeführt werden.

Aufgaben der Fette

Neben der Energiegewinnung erfüllen Fette weitere wichtige Aufgaben im menschlichen und tierischen Organismus. Fette sind

- an der Bildung der Zellmembran beteiligt
- an der Bildung vieler Hormone wie der Geschlechtshormone Östrogen und Testosteron beteiligt
- Bestandteil der Gewebe und des Nervensystems
- an der Bildung von Gallensalzen beteiligt
- die Lieferanten lebenswichtiger (essenzieller) Fettsäuren wie etwa Linolsäure (Omega-6) und Alpha-Linolensäure (Omega-3)
- die Träger der fettlöslichen Vitamine E, D, K und A, die nur durch die Zugabe von Fett über den Darm aufgenommen werden können
- Träger von Geschmacks- und Aromastoffen.

Die Fettsäuren

Bei den Nahrungsfetten unterscheidet man verschiedene Formen von Fettsäuren. Fettsäuren bestehen aus Kohlenstoff- und Wasserstoffatomen (siehe auch Exkurs Seite 62).

Gesättigte Fettsäuren

Sind bei einer Fettsäure alle Kohlenstoffatome (C) mit Wasserstoffatomen (H) »abgesättigt«, so spricht man von gesättigten Fettsäuren. Sie enthalten nur Einfachbindungen im Molekül.

Vorkommen Gesättigte Fettsäuren findet man vor allem in tierischen Fetten wie Fleisch, Wurst, Käse, Butter, Schmalz und Streichfett.

Eigenschaften Gesättigte Fettsäuren sind hitzestabil und bei Zimmertemperatur fest. Dadurch eignen sie sich zwar sehr gut zum Backen und Braten. Für unsere Körperzellen dagegen sind sie weniger bekömmlich und eher schädlich, im Volksmund spricht man von den »schlechten Fetten«. Denn ihre Konsistenz macht sie starr und unbeweglich, sodass sie die Fließeigenschaften des Blutes behindern.

Neueste Erkenntnisse Gesättigte Fettsäuren wurden bisher als großer Risikofaktor für Herz- und Kreislauf-Erkrankungen angesehen, was aber aufgrund der letzten Studien so nicht mehr aufrechterhalten werden kann!

Ungesättigte Fettsäuren

Bei ungesättigten Fettsäuren sind nicht alle Kohlenstoffatome mit Wasserstoffatomen besetzt (d.h. sie sind »ungesättigt«), sondern in ihnen ist zumindest ein Kohlenstoffatom zweifach mit dem nächsten Kohlenstoffatom verbunden. Deshalb spricht man von Doppelbindungen. Einfach ungesättigte Fettsäuren weisen also eine dieser Doppelbindungen auf, mehrfach ungesättigte mehrere Doppelbindungen.

Vorkommen Die einfach ungesättigte Fettsäure Ölsäure kommt z.B. reichlich in Olivenöl vor. Wegen seiner gesundheitlichen Wirkung ist Olivenöl in der Küche sehr beliebt, denn es wirkt sich günstig auf den Cholesterinspiegel aus und schützt vor Herz-Kreislauf-Erkrankungen. Daneben enthalten auch Nüsse und Samen sowie Avocados eine Menge dieser einfach ungesättigten Fettsäure.

Mehrfach ungesättigte Fettsäuren

Die mehrfach ungesättigten Fettsäuren bestehen aus Kohlenstoffatomen, die zwei oder mehrere Doppelbindungen haben. Mehrfach ungesättigte Fettsäuren sind essenzielle, also lebenswichtige Fette. Da der Körper diese Fettsäuren nicht selbst herstellen kann, müssen sie über die tägliche Nahrung zugeführt werden.

Vorkommen Sie sind besonders in pflanzlichen Ölen wie Leinsamen-, Walnuss- und Rapsöl enthalten. Ebenso findet man sie in fettem Fisch wie Makrele (2,5 Gramm pro 100 Gramm), Sardine (1,7 Gramm), Lachs (1,5 Gramm), Aal (1,7 Gramm) und Hering (0,9 Gramm).

Cholesterin

Cholesterin (international als Cholesterol bezeichnet) ist eigentlich kein Fett, sondern ein Steroid, also eine fettähnliche Substanz des Körpers, die nicht wasserlöslich ist. Es ist das Schreckgespenst der deutschen Ernährung und dennoch in der richtigen Dosierung äußerst wertvoll, ja sogar elementar wichtig. Denn das sehr kleine Cholesterinmolekül ist Bestand-

Exkurs: Fettsäuren – dem Namensgeheimnis auf der Spur

Fettsäuren bestehen aus Kohlenstoffatomen (C), die wie Ketten aneinandergereiht sind. Kurzkettige Fettsäuren bestehen aus 4 bis 6, mittelkettige aus 8 bis 12 und langkettige aus 14 bis 24 C-Atomen.

- Die beiden Enden einer Fettsäurekette verhalten sich chemisch gegensätzlich. An einem Ende steht eine Methylgruppe (CH_3), die wasserabweisend (hydrophob) ist und am anderen Ende steht eine Carboxylgruppe (COOH), die wasserliebend (hydrophil) ist.

$CH_3 - CH_2 - CH_2 - COOH$

Methylgruppe — Carboxylgruppe

- Je nachdem, wie die restlichen Kohlenstoffatome (C) mit anderen Atomen verbunden sind, unterscheidet man zwischen gesättigten und ungesättigten Fettsäuren. Bei den gesättigten Fettsäuren sind alle C-Atome mit Wasserstoffatomen (H) besetzt. Bei ungesättigten Fettsäuren sind nicht alle C-Atome mit Wasserstoff gesättigt, sondern da fassen sich sozusagen immer zwei C-Atome an den Händen und bilden eine Doppelbindung.

$CH_3 - CH = CH - COOH$

Doppelbindung = ungesättigt
an den mittleren C-Atomen fehlt jeweils ein H-Atom

- Je nachdem, wie viele Doppelbindungen vorhanden sind, spricht man von einfach ungesättigten Fettsäuren (z. B. Ölsäure), zweifach ungesättigten (z. B. Linolsäure) und mehrfach ungesättigten Fettsäuren (z. B. Arachidonsäure).

Der Name Omega

Was C-Atome und H-Atome sind, wissen wir nun. Auch, was eine Doppelbindung ist. Doch was ist mit dem Namen Omega? Und der restlichen Namensgebung der Fettsäuren?

- Der Name »Omega« bezeichnet den letzten Buchstaben im griechischen Alphabet. Bei den Fettsäuren bezeichnet man mit »Omega« das Methylende der C-Kette.
- Die Kurzbezeichnung für Omega ist ω.
- Bei einer Fettsäure wird die erste Doppelbindung vom Omega-Ende aus gezählt und erhält dadurch ihren Namen.
- Steht die erste Doppelbindung – vom Methylende aus gezählt – an dem dritten Kohlenstoffatom, spricht man von einer Omega-3-Fettsäure.
- Steht die erste Doppelbindung – vom Methylende aus gezählt – an dem sechsten Kohlenstoffatom, spricht man von einer Omega-6-Fettsäure.
- Linolensäure ist also eine Omega-3-Fettsäure (C18:3, ω-3). Die erste Zahl (18) bezieht sich auf die Anzahl der C-Atome, die zweite Zahl (:3) auf die Anzahl der Doppelbindungen einer ungesättigten Fettsäure. Und »ω-3« bedeutet Omega-3.
- Linolsäure ist demnach eine Omega-6-Fettsäure, die aus 18 C-Atomen besteht und 2 Doppelbindungen enthält (C18:2, ω-6).

CH_2 CH_2 CH_2 CH_2 CH_2 CH_2 CH_2

CH_3 CH = CH CH = CH CH = CH CH_2 CH_2 CH_2 COOH

3 6 9

Alpha-Linolensäure

CH_3 CH_2 CH_2 CH_2 CH_2 CH_2 CH_2 CH_2

CH_2 CH_2 CH = CH CH = CH CH_2 CH_2 CH_2 COOH

6 9

Linolsäure

Aufbau weiterer Fettsäuren

Tiere und Menschen sind in der Lage, in der Leber die pflanzliche Alpha-Linolensäure mit 18 C-Atomen auf 20 C-Atome (EPA) bzw. 22 C-Atome (DHA) zu verlängern und neue Doppelbindungen (EPA: 5, DHA: 6) einzufügen.

- »Alpha« bezeichnet das erste C-Atom nach der Carboxylgruppe (COOH).
- »Eicos« und »Docos« leiten sich von griechischen Zahlwörtern ab und stehen für 20 bzw. 22.
- »Penta« und »Hexa« leiten sich ebenfalls vom Griechischen ab und bedeuten 5 bzw. 6.
- »en« steht für Doppelbindung.

Eicosapentaen- und Docosahexaensäure

- Die Omega-3-Fettsäuren leiten sich von der Alpha-Linolensäure ab. Diese ist Ausgangsstoff der gesundheitlich besonders wertvollen Eicosapentaensäure (EPA C20:5, ω-3) und Docosahexaensäure (DHA C22:6, ω-3). DHA hat sehr starke antientzündliche Eigenschaften.

Arachidonsäure

- Die meisten Omega-6-Fettsäuren leiten sich von der Linolsäure ab. Sie werden zur Arachidonsäure (C20:4, ω-6) umgebaut, aus der die Prostaglandine entstehen, Substanzen mit zum Teil sehr gegensätzlichen Eigenschaften. Unter anderem wirken sie häufig als Entzündungsaktivatoren, sind also in der Lage, Entzündungen zu aktivieren und zu unterhalten. Das Enzym Zyclooxygenase aktiviert den Umbau von Arachidonsäure zu Prostaglandin.
- Viele Schmerzmittel und Mittel gegen Entzündungen hemmen dieses Enzym Zyclooxygenase und verhindern durch Verminderung der Prostaglandine diese Entzündungsreaktionen. Das bekannteste Mittel, das auf diese Art und Weise wirkt, ist das seit über 100 Jahren bekannte Aspirin, die Acetylsalicylsäure. So müssen Patienten z. B. mit rheumatischen Erkrankungen darauf achten, nicht zu viel Omega-6-Fettsäuren zu sich zu nehmen.

teil von allen Zellmembranen und Körperzellen sowie Ausgangsstoff der Steroidhormone, wie der Nebennierenrinde (Vitamin-D-Bildung) und der männlichen und weiblichen Geschlechtshormone Testosteron, Östrogen und Progesteron. Zudem ist Cholesterin ein Bestandteil der Gallensäuren.

Vorkommen Cholesterin ist – wie die gesättigten Fettsäuren – in tierischen Lebensmitteln wie Wurst, Eier, Käse, Sahne und Butter enthalten.

Cholesterinspiegel In einem gesunden Körper herrscht ein Ausgleich zwischen der Cholesterinaufnahme durch die Nahrung (500 bis 750 Milligramm pro Tag) und der körpereigenen Herstellung (900 bis 1 500 Milligramm). Ist diese Balance gegeben, ist der Cholesterinspiegel im Optimum. Ist diese Balance gestört, leidet die Gesundheit.

Die Lipoproteine

Doch zuvor noch ein Wort zu den im Körper produzierten Lipoproteinen, die uns durch das »gute« und »schlechte« Cholesterin oft begegnen. Lipoproteine sind an Proteine (Eiweiß) gebundene Lipide (Fette), die damit wasserlöslich werden und so im Blut transportiert werden können. Man unterscheidet zwischen:

- LDL = low density lipoprotein, bekannt durch das »schlechte« Cholesterin,
- VLDL = very low density lipoprotein, wie das »extrem schlechte« Cholesterin, und
- HDL = high density lipoprotein, etwa das »gute« Cholesterin, das Gefäße schützt.

Je nach Bindung im Körper entsteht entweder »gutes« HDL-Cholesterin oder »schlechtes« LDL-Cholesterin. Das HDL-Cholesterin besitzt eine hohe Dichte (high density). Wichtig für einen gesunden Körper ist ein gutes Verhältnis von LDL (das »schlechte« Cholesterin) zu HDL (das »gute« Cholesterin). Aufgrund ihrer geringen Dichte (low density) passen VLDL- und LDL-Cholesterin unter die Gefäßinnenwand, verengen die Blutgefäße auf die Dauer und gelten deshalb als Risikofaktor Nummer eins für Herz-Kreislauf-Erkrankungen. Das »gute« HDL-Cholesterin ist in der Lage, bis zu vier LDL-Cholesterin-Moleküle zu binden und zur Leber zu transportieren, wo es dann über die Galle entsorgt werden kann.

»Gute« und »schlechte« Fette

Die Wissenschaft sucht intensiv nach der Antwort auf die Frage, wie hoch der Anteil von Fett, insbesondere der Anteil der sogenannten ungesättigten, also »guten«, und der gesättigten, »schlechten«, Fettsäuren in unserer Ernährung sein sollte. Hier kommt die bisher größte Zusammenfassung von bedeutenden, zu diesem Thema erstellten Studien zu erstaunlichen Ergebnissen. Sie wurde im Auftrag der beiden großen Gesundheitsorganisationen WHO (Weltgesundheitsorganisation) und FAO (Ernährungs- und Landwirtschaftsorganisation) im September 2009 herausgegeben. Die Ergebnisse in wenigen Worten sagen aus, dass es keinen Zusammenhang gibt zwischen der Menge an verzehrtem Fett und der Häufigkeit, einen Herzinfarkt zu erleiden. Erstaunlicherweise ergab sich auch kein Zusammenhang zwischen

Herzinfarkt oder Gesamtsterblichkeit und Verzehr von gesättigten Fettsäuren, die bisher immer als die »bösen Fette» galten. Diese neuen Informationen decken sich sehr gut mit einer Studie, die im Dezember 2008 veröffentlicht wurde von J. Volek et al. in der Zeitschrift »Lipids«. Hier wurden 40 übergewichtige Patienten über 12 Wochen entweder mit einer fettreduzierten (Gruppe B) oder einer fettreichen Diät (Gruppe A) über 12 Wochen hypokalorisch (also mit weniger Kalorien als benötigt) behandelt (siehe untenstehende Tabelle).

Welche Diät ist besser?

Für welche Diät würden Sie sich entscheiden, wenn Sie Gewicht abnehmen und nebenbei Ihre Blutfettwerte verbessern wollten? Schauen wir uns die Ergebnisse im Einzelnen an. Nach 12 Wochen hatte die Gruppe A 10 Kilogramm an Gewicht, davon 6 Kilogramm an Fett verloren, die Gruppe B nur 5 Kilogramm Gewicht und 4 Kilogramm Fett. Die Triglyzeridwerte waren in Gruppe A um 51 Prozent in der Gruppe B nur um 19 Prozent gesunken, ähnlich die Werte für den Blutzucker mit minus 12 Prozent in der einen und minus 2 Prozent in der anderen Gruppe. Das »gute« HDL-Cholesterin war in der guten Gruppe um 13 Prozent besser geworden, während es sich in der anderen Gruppe noch einmal um 1 Prozent verschlechtert hatte.

Was würden Sie sagen?

Für welche Diät würden Sie sich jetzt entscheiden, nachdem Sie die Ergebnisse kennen (siehe Tabelle unten)? Wenn auch ein vor schädigenden Einwirkungen schützender Effekt in Bezug auf koronare Herzkrankheit, Infarkt oder plötzlichen Tod in diesen Studien nicht nachgewiesen werden konnte, gelten besonders die Fette, die ungesättigte, insbesondere mehrfach ungesättigte Fettsäuren enthalten, weiter als besonders wichtig für unsere Gesundheit.

Fettreiche oder fettreduzierte Diät?

Fettreiche Diät (Gruppe A) und fettreduzierte Diät (Gruppe B) im Vergleich

Gruppe	Fettanteil	gesättigte Fette	Cholesterin
A	59 %	22 %	600 mg
B	24 %	7 %	140 mg

Nach 12 Wochen ergaben sich folgende Werte:

Gruppe	Triglyzeride	HDL-Cholesterin	Blutzucker	Körpergewicht	Körperfett
A	-51 %	+13 %	-12 %	-10 kg	-6 kg
B	-19 %	-1 %	-2 %	-5 kg	-4 kg

Quelle: Volek, J. et al: Carbohydrate restriction. Lipids, October 2008

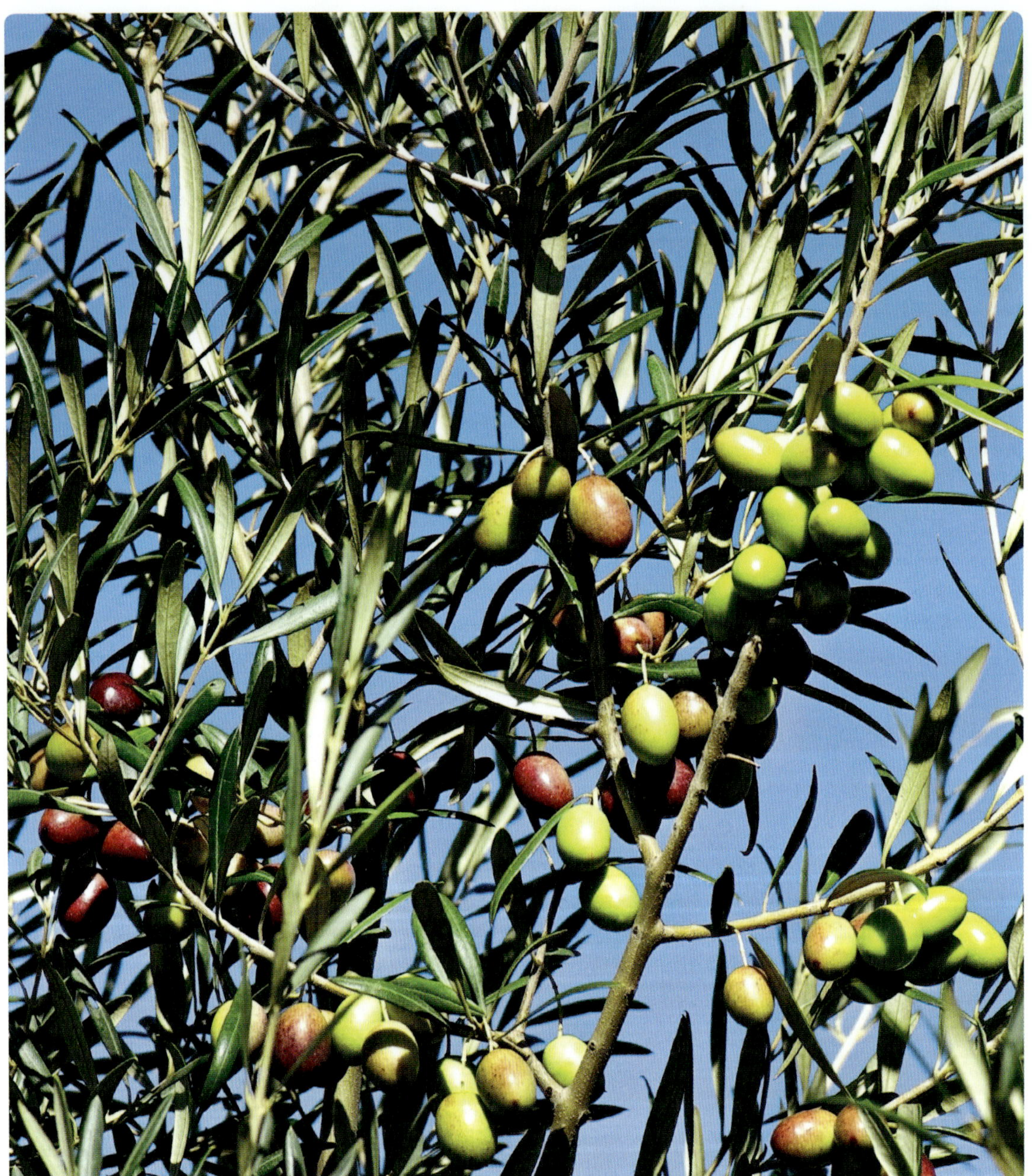

Je nach Anbaugebiet, Bodenbeschaffenheit, Klima, Sorte und Erntezeitpunkt sind Oliven nicht gleich Oliven. Eines haben sie jedoch gemeinsam: Ihr kalt gepresstes Öl ist von hoher ernährungswissenschaftlicher Bedeutung.

Die »guten« Fettsäuren

Zu diesen guten Fetten gehören, wie wir wissen, die mehrfach ungesättigten Fettsäuren, die für unseren Körper essenziell sind. Es sind die Alpha-Linolensäure, aus der im menschlichen und tierischen Organismus – vorwiegend in langlebigen Kaltwasserfischen – die hochwertigen Omega-3-Fettsäuren gebildet werden, und die Linolsäure, aus der die Omega-6-Fettsäuren hergestellt werden. Sie kommen hauptsächlich in Oliven, Raps, Leinsamen und Sonnenblumen, in Getreidekeimen, Walnüssen und Soja vor. Um auch die darin vorhandenen sekundären Pflanzenstoffe und Vitamine zu erhalten, sind kalt gepresste Öle aus diesen Pflanzen besonders zu empfehlen, die dann auch kalt eingesetzt werden sollten, z. B. um etwa Salate anzumachen. Die fertigen Omega-3-Fettsäuren finden sich in den langlebigen Meeresfischen besonders aus kalten Gewässern wie Lachs und Makrele.

Fettsäuren helfen beim Abnehmen

Die erwähnten Fettsäuren sind für unsere Gesundheit von großer Bedeutung. Sie können sogar beim Abnehmen helfen. So stabilisieren ungesättigte Fettsäuren den Blutzuckerspiegel, senken das »schlechte« und erhöhen das »gute« Cholesterin und bremsen damit den Heißhunger auf Süßes. Zudem kann durch den Verzehr ungesättigter Fettsäuren mehr Energie gewonnen werden, und das bedeutet: weniger Kilogramm auf den Hüften. Zudem steigern sie die Produktion der Katecholamine. Das sind körpereigene Substanzen, die die Verbrennung von Kalorien aktivieren.

Alles in Maßen

Grundsätzlich sollten wir darauf achten, dass wir mindestens 30, besser 35 Prozent der täglichen Nahrungsenergie aus Fetten beziehen.

Gesättigte Fettsäuren verstecken sich oft

Um auf diese Fettbilanz zu kommen, muss man auch die gesättigten Fettsäuren berücksichtigen. Denn diese Fettsäuren sind in sehr vielen Lebensmitteln versteckt enthalten. Sie kommen beispielsweise in Wurst, Frittiertem, industriell gefertigten Backwaren – oft mit glänzendem Schokoladenüberzug – oder in Fertignahrung vor, und so kann es sehr schnell passieren, dass man deren empfohlene Menge ganz rasch überschreitet. Wer sich beispielsweise mal eben eine Bratwurst an der Imbissbude gönnt, hat damit schon den gesamten Tagesbedarf an gesättigten Fetten gedeckt. Bei diesen gesättigten Fettsäuren bestehen im Unterschied zu den gesünderen ungesättigten Fettsäuren nur Einfachbindungen zwischen den C-Atomen. Aufgrund ihrer chemischen Struktur sind sie deshalb wenig reaktionsfreudig, weniger flexibel und unelastisch. Die Vorstellung besteht, wenn diese Fette in unsere Zellmembranen und Blutgefäße eingebaut werden, dass diese eher starr und unflexibel werden, was dann zu den gefürchteten Verengungen der Gefäße führt. Hierzu zählen alle Fette, die bei Raumtemperatur fest sind, vor allem tierische Fette. Neben gesundheitlichen Beschwerden wie erhöhtem Cholesterinspiegel und erhöhten Blutfettwerten landen diese außerdem meistens umgehend in den Fettdepots. Etwas, das eigentlich niemand will!

Vitalstoffe sind unerlässlich

Die Gesundheit unseres Körpers fängt bei gesunden Lebensmitteln an. Schließlich dient die Ernährung dem Aufbau der Zellen – Qualität und Lebendigkeit eines Nahrungsmittels sind daher für unsere Gesundheit ausschlaggebend. Mit jedem Lebensmittel entscheiden Sie sich also für etwas Gutes. Vitamine, Mineralstoffe und Vitalstoffe sind unverzichtbar, soll der Stoffwechsel richtig ablaufen.

Nahrungsmittel lassen sich in zwei Rubriken einteilen, die Makronährstoffe (Fette, Eiweiß, Kohlenhydrate), über die Sie in diesem Buch bereits ausführlich gelesen haben, und die Mikronährstoffe. Bei Letzteren handelt es sich um Vitamine und Mineralstoffe, Spurenelemente und sekundäre Pflanzenstoffe. Wichtig zu wissen: Viele dieser Stoffe kann unser Organismus nicht oder nicht immer in den ausreichenden Mengen selbst herstellen. Daher müssen sie mit der Nahrung regelmäßig von außen zugeführt werden: Gemüse, Obst, Salat, frische Kräuter, Hülsenfrüchte sowie hochwertige kalt gepresste Pflanzenöle tragen dazu bei, dem Organismus diese wertvollen Mikronährstoffe zu liefern. – Mikronährstoffe aus natürlichen und frischen Lebensmitteln üben eine unschätzbare Heil- und Gesundheitswirkung auf unseren Körper aus. Verbannen Sie daher industriell verarbeitete Lebensmittel möglichst von Ihrem Speiseplan, sie enthalten kaum bis gar keine natürlichen Mikronährstoffe. Daher werden ihnen immer mehr künstliche Vitamine & Co. zugesetzt, über deren Dosierung und gesundheitlichen Wert allerdings in der Fachpresse sehr kontrovers diskutiert wird!

Vitamine

Um gesund und fit zu bleiben, müssen wir unserem Körper täglich Vitamine zuführen. Denn nur in wenigen Fällen kann der Organismus diese selbst herstellen. Grundsätzlich unterscheidet man zwei Vitamingruppen:

- die fettlöslichen Vitamine: A, D, E, K und
- die wasserlöslichen Vitamine: Vitamin C und die der B-Gruppe.

Die fettlöslichen Vitamine können vom Körper nur aufgenommen werden, wenn gleichzeitig Fett verzehrt wird. Im Fett werden sie dann über eine längere Zeit gespeichert. Deshalb sollte man z. B. Möhren immer mit Öl zubereiten, um ihr Provitamin A nutzen zu können.

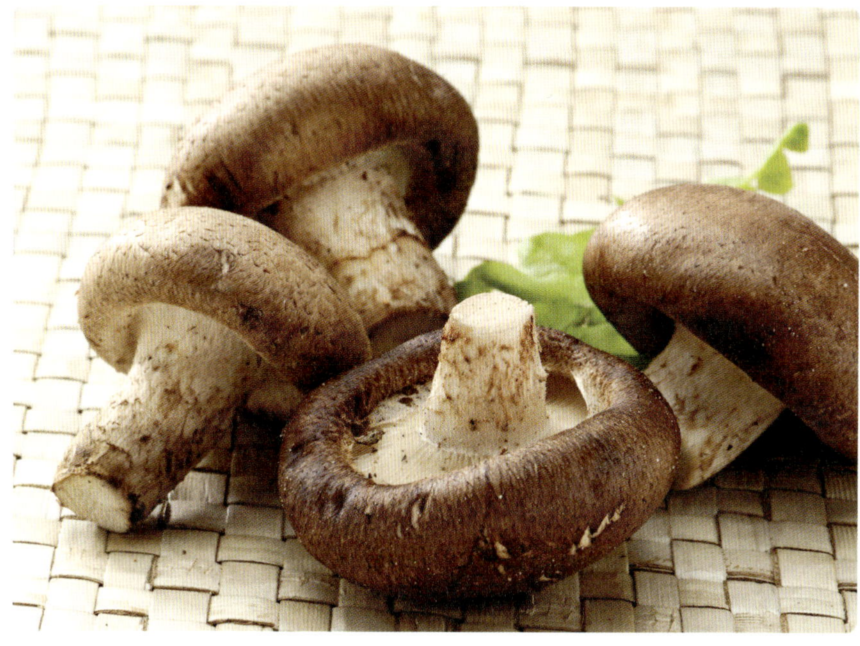

Braune Champignons unterscheiden sich von ihren weißen Artgenossen nur in der Farbe. Küchenpraktisch gesehen, lassen sie sich beide vorzüglich zubereiten.

Vitamin A (Retinol) – stärkt die Augen

Funktion Stärkt die Sehkraft, hält Schleimhäute und Haut gesund, hilft der Zellregeneration.

Vorkommen Als Vitamin A in tierischen Lebensmitteln (Leber, Eigelb, Butter, Thunfisch) und als Beta-Carotin, der Vorstufe zu Vitamin A (Provitamin A), in Möhren, Tomaten, orangefarbigem und grünblättrigem Gemüse sowie in orangefarbigen Früchten.

Folgen bei Mangel Erhöhte Infektanfälligkeit, Katarrhe, Asthma und Heuschnupfen. Besonders dramatisch: Hornhaut- und Bindehautveränderungen bis hin zur Erblindung. Ein frühes Warnzeichen ist oft die Nachtblindheit.

Vitamin D – der Knochenbauer

Zählt eigentlich nicht zu den Vitaminen, da es vom Körper selbst hergestellt werden kann.

Funktion Vitamin D ist das einzige Vitamin, das der Körper selbst herstellen kann. Es wird aus Calciferol (ein Provitamin) unter Einwirkung von UV-Strahlung in der Haut gebildet. Seine Hauptaufgabe liegt darin, für gesunde Knochen und ein stabiles Nervensystem zu sorgen. So bewirkt Vitamin D, dass der Knochenbaustein Kalzium aus der Nahrung aufgenommen und in den Knochen eingebaut wird.

Vorkommen Avocados, Champignons, Milch, Eigelb, Lachs, Margarine, Leber.

Folgen bei Mangel Hier kann es besonders bei Kindern zu Wachstums- und Entwicklungsstörungen, zu Ruhelosigkeit und Reizbarkeit kommen. Bei Erwachsenen wirkt sich ein Mangel vor allem negativ auf die Knochen aus. Muskelschwäche, aber auch erhöhte Infektanfälligkeit und erhöhter Blutdruck sind weitere Folgen. Eine Unterversorgung gilt als Risikofaktor für Depressionen, Autoimmunkrankheiten und Krebsarten wie Dickdarm- und Brustkrebs.

Vitamin E – Schutzpolizei für unsere Zellen

Funktion Vitamin E ist zusammen mit dem Spurenelement Selen die Schutzpolizei Nummer eins für unseren Körper. Es schützt als Antioxidans die Körperzellen vor schädlichen Umweltgiften und die Zellwände vor Arteriosklerose. Vitamin E kann den Alterungsprozess der Haut positiv beeinflussen. Außerdem schützt es die roten Blutkörperchen vor Zerstörung und sorgt dafür, dass der in ihnen enthaltene Sauerstoff in die Zellen gelangt.

Vorkommen Weizenkeime, Distelöl, Milch, Hühnerei, Lachs, Garnelen.

Folgen bei Mangel Blutarmut, Unlust, Erschöpfung und Muskelschwäche sind häufige Anzeichen für einen Mangel. Auch das Infektrisiko und das Risiko für Arteriosklerose sind erhöht.

Vitamin K – der Blutungshemmer

Ein wichtiges Vitamin, das unverzichtbar für eine ordnungsgemäße Blutgerinnung ist.

Funktion Vitamin K war lange Zeit als hilfreiches Mittel gegen Blutgerinnungsstörungen bekannt. In der jüngsten Forschung hat dieses Vitamin jedoch an Bedeutung gewonnen. So stellte man fest, dass es auch eine wichtige Rolle beim Knochenstoffwechsel und bei der Biosynthese verschiedener Eiweißstoffe hat.

Vorkommen Grüne und gelbe Blattgemüse, Kohl, Spinat, Milchprodukte, Fleisch, Eier, Obst, Kartoffeln, Vollkornprodukte.

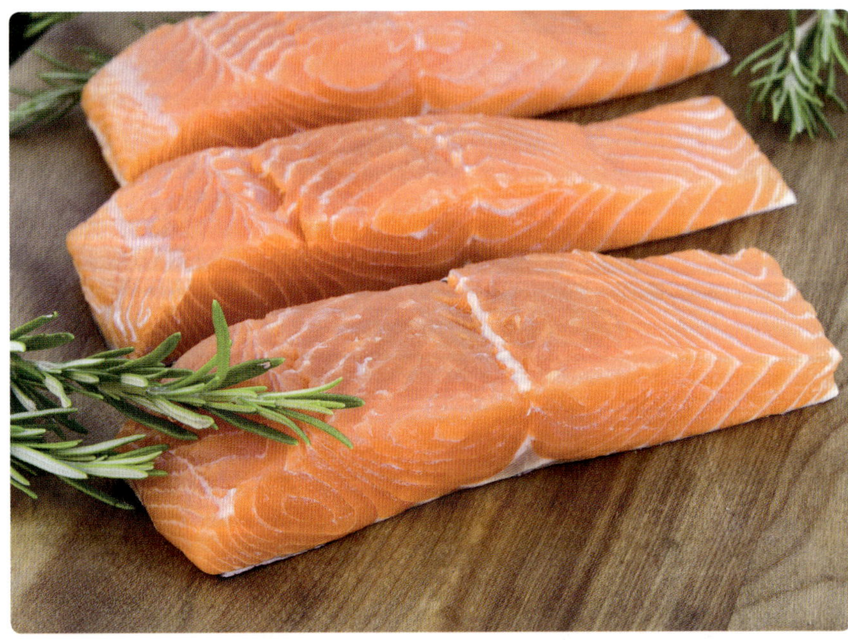

Lachs liefert beachtliche Mengen an Vitamin E und Omega-3-Fettsäuren. Zudem lässt er sich schnell und einfach zubereiten – ideal für metabolic balance®.

Folgen bei Mangel Während es bei Erwachsenen eher selten zu einem Vitamin-K-Mangel kommt, sind vor allem Säuglinge in den ersten Lebenstagen gefährdet. Hier kann es durch Gerinnungsstörungen zu lebensgefährlichen Komplikationen kommen. Deswegen erhalten Säuglinge in der Regel noch im Krankenhaus Vitamin-K-Gaben. Bei Erwachsenen können Nasenbluten, Magen-Darm-Blutungen, Blutungen des Zellgewebes und der Haut auf einen Mangel hinweisen.

Vitamin C – Immunschutz und Schlankvitamin

Funktion Vitamin C hat zwei wichtige Aufgaben: Es dient als Schutzvitamin für unser Immunsystem und als Regulator unserer Psyche, da es sich wohltuend auf das Nervensystem auswirkt. Vitamin C ist auch an der Produktion des Nervenstoffes Noradrenalin beteiligt. Dieses Stresshormon sorgt nicht nur dafür, dass die Anforderungen des Alltags gut bewältigt werden, sondern auch, dass dabei besonders viel Fett in Energie umgewandelt wird. Wer abnehmen möchte, sollte deshalb immer viel Vitamin C in seinen Speiseplan einbauen.

Vorkommen Zitrusfrüchte, Kiwis, Spinat, schwarze Johannisbeeren, Paprikaschoten, Rosenkohl.

Folgen bei Mangel Da Vitamin C an vielen Prozessen des Körpers wie dem Eiweißstoffwechsel, der Eisenaufnahme, der Wundheilung und der Stärkung des Immunsystems beteiligt ist, kann es bei einem Mangel zu vielfachen Symptomen kommen. Die häufigsten sind: erhöhte Infektanfälligkeit, Skorbut, Zahnfleischbluten und eine schlechte Wundheilung. Aber auch Müdigkeit, Energieverlust und Reizbarkeit sind Anzeichen für einen Vitamin-C-Mangel.

Vitamin B1 (Thiamin) – für gute Laune

Funktion Vitamin B1 ist maßgeblich am Nervenstoffwechsel beteiligt. Es sorgt für gute Nerven. Menschen, die ausgelaugt, müde und deprimiert sind, können unter seinem Mangel leiden. Umgekehrt unterstützt eine ausgewogene Vitamin-B1-Versorgung die gute Laune und das positive Denken, das für Sie beim metabolic balance®-Mentaltraining so wichtig ist.

Vorkommen Vollkornweizen, Vollkornhaferflocken, Vollreis, Weizenkeime und Hülsenfrüchte (besonders Linsen).

Folgen bei Mangel Bei einem Mangel sind die körperliche und geistige Leistungsfähigkeit beeinträchtigt. Es kann zu Nervenentzündungen, Störungen des Kohlenhydratstoffwechsels, Herzstörungen, Müdigkeit, Appetitlosigkeit, Antriebsschwäche und Depressionen kommen.

Vitamin B2 (Riboflavin) – regt den Energiestoffwechsel an

Funktion Riboflavin ist wichtig für den Energiestoffwechsel. Es fördert die Gewinnung von »Brennstoff« für die Zellen aus Kohlenhydraten, Eiweißen und Fetten. Außerdem wird Riboflavin für das Wachstum der Zellen und die Sehfähigkeit benötigt.

Vorkommen Milch und Milchprodukte, Fisch, Eier und Vollkornprodukte.

Folgen bei Mangel Entzündungen in Mund und Rachen, rissige, schuppige Haut, Haarausfall und Konzentrationsschwäche.

Vitamin B3 (Niacin) – sorgt für Ausgeglichenheit

Funktion Niacin hält Körper und Seele im Gleichgewicht. So beeinflusst der Niacin-Spiegel die Qualität des Schlafs, die nervliche Verfassung, die Konzentration und die Muskeln. Niacin hat wie Vitamin B2 eine bedeutende Funktion beim Energiestoffwechsel von Fetten, Eiweißen und Kohlenhydraten. Außerdem senkt es den Cholesterinspiegel, wirkt durchblutungsfördernd und leitet Gifte aus.

Vorkommen Vollkorngetreide, Vollkornreis, Erdnüsse, Hülsenfrüchte, Hefe, Fisch und Leber.

Folgen bei Mangel Müdigkeit, Gewichtsverlust, Haut- und Schleimhautentzündungen sowie Demenz gelten als wichtigste Indizien für einen Mangel an Vitamin B3.

Vitamin B5 (Pantothensäure) – das Anti-Aging-Vitamin

Funktion Pantothensäure gilt als Anti-Stress-Faktor. Es beeinflusst die Energieproduktion und Vitalität ebenso wie das Nervensystem und ist hilfreich bei depressiven Verstimmungen und Ängsten. Daneben erhöht Vitamin B5 die Konzentrationsfähigkeit und wirkt gegen Faltenbildung und vorzeitiges Altern der Zellen (Anti-Aging-Vitamin).

Vorkommen Eier, Nüsse, Hefe, Hülsenfrüchte und Vollkorngetreide.

Folgen bei Mangel Ein Mangel tritt selten auf, da das Vitamin in vielen Nahrungsmitteln vorkommt (»pantothen« bedeutet »überall« auf Griechisch). Das Vitamin wird aber bei Kindern mit Hyperaktivitätssyndrom, Lern- und Konzentrationsstörungen in der Therapie eingesetzt.

Vitamin B6 (Pyridoxin) – für den Sauerstofftransport

Funktion Vitamin B6 wird benötigt, um Vitamin B12 und Magnesium aufzunehmen. Es ist unter anderem wichtig für das Nervensystem, das Immunsystem und die Bildung von Hämoglobin sowie für den Sauerstofftransport durch die Erythrozyten (rote Blutkörperchen). Der B6-Bedarf hängt sehr stark von der Menge und Qualität der täglichen Eiweißzufuhr ab.

Vorkommen Erbsen, Möhren, Spinat, Sonnenblumenkerne, Walnüsse, Weizenkeime und Fisch.

Folgen bei Mangel Reizbarkeit, Hautentzündungen im Gesicht, Blutarmut (Anämie), Appetitlosigkeit, Muskelschwund und Depressionen können die Folge sein. Bei einem chronischen, lang andauernden Mangel kann es außerdem zu Nervenschädigungen kommen.

Vitamin B12 (Cobalamin) – der Muntermacher

Funktion Wie das Vitamin B1 sorgt auch Vitamin B12 für gute Laune. Denn es ist maßgeblich am Stoffwechsel von Gehirn und Nerven, an der Bildung von Überträgerstoffen für die Reizleitung im Gehirn, dem Zellwachstum und der Zellteilung beteiligt. Außerdem wird Vitamin B12 für die Bildung der roten Blutkörperchen und bei der Eisenverwertung benötigt.

Vorkommen Meeresfrüchte, Leber, Eier, Milch und Milchprodukte.

Folgen bei Mangel Ein Mangel dieses Vitamins kann zu umfangreichen Schäden auf neurologisch/psychischer und körperlicher Ebene führen. Auf der neurologischen Ebene zu: Ge-

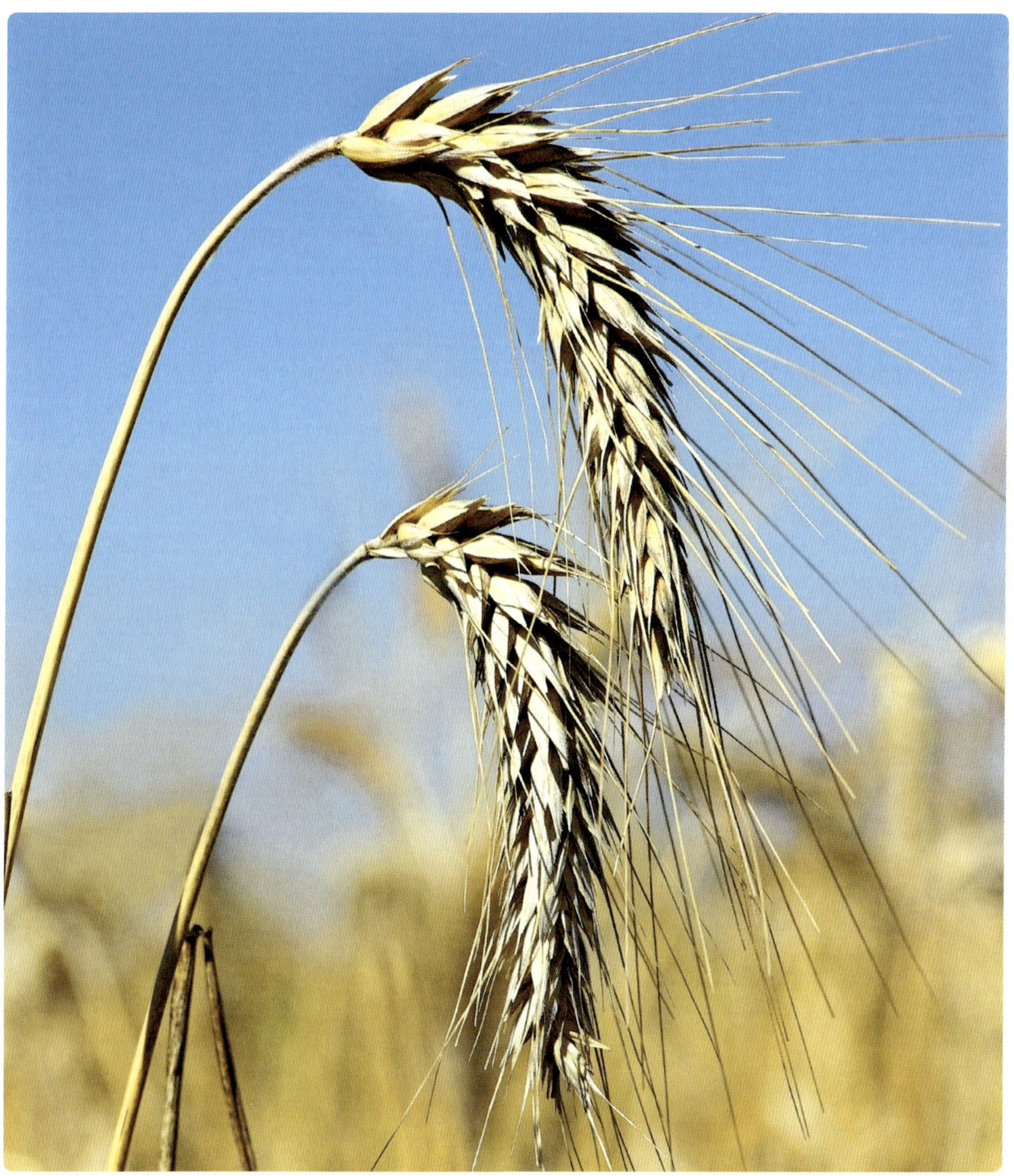

Roggen wird als Brotgetreide genutzt. Roggenmehl unterscheidet sich von Weizenmehl in seiner dunkleren Farbe und der Zusammensetzung seiner Stärke. Roggenvollkornbrot belastet den Blutzuckerspiegel weniger als helles Weizenbrot.

dächtnisschwäche, Migräne, Sehstörungen, Schwindel, fehlerhafter Koordination beim Sprechen und Gehen. Auf der körperlichen Ebene zu: Blutarmut, Zungenbrennen, unregelmäßiger Menstruation. Außerdem zu Schlafstörungen, Abgespanntheit und Konzentrationsschwäche. Auch Psychosen und Depressionen sind möglich.

Folsäure – das Vitamin des Lebens

Funktion Folsäure gehört zur Gruppe der B-Vitamine und spielt eine wichtige Rolle im Eiweißstoffwechsel, bei der Produktion von roten Blutkörperchen und bei der Zellteilung. Es stärkt das Gehirn, das Nervensystem und das Immunsystem. Außerdem wirkt es bei der Bildung der Erbsubstanz (DNS, RNS) mit. Von zentraler Bedeutung ist Folsäure deshalb während der Schwangerschaft und für die gesunde Entwicklung des Embryos.

Vorkommen dunkelgrüne Blattgemüse, Tomaten, Gurken und Vollkornerzeugnisse.

Folgen bei Mangel Diese führen zu Blutarmut mit rascher Ermüdung, zu Entzündungen der Mundschleimhaut, Reizbarkeit, Angstzuständen und Depressionen. Besonders gefürchtet sind die Risiken für den Fötus bei einem Vitaminmangel der Schwangeren: Hier kann es zu Entwicklungsstörungen und offenem Rücken (Spina bifida) kommen.

Biotin (Vitamin H) – für die Schönheit

Funktion Auch Biotin zählt zu den B-Vitaminen. Es ist für die Gesundheit und Schönheit von Haut, Haaren und Nägeln erforderlich. So kann gesundes Haar nur wachsen, wenn die Talgdrü-

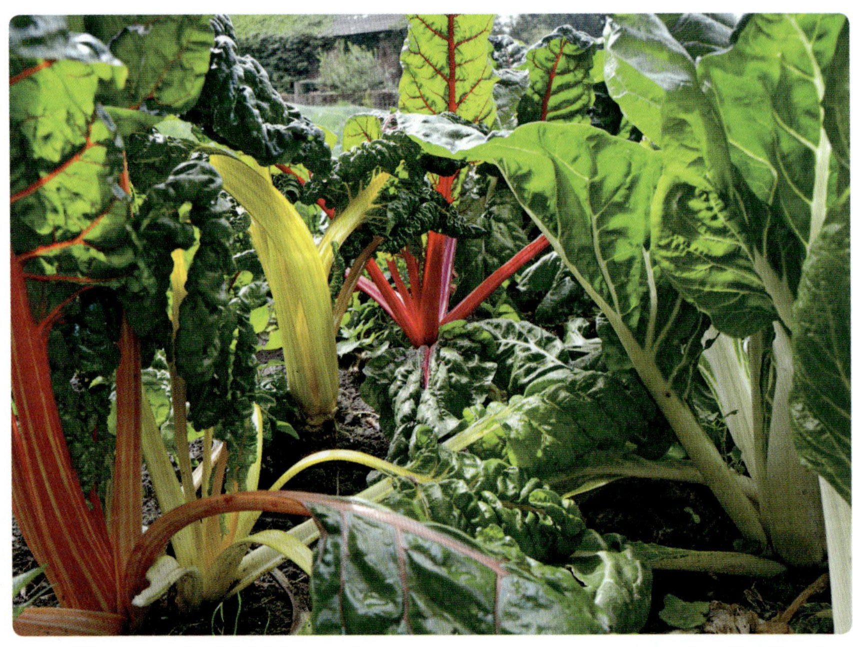

Grünes Blattgemüse, wie rot- und weißstieliger Mangold, ist eine gute Quelle für Vitalstoffe.

sen normal arbeiten und die Haarwurzeln mit Nährstoffen versorgt werden. Biotin erledigt die Aufgabe unter anderem, indem es Schwefel in die Zellen von Haut, Haaren und Fingernägeln transportiert.

Vorkommen Eigelb, Hefe, Milch, Vollwertgetreide, Sojabohnen und Seefische.

Folgen bei Mangel Hauterkrankungen, Haarausfall und brüchige Nägel sind die häufigsten Folgen. Daneben kann es außerdem zu Schwäche und Übelkeit kommen.

Cholin und Inosit – vitaminähnliche Substanzen

Funktion Cholin sorgt für gute Nerven, unterstützt Leber und Galle. Inosit wirkt beruhigend, beeinflusst den Haarwuchs. Beide unterstützen den Stoffwechsel von Fetten und Cholesterin.

Vorkommen Cholin in Eigelb, Inosit in Hefe. Beide in Milch, Hülsenfrüchte, Vollkorngetreide.

Folgen bei Mangel Störungen von Galle- und Lebertätigkeit sowie verminderte Spermienproduktion.

Mineralstoffe und Spurenelemente

Die Mineralstoffe und Spurenelemente werden hauptsächlich als Baustoffe beim Wachstum sowie für die Bildung und Härtung von Knochen und Zähnen benötigt. Mineralstoffe werden auch als Elektrolyte bezeichnet. Sie regulieren den Wasserhaushalt des Körpers, in dem sie das aufgenommene Wasser im Körper zurückhalten. Außerdem sorgen sie für einen ausgewogenen Säure-Basen-Haushalt. Die Spurenelemente spielen eine wichtige Rolle als Impulsgeber für Enzyme und Hormone.

Mineralstoffe

Chlorid

Funktion Chlorid, Salz des Chlorgases, sorgt für die Aufrechterhaltung der Eigenschaften unserer Körperflüssigkeiten und des Säure-Basen-Gleichgewichts. Wichtig ist es auch für die Produktion der Salzsäure im Magen.

Vorkommen Hülsenfrüchte, Mineral- und Heilwässer.

Folgen bei Mangel Ein Chloridmangel findet in der Regel nur nach starkem Erbrechen durch den Verlust von Magensaft statt. In diesem Fall kann es zu Irritationen des Säure-Basen-Haushalts kommen, die zu Muskelkrämpfen und Herzrhythmusstörungen führen können.

Kalium

Funktion Kalium ist für die notwendige Aktivität von Muskeln und Nerven zuständig. Es wird außerdem für die Aktivierung verschiedener Enzyme benötigt.

Vorkommen Zitrusfrüchte, Tomaten, Bananen, Hülsenfrüchte.

Folgen bei Mangel Kaliummangel entsteht meist durch Missbrauch von Abführmitteln und Entwässerungspräparaten, durch übermäßiges Fasten oder starken Durchfall und Erbrechen. Typische Symptome sind dann beispielsweise Müdigkeit, Muskelschwäche, Übelkeit und Wasseransammlungen im Gewebe (Ödeme).

Kalzium

Funktion Kalzium ist an der Reizübertragung im Nervensystem, der Muskelkontraktion sowie der Blutgerinnung beteiligt. Es ist ein wichtiger Bestandteil von Knochen und Zähnen und zur Vorbeugung von Osteoporose unerlässlich.

Vorkommen Milch und Milchprodukte, grüne Bohnen, Spinat, Gurken, Haselnüsse.

Folgen bei Mangel Kalziummangel führt zu einer Entmineralisierung der Knochen. Dadurch ist die Gefahr der Brüchigkeit und degenerativer Erkrankungen erhöht. Besonders in den Wechseljahren kann es zur gefürchteten Osteoporose (Knochenschwund) kommen. Bei akutem Mangel kann es zu Muskelkrämpfen kommen, typisch das Zusammenziehen der Hände, auch als »Pfötchenstellung« bezeichnet.

Magnesium

Funktion Magnesium aktiviert Enzyme, damit die Energie für die Muskeltätigkeit bereitgestellt werden kann. Es ist unentbehrlich bei der Reizübertragung vom Nerv auf den Muskel und damit für eine normale Muskelkontraktion. Magnesium ist außerdem ein wichtiger Bestandteil der Knochen.

Vorkommen Kartoffeln, Tomaten, Möhren, Mais, Bananen, Nüsse.

Folgen bei Mangel Da Magnesium für zahlreiche Körperfunktionen unverzichtbar ist, kommt es bei einem Mangel zu vielseitigen Beschwerden. Die häufigsten sind: Muskelkrämpfe, vor allem Wadenkrämpfe, Müdigkeit und rasche Erschöpfung, Reizbarkeit, Kopfschmerzen, Taubheitsgefühl in Händen und Füßen, Herzklopfen und Herzjagen sowie Durchblutungsstörungen.

Natrium

Funktion Natrium ist beteiligt an der Aufnahme von Kohlenhydraten und Eiweißen. Es reguliert den Wasserhaushalt und sichert die Muskelkontraktionen.

Vorkommen Räucherfisch, Fleisch- und Wurstwaren, Mineral- und Heilwässer.

Folgen bei Mangel Von allen im Blut enthaltenen Salzen ist Natriumchlorid das Wichtigste. Ein Mangel wird meist durch Harnwegsinfektionen, Magen-Darm-Störungen und Erbrechen hervorgerufen. Es kommt zu Kopfschmerzen, Erschöpfung und Muskelkrämpfen, die sich meist in Oberbauchkrämpfen zeigen. In akuten Fällen kann ein Mangel auch zu Bewusstseinsstörungen und Schockzuständen führen. Als wichtigster Mineralstoff für die Blutdruckregulation kann ein Mangel zu niedrigem Blutdruck mit Schwindel und Antriebslosigkeit führen. Sowohl zu viel als auch zu wenig Natrium können Wasser im Körper einlagern. Es bindet Wasser im Körper, ist aber auch erforderlich, um Wasser über die Nieren ausscheiden zu können.

Phosphor

Funktion Phosphor ist mit Kalzium ein elementarer Bestandteil von Knochen und Zähnen. Ist wichtig für den Energiestoffwechsel.

Vorkommen Milch und Milchprodukte, Fisch.

Folgen bei Mangel Osteoporose, poröse Knochen, Störungen des Säure-Basen-Haushalts und Reizbarkeit.

Schwefel

Funktion Schwefel ist ein Bestandteil von Zelleiweiß und aktiviert die Enzyme und den En-

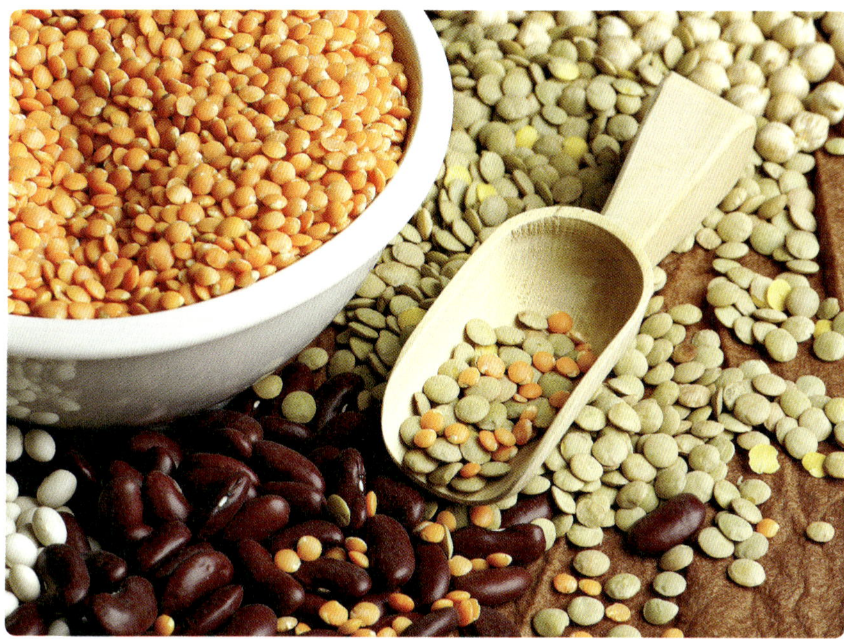

Hülsenfrüchte sind vielerorts auf der Welt die wichtigsten Lieferanten für hochwertiges Eiweiß.

ergiestoffwechsel. Darüber hinaus unterstützt Schwefel Entgiftungsfunktionen.

Vorkommen Milch und Milchprodukte, Nüsse, Hülsenfrüchte.

Folgen bei Mangel Schwefel gilt als eines der ältesten Antioxidanzien. Es ist in jeder Körperzelle vorhanden und besonders konzentriert in Haut, Haaren und Nägeln. Mangelerscheinungen bei Schwefelmangel sind nicht bekannt.

Spurenelemente

Chrom

Funktion Chrom ist an der Wirkung des Insulins beteiligt und beeinflusst dadurch sowohl den Stoffwechsel von Kohlenhydraten als auch den von Fetten und Eiweißen.

Vorkommen Kalbsleber, Weizenkeime, Honig.

Folgen bei Mangel Infektionen, Stress und überdurchschnittliche sportliche Betätigung begünstigen einen Chrommangel. Außerdem sinkt mit zunehmendem Alter der Chromspiegel im Gewebe, und der Organismus nimmt Chrom schlechter auf. Ein Mangel kann einen bestehenden Diabetes verschlechtern und nach dem Essen zu erhöhten Blutzuckerwerten führen. Aber auch eine Unterzuckerung mit Heißhungeranfällen, Kopfschmerzen und Antriebslosigkeit kann die Folge sein.

Eisen

Funktion Eisen ist ein wichtiger Bestandteil des roten Blutfarbstoffs und dadurch unentbehrlich für den Sauerstofftransport im Körper.

Vorkommen Fleisch, grünes Gemüse, Milch und Milchprodukte.

Folgen bei Mangel Diese sind vielfältig. Hierzu gehören unter anderem: Blutarmut, Kopfschmerzen, Mundwinkelrisse, Antriebsschwäche und Konzentrationsmangel. Aber auch eine größere Infektanfälligkeit und Entzündungen sowie eine Depigmentierung von Haut und Haaren können die möglichen Folgen sein.

Jod

Funktion Jod ist essenziell für den Aufbau der Schilddrüsenhormone, die an der Steuerung von Wachstum, Knochenbildung und dem Stoffwechsel beteiligt sind.

Vorkommen Jodsalz, Milch und Milchprodukte, Muscheln, Meeresfische.

Folgen bei Mangel Ständiger Jodmangel führt zur Vergrößerung der Schilddrüse und zur Entstehung eines Kropfes. Auch Schluckbeschwerden und Atemnot können vorkommen. Wird der Mangel nicht behoben, dann kommt es meist zu einer Unterfunktion der Schilddrüse mit den typischen Symptomen von Konzentrationsschwäche, Müdigkeit, Frieren und Gewichtszunahme. In der Schwangerschaft kann Jodmangel zur Fehlgeburt führen.

Kobalt

Funktion Kobalt ist Bestandteil von Vitamin B12 und an der Bildung der roten Blutkörperchen beteiligt.

Vorkommen Fleisch, Milch und Milchprodukte.

Folgen bei Mangel Fehlt Kobalt, wird der Eiweißaufbau in den Zellen beeinträchtigt. Dies kann dramatische Auswirkungen auf die Bildung der roten Blutkörperchen haben. In schlimmen Fällen kann dies zu einer perniziösen (= bös-

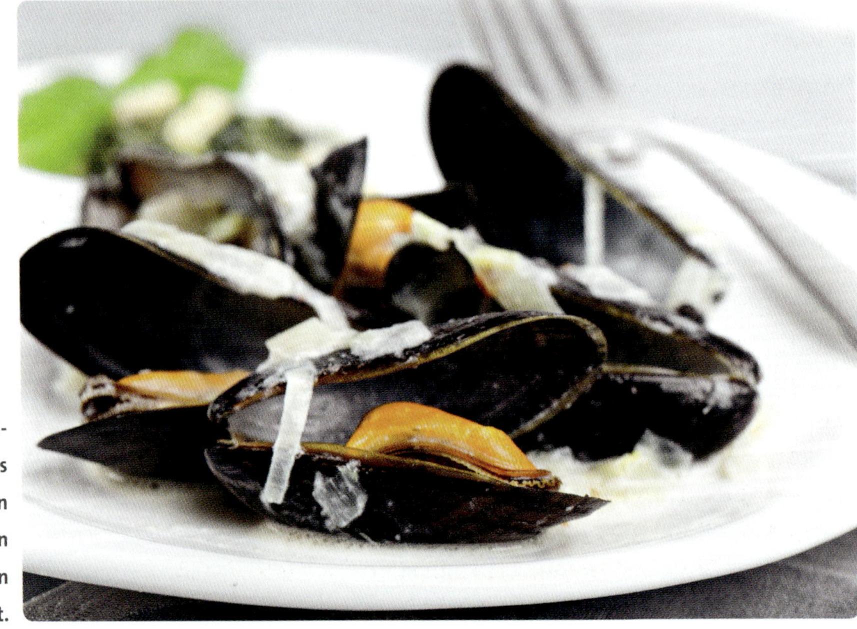

Muscheln sind besonders reich an Jod, das als Bestandteil von Schilddrüsenhormonen für unser Wohlbefinden verantwortlich ist.

artigen) Anämie mit Gedächtnisschwäche, Leistungsminderung und Gelbfärbung der Haut führen. Auch die Fruchtbarkeit des Spermas wird vom Kobaltgehalt beeinflusst.

Kupfer

Funktion Kupfer trägt zur Farbgebung von Haut und Haaren bei. Außerdem ist es an der Bildung von Hämoglobin beteiligt.

Vorkommen Innereien (Leber, Niere), Schalentiere, Avocados, Nüsse.

Folgen bei Mangel Bei einem Kupfermangel ist die Farbstoffverteilung gestört, und die Haare können früher ergrauen. Haarausfall, Durchfall und Störungen der Fruchtbarkeit können die Folge sein. Da bei einem Kupfermangel auch die Bildung neuer roter Blutkörperchen gestört ist, kommt es außerdem häufig zu Blutarmut, Müdigkeit und Antriebsschwäche.

Mangan

Funktion Mangan aktiviert Enzyme. Es steigert die Verwertbarkeit von Vitamin B1.

Vorkommen Nüsse, Vollwertgetreide, Hülsenfrüchte, Eigelb.

Folgen bei Mangel Wenngleich wenig bekannt, so gehört Mangan zu den essenziellen Spurenelementen. Der Körper benötigt es für viele Funktionen: so unter anderem für das Wachstum von Knorpeln und Knochen, für den Aufbau des Bindegewebes und für den Abbau von Aminosäuren und Fetten. Mangan ist außerdem am Aufbau zahlreicher Hormone beteiligt, etwa an der Herstellung von Insulin-, Schilddrüsen- und Sexualhormonen. Schließlich aktiviert Mangan eine Reihe von Enzymen, die als Antioxidanzien wirken. Ein Mangel kann sich deshalb in vielfacher Weise zeigen: Neben Müdigkeit und Erschöpfung, können Osteoporose, Schilddrüsenbeschwerden sowie Störungen von Libido und eine Funktionsschwäche der Bauchspeicheldrüse die Folgen sein.

Molybdän

Funktion Molybdän ist Bestandteil einiger Enzyme. Es hilft bei der Ausscheidung von Harnsäure. Außerdem ist es am Eisen-Fluor-Stoffwechsel beteiligt und daher bei Osteoporose und bei Kariesprophylaxe von Bedeutung.

Vorkommen Getreide, grünes Blattgemüse, Hülsenfrüchte.

Folgen bei Mangel Mangelerscheinungen dieses Spurenelements sind kaum bekannt. Festgestellt wurde aber ein Mangel bei folgenden Krankheiten: Magen-Darm-Erkrankungen wie Morbus Crohn, angeborenen Stoffwechselerkrankungen und Störungen der gesunden Darmflora. Unspezifische Beschwerden wie Erregbarkeit, Nachtblindheit, Juckreiz oder Übelkeit können ebenfalls aufgrund eines Molybdänmangels entstehen.

Selen

Funktion Antioxidans und Radikalenfänger.

Vorkommen Fleisch, Innereien, Zwiebeln, Brokkoli, Getreide.

Folgen bei Mangel Bei Selen, dem Spurenelement, das nach der Mondgöttin Selene benannt wurde, kommt es auf das richtige Maß an. Dann kann es vor Gefäßkrankheiten schützen, Rheuma und Arthritis lindern und als wahres Antioxidans wirken. Zu viel Selen kann zu

Vergiftungserscheinungen mit Übelkeit, Erbrechen und zu veränderten Leberwerten führen. Ein Mangel macht sich meist in rheumatischen Beschwerden und einem geschwächten Immunsystem mit erhöhter Infektanfälligkeit bemerkbar. Auch Unfruchtbarkeit bei Männern und Frauen kann die Folge sein.

Zink

Funktion Zink ist als Teil körpereigener antioxidativer Enzyme wichtig für das Immunsystem. Daneben unterstützt es die Wundheilung und das Wachstum.
Vorkommen Fleisch, Vollgetreide, Hefe, Meeresfrüchte, Soja, Eigelb.
Folgen bei Mangel Als Allroundtalent, das für Immunsystem, Wachstum und Reifung, für die Balance des Säure-Basen-Haushalts sowie für das Funktionieren der Bauchspeicheldrüse mit verantwortlich ist, kann es bei einem Mangel zu umfangreichen Symptomen kommen, so beispielsweise zu erhöhter Infektanfälligkeit, zu Hautproblemen wie Akne, zu Störungen der Wundheilung, zu Wachstumsstörungen bei Kindern und zu Potenzproblemen.

Sekundäre Pflanzenstoffe

Die Natur hat im Laufe der Evolution der Organismen eine Vielzahl von Stoffen hervorgebracht, die man auch als »pflanzliche Naturstoffe« bezeichnet. Es sind Stoffe, die nicht für den »primären« Erhalt einer lebenden Zelle erforderlich sind und zum Teil sehr spezielle, immens wichtige Funktionen im Körper erfüllen.

Allylsulfid (Sulfide)

Nahrungsquelle Knoblauch, Zwiebeln.
Wirkung Erhöhen das »gute« HDL-Cholesterin, senken Triglyzeride, stimulieren Enzyme.
Zubereitungstipps Hacken oder Zerdrücken, um die sekundären Pflanzenstoffe freizusetzen.

Flavonoide

Nahrungsquelle Äpfel, Brokkoli, Zitrusfrüchte, Endivie, Traubensaft, Kohl, Zwiebeln, Rotwein.
Wirkung Antioxidativ, gegen Herzinfarkt.
Zubereitungstipps Das Fleisch von Zitrusfrüchten mitsamt dem weißen Häutchen und Äpfel mit der Schale essen.

Indole und Isothiocyanate

Nahrungsquelle Brokkoli, Kohl, Blumenkohl.
Wirkung Regulierung des Hormonhaushaltes, gegen Brustkrebs.
Zubereitungstipps Leicht dämpfen, dünsten, um die sekundären Pflanzenstoffe zu erhalten.

Isoflavone

Nahrungsquelle Kichererbsen, Kidneybohnen, Linsen, Rotklee, Sojabohnen.
Wirkung Krebsvorbeugend.
Zubereitungstipps Isoflavone werden durch die Verarbeitung nicht zerstört und sind auch in Konserven noch enthalten.

Carotinoide (Lycopin, Lutein, Zeaxanthin)

Nahrungsquelle Brokkoli, Tomaten, Honigmelonen, Möhren, Blattgemüse.
Wirkung Antioxidativ, cholesterinsenkend, abwehrstärkend, krebsvorbeugend.

Zubereitungstipps Zusammen mit Fleisch oder fetthaltigen Lebensmitteln verzehren. Denn nur in Gegenwart von Fett können die fettlöslichen Vitamine tatsächlich dem Körper zugutekommen.

Monoterpene

Nahrungsquelle Kirschen, Zitrusfrüchte.
Wirkung Krebsvorbeugend, blockieren schädliche chemische Verbindungen.
Zubereitungstipps Obwohl die meisten Monoterpene in den Schalen sitzen, können sie auch in Form von Säften verzehrt werden.

Phenol-Verbindungen (Cumarin, Lignane)

Nahrungsquelle Fast alle Getreidearten, Obst, grüne und schwarze Tees, Gemüse.
Wirkung Antioxidativ, aktivieren krebsunterdrückende Enzyme.
Zubereitungstipps In allen Obst- und Gemüsearten zu finden.

Saponine

Nahrungsquelle Hafer, Kartoffeln, Kichererbsen, Nüsse, Spargel, Spinat, Sojabohnen, Tomaten.
Wirkung Cholesterinsenkend, abwehrstärkend, krebsvorbeugend.
Zubereitungstipps Die besten Quellen sind Hülsenfrüchte, vor allem Sojabohnen.

Glucosinolate

Nahrungsquelle Gartenkresse, Kohlrabi, Rettich.
Wirkung Antimikrobiell, cholesterinsenkend.
Zubereitungstipps Nicht hitzestabil, daher öfter mal als Rohkost verzehren.

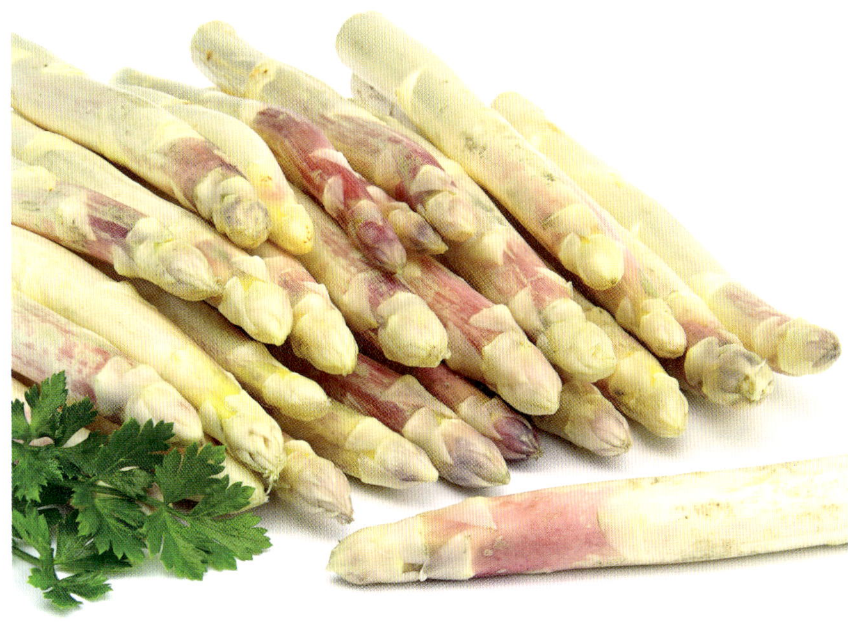

Spargel regt die Nierentätigkeit an, entwässert und entsäuert. Zudem aktiviert er das Zellwachstum und wirkt gegen Darmträgheit.

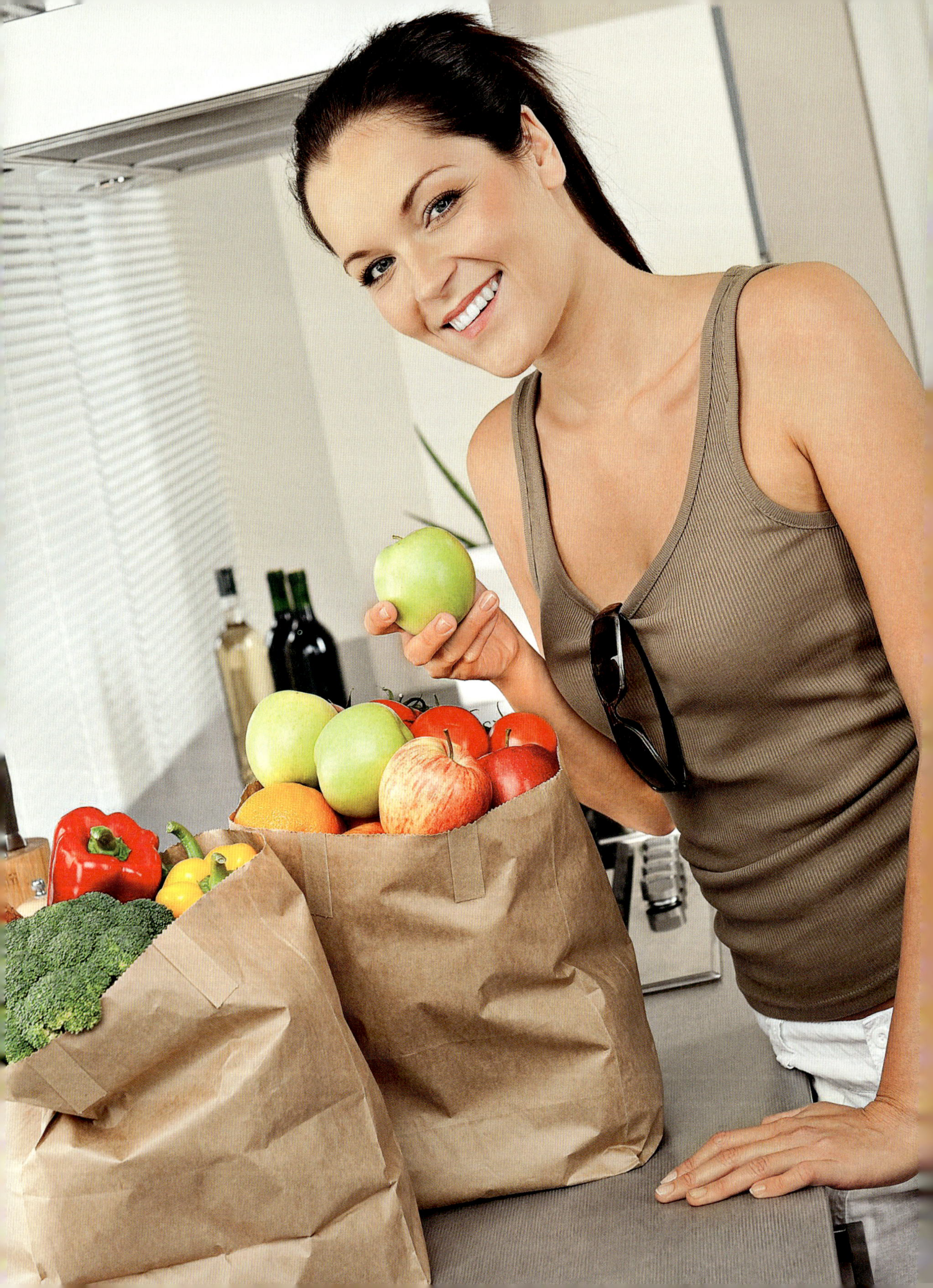

Die Verdauung ermöglicht den Stoffwechsel

Wir essen, um leben zu können. Unser Körper agiert nach der Nahrungsaufnahme und stellt uns Energie und Vitalstoffe bereit.

So funktioniert die Verdauung

Ein Erwachsener verzehrt pro Jahr etwa eine halbe Tonne an Lebensmitteln. Und die muss verdaut werden! Die meisten Menschen verstehen unter Verdauung, einmal täglich, auf die Toilette gehen zu können. Doch Verdauung ist viel mehr. Sie umfasst das gesamte Geschehen vom ersten Biss in ein Lebensmittel bis hin zu seinen Endprodukten, die über Darm und Blase ausgeschieden werden.

Doch wie wird die Nahrungsaufnahme reguliert? Der Körper reagiert zunächst auf Signale. Schon in den ersten Stunden unseres Lebens handeln wir spontan. Der Duft der Muttermilch setzt unseren Saugimpuls in Gang, die erste Sättigung tritt ein. Schon bald nehmen die äußeren Signale zu, und wir greifen unweigerlich nach dem, was uns Wohlbefinden und Sättigung verspricht. Im Laufe des Lebens nehmen wir immer mehr Signale wahr. Dabei haben äußere Signale einen großen Einfluss auf unser Essverhalten. Das kann soweit gehen, dass wir das 12-Uhr-Läuten mit der Aufforderung verbinden, zu Mittag zu essen, obwohl wir gerade gar nicht hungrig sind! Andere Signale lösen Verlangen aus. Wir sehen etwas Essbares und werden durch die Form und die Farbe angesprochen. Der Geruchsreiz verstärkt dieses Signal, wir probieren und erfahren den wunderbaren Geschmack. Die nächsten Signale werden dann von den Verdauungsorganen selbst ausgelöst. Das Wasser läuft im Mund zusammen, der Magen dehnt sich, und es werden die für die Verdauung notwendigen Hormone und Enzyme produziert.

Zerlegung in Einzelbestandteile

Ziel der Verdauung ist es, die langen Ketten der verschiedenen Nährstoffgruppen der Lebensmittel in kurze Einzelbestandteile aufzuspalten, damit sie durch die Darmwand in das Blut gelangen können. So werden die langen Kohlenhydratketten in ihre Einzelzucker, die langen Eiweißketten, die Proteine, zunächst in Peptide und dann in ihre Aminosäuren, und die langkettigen Fette in ihre Fettsäuren zerlegt. Nur diese kleinsten Teile sind winzig genug, um durch die Darmwand ins Blut zu gelangen. Um die großen Lebensmittel in ihre kleinsten Bestandteile aufzuspalten, werden sie erstens einfach mechanisch zerkleinert, zum Beispiel durch die Zähne im Mund, durch die Kaubewegung, durch die Muskulatur im Magen und

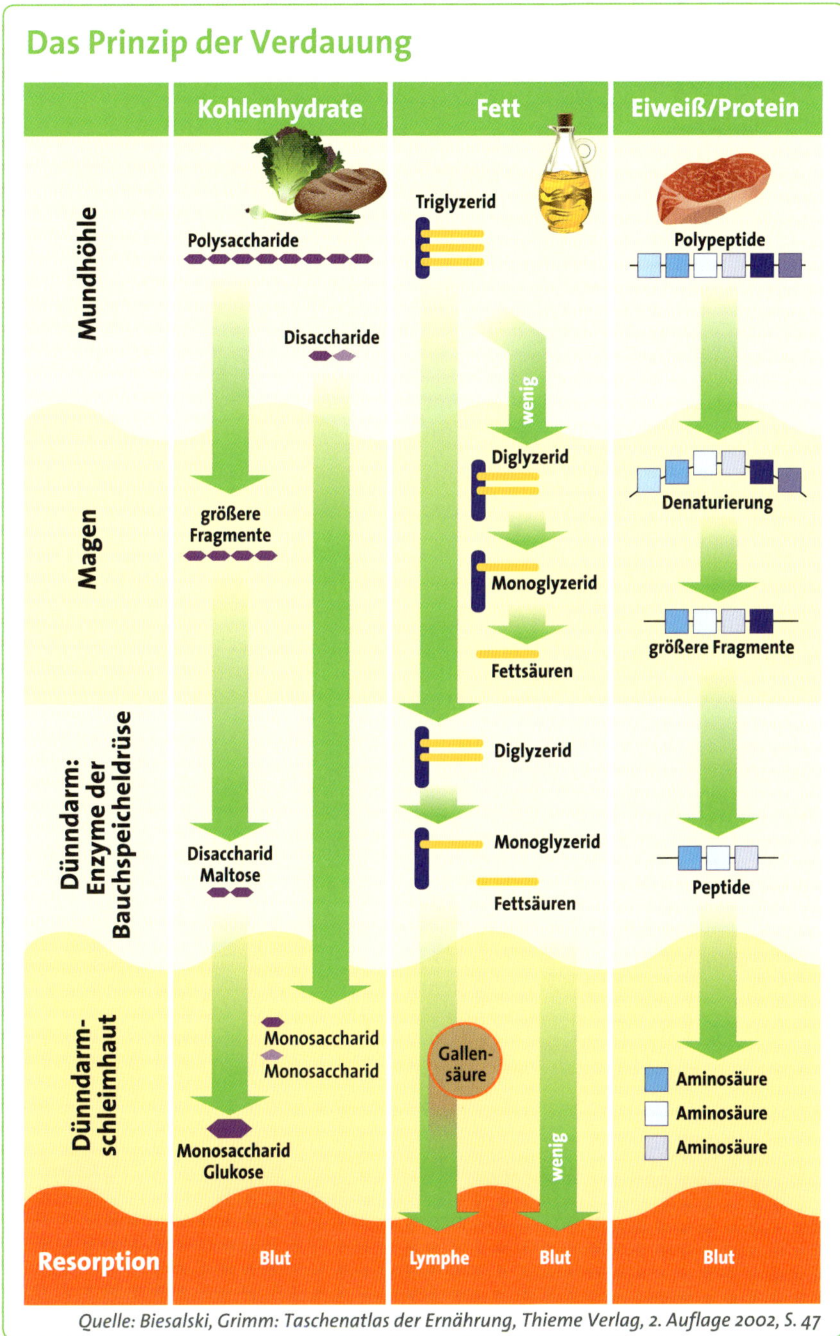

Quelle: Biesalski, Grimm: Taschenatlas der Ernährung, Thieme Verlag, 2. Auflage 2002, S. 47

Jeder Bissen, den wir aufnehmen, durchläuft einen langen Prozess im Körper. Die Nahrung wird in ihre kleinsten Einzelteile aufgespalten, um vom Körper in Blut und Lymphe aufgenommen werden zu können.

dann später im Darmtrakt, wo sie immer weiter zerkleinert werden. Zweitens erfolgt eine physikalische Auflösung, durch die Flüssigkeit im Speichel, durch Gallensäuren, in denen sich im Dünndarm die Fette auflösen. Und drittens – und das ist der Hauptbestandteil der Verdauung – erfolgt durch Enzyme eine chemische Aufspaltung, in der die Lebensmittelbestandteile auch chemisch verändert werden.

Die Drüsen sind enorm wichtig

Während der schrittweisen Verdauung wird die zugeführte Nahrung in ihre kleinsten chemischen Bestandteile zerlegt, und zwar so lange, bis sie wasserlöslich werden. Nur auf diese Weise können sie die Darmwände passieren und über die Blutgefäße und das Lymphsystem in die Zellen gelangen. Für diesen lebensnotwendigen Zersetzungsprozess von fester Nahrung bis zum wasserlöslichen Nährsaft sind in unserem Körper vom Mund bis hin zum Dünndarm Drüsen verteilt. Diese sondern Enzyme und Hormone ab, die die Verdauungsarbeit leisten. Solche Drüsen sind beispielsweise die Speicheldrüsen im Mund (siehe Seite 93) und die Bauchspeicheldrüse (siehe Seite 102). Die in den verschiedenen Körperdrüsen produzierten Enzyme greifen dabei in jeweils ganz spezifischer Weise ein, um die Inhaltsstoffe der Nahrung bis auf ihre kleinsten Bestandteile abzubauen, damit sie durch die Darmwandzellen passieren können. Sie werden hierbei von Bakterien unterstützt, die den Enzymen helfen, die Nahrungsmittel fachgerecht zu zerlegen.

Enzyme sind Katalysatoren

Um ein Lebensmittel oder überhaupt ein Produkt chemisch zu verändern, sind in der Regel hoher Druck oder hohe Temperaturen erforderlich. Wer schon einmal in einem chemischen oder biochemischen Labor war, weiß, dort wird viel mit Bunsenbrennern erhitzt, es werden Stoffe zur Explosion gebracht, und mit hohen Energien wird erreicht, dass sich Stoffe miteinander verbinden oder in ihre Einzelteile aufgeteilt werden. In unserem Körper sind solch hohe Temperaturen und solcher Druck natürlich nicht verfügbar. Das würde sich auch mit dem Leben nicht vereinbaren. Und deshalb hat unser Körper Enzyme bereitgestellt: Diese Enzyme sind in der Lage, diese chemischen Umbauvorgänge auch bei ganz normaler Körpertemperatur zu gewährleisten. Ohne Enzyme – die sogenannten Bio-Katalysatoren, die in der Lage sind, solche chemischen Umbauvorgänge hervorzurufen und zu unterhalten – wäre ein Stoffwechsel, ja das Leben überhaupt, nicht denkbar.

Hormone sind Botenstoffe

Andere Organe bzw. Drüsen, etwa die Bauchspeicheldrüse, sondern Hormone ab. Hormone sind für die Steuerung wichtiger Körper- und Organfunktionen zuständig. In ihrer Gesamtheit spricht man vom Hormonsystem (= endokrines System). Das Wort Hormon leitet sich von dem Wort hormao (= ich setze in Bewegung) her ab und wird mit »Botenstoff« übersetzt. Rund dreißig verschiedene Botenstoffe sind an der Verdauung beteiligt und wer-

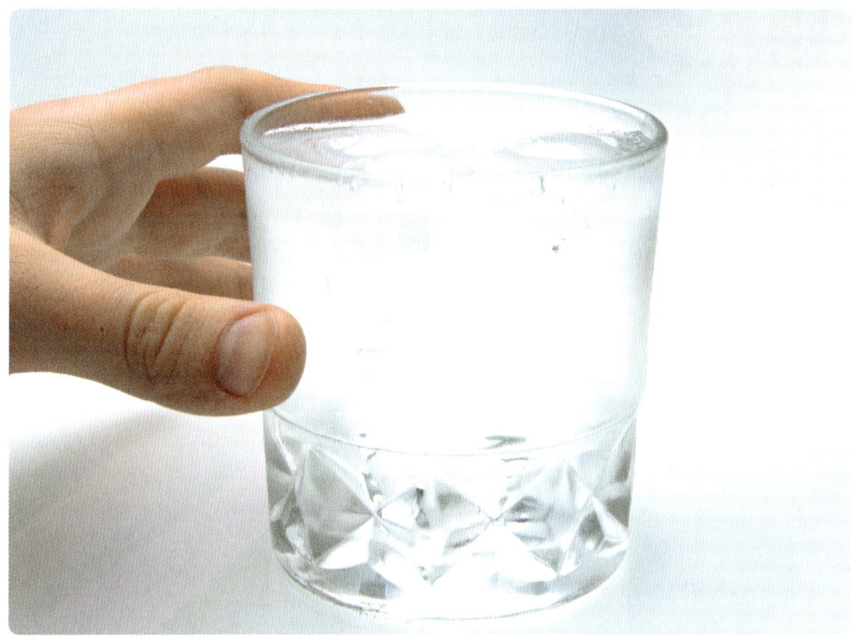

Damit alle Stoffwechselprozesse reibungsfrei ablaufen können, benötigt der Körper täglich frisches Wasser.

den über den Blutkreislauf (= endokrin; griech. »nach innen abgebend«) zu den Organen transportiert, um dort eine bestimmte Wirkung zu entfalten. Dabei besitzen Hormondrüsen keine Ausführungsgänge, sondern geben ihr Sekret direkt ins Blut ab. Die Funktionen der Hormone sind äußerst vielfältig.

Der Appetit

Ghrelin ist zum Beispiel ein Hormon, das uns hungrig macht. Es wird dann vermehrt produziert, wenn der Magen leer ist und die Magenwände erschlafft sind. Diese Ghrelinproduktion lässt sich kurzfristig durch ein großes Glas Wasser unterbinden, das dazu führt, dass sich der Magen wieder füllt und die Magenwände wieder straff werden. So kann man leichter die erforderlichen fünf Stunden Pause zwischen den Mahlzeiten überwinden, die bei metabolic balance® zu den Grundregeln (siehe Seite 31) gehören. Andere Stoffe, die den Appetit anregen, sind Noradrenalin und Neuropeptid-γ.

Die Sättigung

Nach der Aufnahme der Lebensmittel gibt es körpereigene Signale, die zur Sättigung führen, auf die wir wissentlich aber keinen Einfluss haben. So steigt bei der Verdauung jeder Mahlzeit der Blutzuckerspiegel an. Durch diesen Anreiz produziert die Bauchspeicheldrüse vermehrt das Hormon Insulin, um den angelieferten Zucker zur Energiebereitstellung in die Zellen befördern zu können. Diese beiden Ereignisse lösen auf verschiedenen Ebenen zuerst ein zentralnervöses Sättigungssignal aus. Bei Übergewichtigen mit Insulinresistenz – einem Zustand, bei dem die Körperzellen übervoll mit Zucker sind und keinen Zucker mehr aus der Blutbahn aufnehmen – reagiert der Körper auf dieses Signal nicht mehr. Genauso verhält es sich mit dem Sättigungshormon Leptin (von »leptos« = dünn), das erst 1994 entdeckt wurde. Es wird dann in den Fettzellen produziert, wenn diese immer größer werden, und vermittelt ein Gefühl der Sattheit, indem es unter anderem die Produktion von Neuropeptid-γ im Hypothalamus hemmt. Obwohl Übergewichtige sehr hohe Leptinwerte aufweisen, stellt sich kein Sättigungsgefühl ein, weil eine Leptinresistenz besteht. Der Dicke hat weder ein richtiges Gefühl für Hunger noch für Sättigung. Weitere Hormone, die den Appetit hemmen, sind Serotonin, CRF (Corticotropin Releasing Factor), Dopamin, Calcitonin, Glukagon und Cholecystokinin. Laktat (Milchsäure), das insbesondere bei der anaeroben Glukoseverbrennung entsteht, ruft ebenfalls ein Sättigungsgefühl hervor. Das Diabetes-Typ-2-Medikament Metformin erhöht den Laktatspiegel und führt so als erwünschte Nebenwirkung zu reduziertem Appetit und zur Gewichtsabnahme.

Der Abbau der Nährstoffe

Die drei Grundnährstoffe Eiweiß, Kohlenhydrate und Fette werden bei der Verdauung auf unterschiedliche Weise aufgeschlossen. Entsprechend spricht man von Eiweiß-, Kohlenhydrat- und Fettstoffwechsel. Es sind automati-

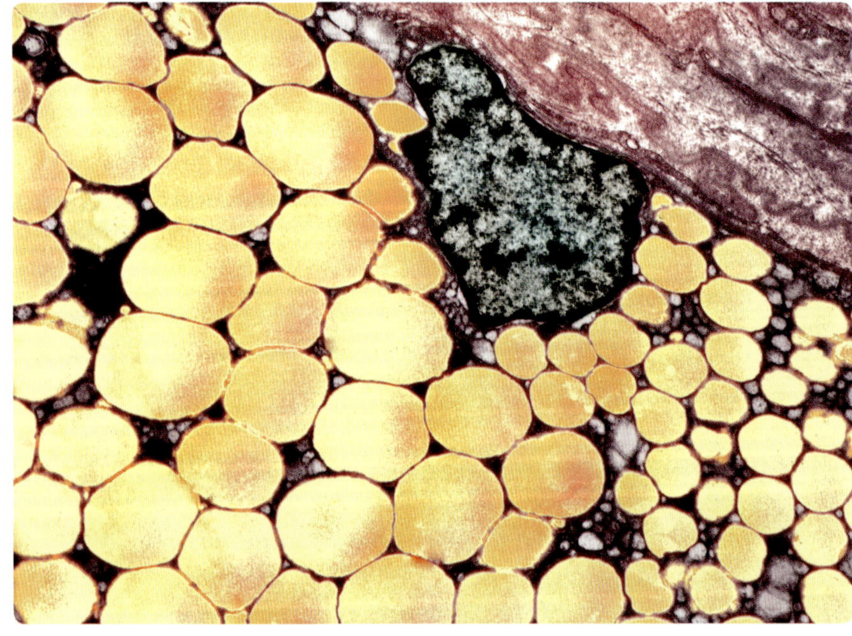

Die menschlichen Fettzellen – hier in 3000-facher Vergrößerung – passen sich dem Nahrungsangebot an.

sche Prozesse, die im Körper ablaufen, wenn ihm Nahrung zugeführt wird. Meist laufen sie zeitgleich ab, da die meisten Lebensmittel alle drei Nährstoffe enthalten – allerdings in unterschiedlichen Mengen. Deshalb werden Nahrungsmittel landläufig auch in eiweiß-, kohlenhydrat- oder fettreiche Lebensmittel eingeteilt.

Der Eiweißstoffwechsel

Eiweiße (Proteine) bestehen aus wasserlöslichen Aminosäuren (s. Seite 49). Ihre Verdauung, also der Eiweißstoffwechsel, beginnt im Magen. Hier wird das Nahrungseiweiß mithilfe des Enzyms Pepsin in kleinere Stücke zerlegt. Die Hauptarbeit erfolgt anschließend im Dünndarm, wo rund 10 bis 20 Minuten nach der Nahrungsaufnahme die Enzyme Peptidasen zum Einsatz kommen, die das Eiweiß in seine Aminosäuren zerlegen, die, weil sie dann klein genug sind, aus dem Darm in die Blutbahn gelangen können. Etwa 10 Prozent des Eiweißes gelangt dann in den Dickdarm und wird mit dem Stuhl ausgeschieden. Der Überschuss an zu viel konsumiertem sogenanntem »Eiweißmüll« landet in unseren Zellen und Geweben und kann Übersäuerung und Krankheiten verursachen.

Der Kohlenhydratstoffwechsel

Der Kohlenhydratstoffwechsel, also die Zerlegung der Polysaccharide (Mehrfachzucker) in wasserlösliche Monosaccharide (Einfachzucker), beginnt bereits im Mund. Hier werden von den Speicheldrüsen die Enzyme Amylasen frei gesetzt, die diese Arbeit leisten – vorausgesetzt, man lässt ihnen durch ausgiebiges Kauen genügend Zeit. Durch die Speiseröhre wandern die Kohlenhydrate weiter über den Magen in den Zwölffingerdarm. Dort kommt aus der Bauchspeicheldrüse weitere Amylase dazu. Zweifach- und Mehrfachzucker werden nun weiter in wasserlösliche Einfachzucker – z. B. Glukose – umgewandelt. So gelangen diese über die Dünndarmzellen in die Blutbahn und in die Leber, dem Speicherorgan von Glukose. Diese wandelt die Glukose in wasserunlösliches Glykogen um. Rund 300 bis 400 Gramm Glykogen können in Leber und Muskeln gespeichert werden. Wird diese Menge überschritten, dann werden die übrigen Kohlenhydrate in Körperfett – unser unbegrenztes Energiedepot – umgewandelt. Nach und nach baut sich dann Übergewicht auf.

Der Fettstoffwechsel

Der Fettstoffwechsel, auch Lipidstoffwechsel genannt, spaltet die durch die Nahrung aufgenommenen Fette in wasserlösliches Glyzerin und in Fettsäuren auf. Dazu wird die massive Hilfe der Gallensäure aus der Galle (siehe Seite 108) benötigt, um die Darmwände passieren zu können. Dies ist ein längerer Prozess, der – je nachdem, was man gegessen hat – bis zu acht Stunden dauern kann: bis zu einer Stunde im Magen und zwischen drei und sechs Stunden im Darm. Über den Darm gelangt das Fett dann in die Blut- und Lymphbahnen und über die Leber in den gesamten Körper und in die Zellen. Wie die Fettverdauung im Einzelnen abläuft steht auf Seite 122ff.

Exkurs: Das Hormonsystem – unsere Steuerungseinheit

Der Stoffwechsel von Menschen und Tieren wird durch Enzyme und Hormone mit etwas Hilfe des autonomen Nervensystems geregelt. Während Enzyme wie Katalysatoren wirken, biochemische Reaktionen in Gang bringen und an chemischen Umwandlungsprozessen beteiligt sind, greifen Hormone direkt in zahlreiche Steuerungssysteme ein. Sie sind verantwortlich für das gesamte »Informationsmanagment« des Körpers und werden von den Drüsen direkt ins Blut abgegeben.
Je nach ihrer chemischen Struktur unterscheidet man drei Klassen von Hormonen:

- Eiweiße (Proteine und Glykoproteine) wie etwa das Insulin aus der Bauchspeicheldrüse
- Amine wie Adrenalin und die Schilddrüsenhormone T3 und T4
- Steroidhormone wie Kortikoide und die Sexualhormone

Das oberste Kontrollorgan über das Hormonsystem ist der Hypothalamus im Zwischenhirn. Er veranlasst die Hypophyse (Hirnanhangsdrüse):

1. aus ihrem Vorderlappen (auch Adenohypophyse genannt) Steuerungshormone abzugeben,

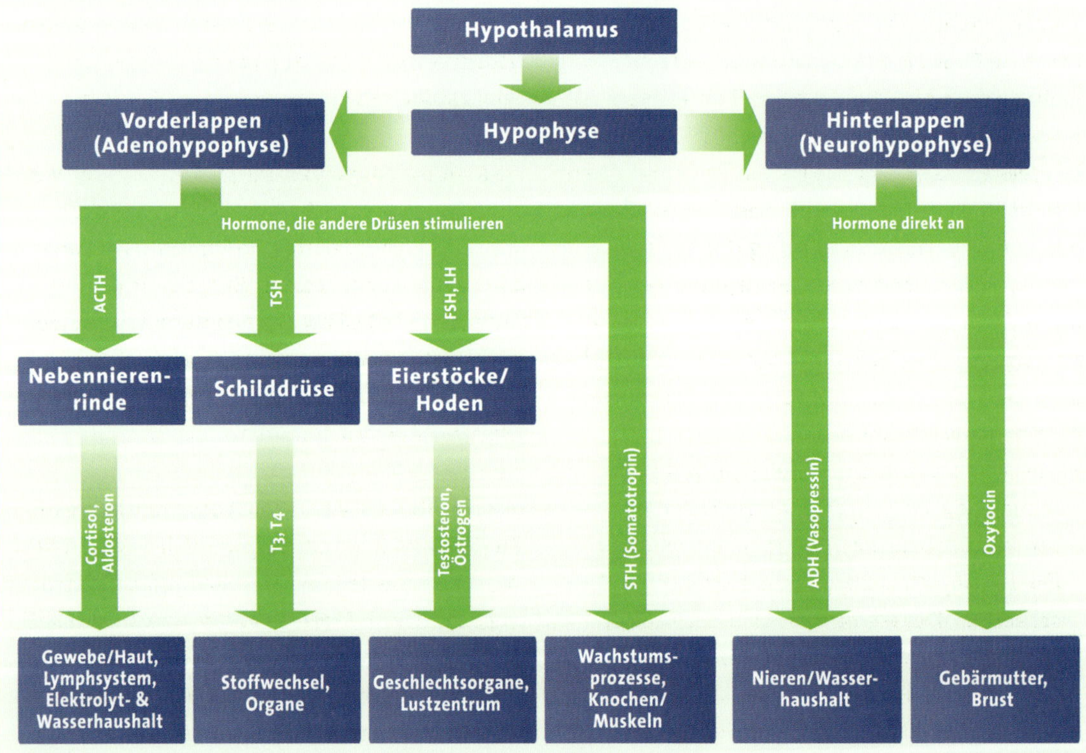

die ihrerseits Hormondrüsen (Nebennierenrinde, Schilddrüse und Geschlechtsorgane) stimulieren, Botenstoffe zu produzieren,

2. im Hypothalamus gebildete Hormone in ihrem Hinterlappen (Neurohypophyse) zu speichern, bis diese nach Bedarf abgerufen werden. Die Neurohypophyse selbst stellt keine Hormone her.

Die Adenohypophyse regt unter anderem in der Schilddrüse die Produktion der Schilddrüsenhormone und die Produktin von Calcitonin an. Die Schilddrüsenhormone sind von zentraler Bedeutung, da sie alle Stoffwechselvorgänge beschleunigen. Der Körper verbraucht bei einer Überfunktion dann bereits in Ruhe für den Grundumsatz erheblich mehr Kalorien als normalerweise. Es kommt zu schnellerem Puls, höherem Blutdruck, Händezittern, Nervosität, meist auch zu einem Gewichtsverlust. Im Gegensatz dazu produziert die Schilddrüse bei einer Unterfunktion zu wenig Hormone. Dies hat meist einen langsamen Puls, Inaktivität, extreme Stuhlverstopfung und eine Gewichtszunahme zur Folge. Das Calcitonin reguliert zusammen mit dem Parathormon aus den Nebenschilddrüsen den gesamten Kalziumhaushalt.

- Die in der Nebennierenrinde produzierte Hormongruppe der Kortikoide reguliert den Wasser- und Salzhaushalt im Körper und wirkt auf den Eiweiß-, Kohlenhydrat- und Fettstoffwechsel ein. Kortikoide sind wichtig im Bereich der Entzündungen und sind, neben dem Adrenalin, ebenfalls Hormone, die insbesondere bei länger anhaltendem Stress ausgeschüttet werden.
- In der Nebennierenrinde werden auch die Glukokortikoide, die Hormone für den Zuckerstoffwechsel, gebildet. Die Hauptvertreter sind Kortisol und Kortison. Diese bewirken einen Anstieg des Blutzuckers, indem sie die Umwandlung von Glykogen in Glukose und den Umbau von Eiweiß in Zucker fördern. Damit sind sie auch Gegenspieler des in der Bauchspeicheldrüse gebildeten Hormons Insulin, das ja bekanntlich den Blutzuckerspiegel niedrig hält.

Die Neurohypophyse speichert das antidiuretische Hormon ADH, dessen Zielorgan die Nieren sind sowie das Hormon Oxytocin, das bei Frauen bei der Geburt und beim Abfließen der Muttermilch aus den Ausführungsgängen der Brust tätig wird.

Die Bauchspeicheldrüse (der Pankreas) ist das wichtigste Organ für den Kohlenhydratstoffwechsel. Mit den hier produzierten Hormonen Insulin und Glukagon wird der gesamte Zuckerstoffwechsel gesteuert. Die Bauchspeicheldrüse wird nicht über den Hypothalamus stimuliert. Das geschieht einfach durch Hormone, die im Magen-Darm-Trakt selbst ausgeschieden werden.

Dieser Exkurs soll veranschaulichen, wie komplex das System Mensch ist. Bei jeder Nahrungsaufnahme, die wir uns gedankenlos einverleiben, laufen unglaublich viele Prozesse im Körper ab, die in ihrer Gesamtheit darüber entscheiden, ob wir schlank, gesund, vital und voller Tatendrang sind oder nicht. Unsere Ernährung beeinflusst unsere Gesundheit.

Die Verdauung beginnt im Kopf

Jedes Organ im Körper erfüllt seine spezielle Funktion. Sobald wir einen Bissen in den Mund nehmen, läuft die Verdauung an. Die verzehrten Lebensmittel werden fein säuberlich in ihre Einzelbestandteile zerlegt, diese dann abgebaut, über die Darmwand in Blut und Lymphe aufgenommen und zu den Stellen ihrer Bestimmung geführt. Am Ende gehen Kot und Harn ab, der Stoffwechsel ist vollzogen.

Die Verdauung beginnt schon beim Kauen! »Gut gekaut ist halb verdaut« – das weiß auch der Volksmund. Aktuell konnte unter anderem der deutsche Film- und Theater-Schauspieler Jürgen Schilling mit der Methode des intensiven Kauens vielerlei gesundheitliche Probleme lösen und damit außerdem noch 25 Kilogramm abnehmen. Denn seine Devise lautet: »kauen statt schlingen«. Besonders positiv: Durch das achtsame Kauen kann man die Nahrung auch wieder schmecken und jede Geschmacksnuance der Speisen voll auskosten.

Schmecken und Kauen

Jürgen Schilling hat deshalb den Begriff des »Schmauens« – Schmecken und Kauen – kreiert. So wird der Essvorgang wieder bewusst gemacht, Essen macht wieder Spaß, und die Lustempfindung wird erhöht. Eine Methode, bei der man auch auf die Unterstützung vieler Ärzte bauen kann. Denn Ähnliches propagierte auch schon der berühmte Fastenarzt F. X. Mayr. Mittelpunkt seiner Milch- und Semmelkur ist bekanntlich die komplette Verflüssigung der Semmel in der Mundhöhle durch 33-maliges Kauen jeden Bissens. Und tatsächlich beginnt die Verdauung im Mund.

Speichelproduktion im Mund

Sobald wir an etwas Essbares denken, oder wenn wir etwas Essbares sehen oder riechen, produzieren die Speicheldrüsen Speichel, das Wasser läuft uns im wahrsten Sinn des Wortes im Mund zusammen. Der Magen bereitet sich auf die Nahrungsaufnahme vor, die Bauchspeicheldrüse produziert bereits die ersten Enzyme und Hormone, und alles wartet, dass endlich etwas zu essen kommt! Wenn dann der erste Bissen im Mund ist, läuft die Verdauung mit der mechanischen Auflösung des Bissens an und geht dann nach Passage der Speiseröhre im Magen weiter.

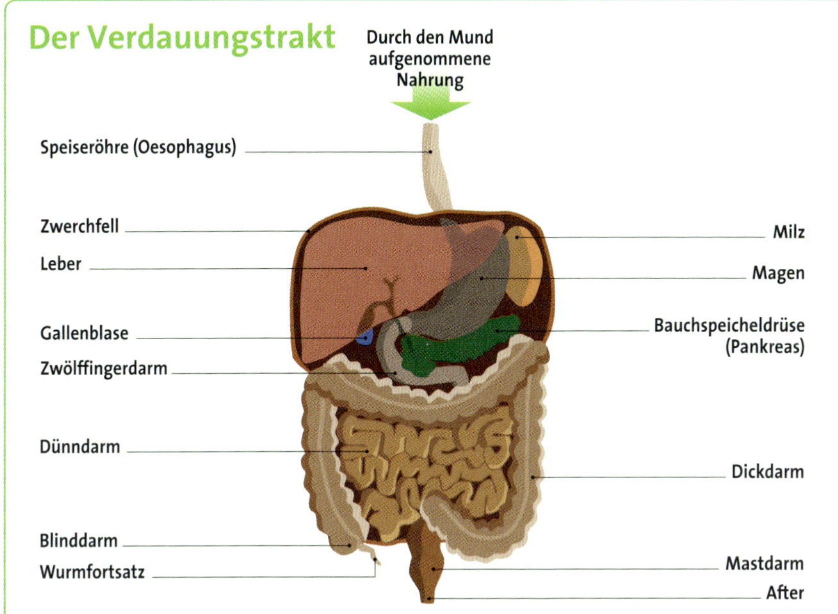

Im Verdauungstrakt wird die Nahrung mechanisch und chemisch zerkleinert, damit die Nährstoffe in Blut und Lymphe gelangen können. Er ist ein etwa acht Meter langer Schlauch, der vom Mund über die Speiseröhre, den Magen und den Darm bis zum After reicht.

Der Speichel

Durch ausreichende Einspeichelung werden die ersten Enzyme freigesetzt, die für die chemische Aufspaltung der Nahrungsmittel sorgen. Die Speicheldrüsen sind täglich aktiv, um etwa 1,5 Liter Speichel abzusondern, der sehr viel Amylase enthält, ein sehr wichiges Enzym des Kohlenhydratstoffwechsels. Durch die Amylase können aufgenommene Kohlenhydrate schon in der Mundhöhle in einfache Zuckerbestandteile zerlegt werden. Das erleichtert bei der Weiterreise der Nährstoffe den Organen wie Magen, Darm und Bauchspeicheldrüse die Arbeit. Die Folge: Die Nahrung kann im Ganzen besser verdaut werden. Völlegefühl, Verstopfung und Übergewicht bleiben aus. Genussvoll kauen ist also durchaus gesund!

Inhaltsstoffe des Speichels

Der Speichel wird in drei Speicheldrüsen produziert und besteht zu 99 Prozent aus Wasser. Er enthält das Enzym Amylase, das im Mund bereits langkettige Kohlenhydrate zu Einfach- und Zweifachzucker abbaut, sowie Lysozyme, das sind Enzyme, die eine Überwucherung von Bakterien im Mund verhindern sollen. Diese Lysozyme greifen Bakterien direkt an. Zudem enthält der Speichel auch Mukoproteine, also schleimige Eiweißsubstanzen, die den Bissen lösen und breiig machen, damit er besser durch die Speiseröhre hinunterrutschen kann. Und zum Schluss ist in ihm auch noch etwas Bikarbonat enthalten, das als Puffersystem dient, um den Speichel leicht im alkalischen Bereich zu halten.

Richtig kauen – gesund verdauen

- Kauen Sie so gründlich wie möglich, denn das regt bereits die Vorverdauung der Nahrung durch die Mundenzyme an. Nährstoffe werden so besser zerkleinert und aufgeschlossen. Beim gründlichen Kauen werden die komplexen Kohlenhydrate mithilfe des Enzyms Amylase bereits in kleinere Untereinheiten aufgespalten. Kauen entlastet so auch den Magen- und Darmtrakt. Je besser die aufgenommene Nahrung zerkaut und eingespeichelt ist, desto besser kann sie auch vom Verdauungstrakt weiterverarbeitet werden.
- Sie können sich die gesamte Verdauungsarbeit wie eine Fließbandproduktion vorstellen: Jeder Arbeiter hat am Fließband seine eigene Aufgabe. Was versäumt wurde zu tun, kann der zweite Arbeiter nicht mehr ausgleichen. Meist wird bei Verdauungsstörungen zuerst der Darm als letzter am Fließband untersucht. Die häufigste Ursache liegt jedoch bereits im Mund! Wenn Sie also dazu neigen, zu schlingen und riesige Stücke kaum gekaut zu schlucken, ist die Verdauung schon gestört. Schließlich hat der Magen keine Zähne und kann die Arbeit, die der Mund nicht erledigt hat, nicht nachholen!
- Der kraftvolle Biss ins Rohgemüse, das Zerkleinern eines Vollkornbrotes, der Genuss eines knackigen Apfels – all das stillt nicht nur unseren Hunger, sondern tut dem ganzen Körper gut. Denn kräftiges Kauen hat noch

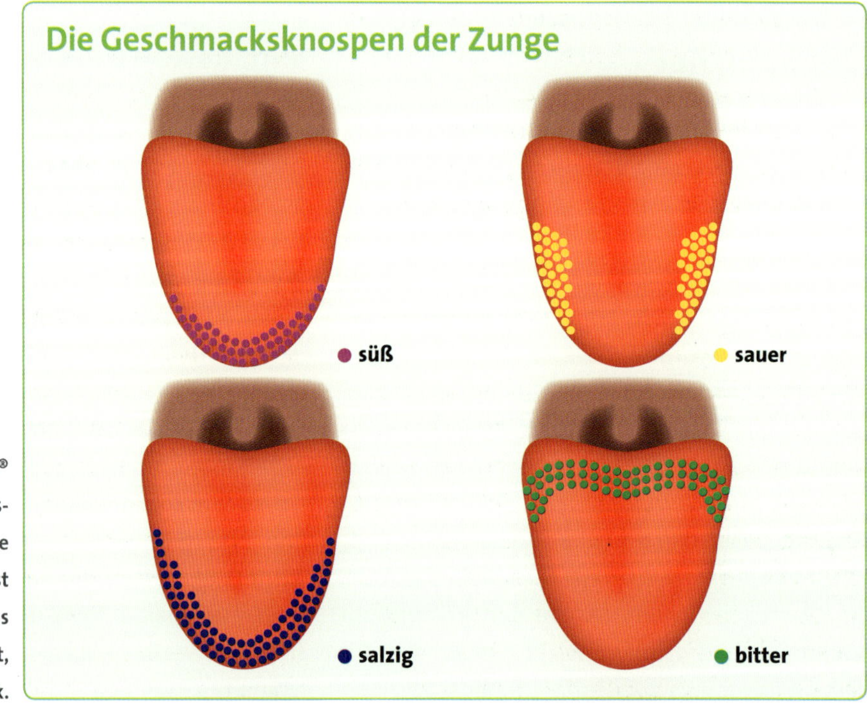

Unter metabolic balance® werden die Geschmacksknospen auf der Zunge wieder an natürliche Kost gewöhnt. Wo man was auf der Zunge schmeckt, zeigt diese Graphik.

Sodbrennen – was ist das?

Sodbrennen und saures Aufstoßen (Reflux), oft in Kombination mit weiteren säurebedingten Verdauungsproblemen – daran leidet hierzulande jeder Dritte. Häufig ist die Ursache einer Übersäuerung des Körpers durch einen Eiweißmix aus falsch kombinierten Nahrungsmitteln (siehe Seite 51 und Seite 258). Meine Erfahrung zeigt, dass insbesondere auch Weizenprodukte zu einer Übersäuerung führen. Bei Sodbrennen und anderen Verdauungsbeschwerden, die auf eine Übersäuerung hinweisen, rate ich, auf Weizenprodukte, Weißbrot, Kuchen, Nudeln zu verzichten: 50 bis 60 Prozent der Patienten, die konsequent auf Weizenprodukte in der täglichen Ernährung verzichtet haben, berichteten über eine deutliche Verbesserung ihrer säurebedingten Erkrankungen.

weitere gute Seiten: Es stärkt die Kaumuskulatur und regt die Durchblutung des Zahnfleisches an. Die Speicheldrüsen produzieren mehr Sekret, wodurch auch lebenswichtige Substanzen in den Zahnschmelz eingelagert werden können. Zudem hat die Kombination aus Kaubewegungen des Kiefers, die allmähliche Entleerung des Magens und die Dehnung des Darms durch den Speisebrei einen positiven Effekt auf das Sättigungszentrum.

Der Schlund und die Speiseröhre

Der Schlund verbindet nicht nur die Mundhöhle mit der Speiseröhre, sondern bereitet jeden Nahrungsbissen vor, damit dieser in die Speiseröhre geschluckt werden kann. Dieser Schluckvorgang passiert beim Menschen täglich zwischen 1 000 bis 3 000 mal! Dabei presst sich die Zunge an den oberen harten Gaumen und bildet einen kleinen Speisebissen, der dann durch den Rachen in die Speiseröhre bewusst runtergeschlungen werden kann. Wichtig hierbei ist, dass ein kleiner Deckel aus Knorpel, der Kehldeckel (Epiglottis), beim Schlucken die Luftröhre verschließt, damit nichts von der Speise in die Luftröhre gelangt. Nachdem die Speise diese Stelle passiert hat, ist der weitere Transport nicht mehr unserem Willen unterlegen, hier können wir nicht mehr bewusst weitermachen, sondern alles geschieht ab jetzt einfach durch den Transport, durch die Muskulatur in der Speiseröhre. Das Essen fällt also nicht durch Schwerkraft einfach nach unten, sondern wird durch die Ring- und Längsmuskulatur der Speiseröhre nach unten transportiert, so dass wir auch im Liegen, oder theoretisch sogar wenn wir auf dem Kopf stehen, Speisen und auch Getränke herunterschlucken könnten. Der Schluckvorgang ist übrigens nicht nur fürs Essen von großer Bedeutung. Er reinigt zugleich die Speiseröhre und ist somit auch wichtig, um die Speiseröhre von Magensäure zu befreien, die eventuell hineingelangt ist und sich als unangenehmes Sodbrennen manifestiert.

Der Magen ist sehr **sauer**

Der Magen verrichtet wichtige Arbeit. Er speichert zunächst die aufgenommene Nahrung und zerkleinert sie mechanisch mit seinen typisch wellenartigen Bewegungen. In seiner Schleimhaut befinden sich sehr viele Drüsen, die ein Sekret – den Magensaft – absondern. Der Magensaft leitet die Eiweißverdauung ein, indem die Proteine in sogenannte Polypeptidketten vorverdaut und zerkleinert werden.

In seiner Form ähnelt der Magen einem flachen, birnenförmigen Beutel, der unterhalb des Zwerchfells quer im Oberbauch liegt. An der Stelle, an der sich dieser Beutel am stärksten wölbt, mündet die Speiseröhre in den Magen. Diese Stelle bezeichnet man als Mageneingang (Kardia). An der schmalsten Stelle befindet sich der Magenpförtner (Magenausgang), auch Pylorus genannt. Es handelt sich dabei um einen Ringmuskel, der den Übergang vom Magen zum Zwölffingerdarm normalerweise verschlossen hält. Er öffnet sich nur dann, wenn eine Portion Speisebrei vom Zwölffingerdarm angefordert wird. Zu diesem Zweck öffnet sich der Magenpförtner etwa 2 bis 3 Millimeter weit. Der Magen eines durchschnittlichen Erwachsenen fasst anderthalb bis zwei Liter Inhalt und stellt alle 24 Stunden dieselbe Menge an Magensaft her. Der Magensaft enthält verschiedene Substanzen, die für die Verdauung wichtig sind. Sie werden in verschiedenen Zellarten von Magendrüsen gebildet.

Die Hauptzellen

Die Hauptzellen stellen Pepsinogen, die inaktive Vorstufe des eiweißspaltenden Enzyms Pepsin, her, das aus den langen Eiweißketten kurze Peptide abspaltet. Im Magensaft von Säuglingen finden sich ebenfalls Lipasen, die vorwiegend kurzkettige Fettsäuren abspalten, wie sie in der Milch vorkommen.

Die Belegzellen

Die Belegzellen sondern Salzsäure und den sogenannten Intrinsic-Faktor (innerer Faktor) ab. Die Salzsäure bewirkt, dass der Magensaft sehr sauer wird, wodurch die Eiweiße zerlegt (denaturiert) werden. Das erreicht sie, indem sie die bislang unwirksame Vorläufersubstanz Pepsinogen durch ihre Säure in das aktive Verdauungsenzym Enzym Pepsin umwandelt. Die Salzsäure übernimmt also die Rolle des Aktivators, um den Eiweißabbau einzuleiten. Darüber hinaus hat die Salzsäure die Aufgabe, die mit der Nahrung eingedrungenen Bakterien zu zerstören, sie sorgt also quasi für eine »Desinfektion« des Speisebreis durch ihre hohe Säurekonzentration. Besonders wichtig ist der Intrinsic-Faktor. Er ermöglicht, dass das Vitamin B12 (beteiligt an der Bildung von roten Blutkörperchen, Zellerneuerung und Nervenschicht) überhaupt von den Dünndarmzotten im Dünndarm aufgenommen werden und vom Körper weiterverwertet werden kann. Ohne den Intrinsic-Faktor kann der Körper kein Vitamin B12 aufnehmen.

Die Nebenzellen

Die Nebenzellen produzieren den Schleim, der die Magenwand vor der Magensäure schützt, die die gleiche Stärke wie Batteriesäure besitzt. Eine Schädigung der Schleimhaut kann zu gravierenden Folgen führen. Lange Zeit glaubte man, dass der saure Magensaft sämtliche Bakterien unschädlich machen könne. Heute weiß man, dass es Bakterien gibt, die dagegen resistent sind, nämlich die Helicobacter-pylori-Bakterien. Vor allem Magengeschwüre und Zwölffingerdarmgeschwüre gehen auf ihr Konto. Über Jahre unbehandelt, können sie auch zu Magenkrebs führen.

Die G- und H-Zellen

Im Magen werden nicht nur Enzyme hergestellt, sondern auch Hormone, und zwar in der Schleimhaut der unteren Magenhöhle, auch Antrum genannt, in den sogenannten G- und H-Zellen. Die Magenhormone entfalten ihre Wir-

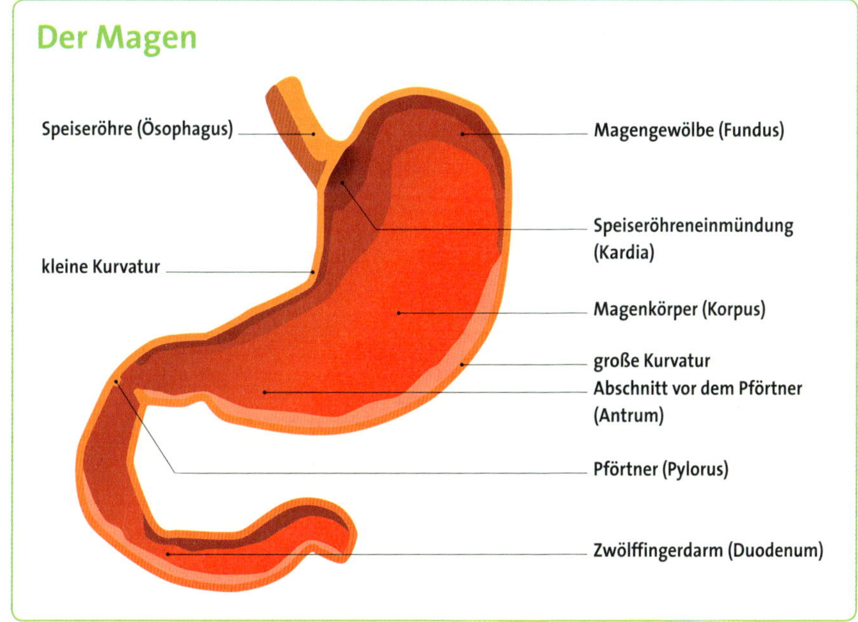

Der Magen fängt die Nahrung auf, durchmischt sie mit Magensaft und bereitet sie für den Weitertransport vor.

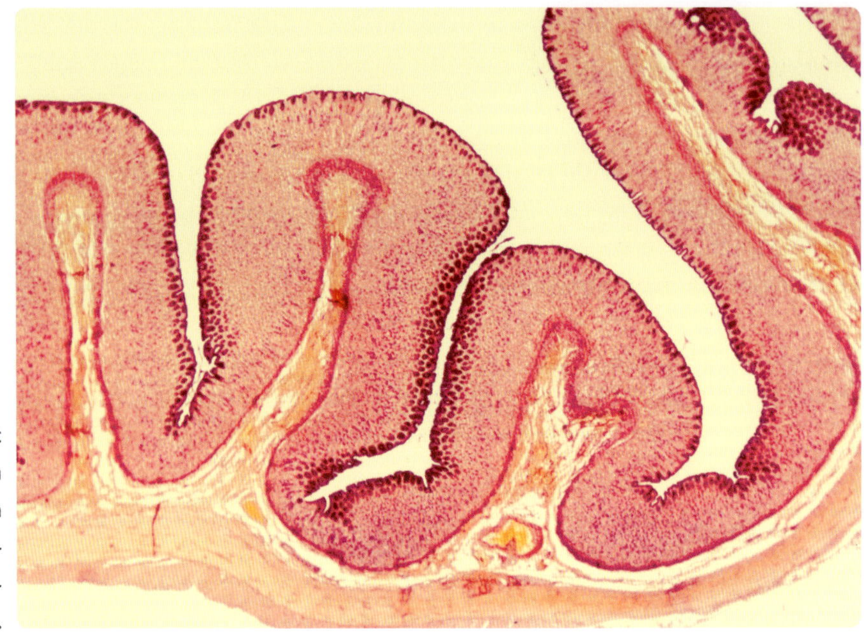

Die Magenschleimhaut besteht aus unzähligen Ausstülpungen, an deren Oberfläche die Magendrüsen Pepsinogen, Salzsäure und Schleim bilden.

kung vorwiegend im Magen und im Darm. Das wichtigste Hormon im Magen, das von der Magenschleimhaut produziert wird, ist das Gastrin (deshalb der Name »G-Zellen«). Es bewirkt im Magen vor allem, dass die Belegzellen Salzsäure produzieren. Zudem sorgt es dafür, dass sich der Magen schneller leeren kann. In den H-Zellen wird Histamin gebildet, das ebenso die Salzsäureproduktion und den Muskeltonus erhöht. Mehr dazu siehe Seite 117ff.

Saures Milieu

Während die geschluckten Speisen darauf warten, vom Magen schubweise in den Zwölffingerdarm befördert zu werden, laufen die Verdauungsvorgänge so richtig an. Die Magenschleimhaut sondert Magensaft ab, der Salzsäure und das Verdauungsenzym Pepsin enthält. Beide dienen dazu, die in der Nahrung vorhandenen Eiweißstoffe zu zerlegen. Gleichzeitig führt die Muskulatur der Magenwand kräftige Bewegungen aus, die den Speisebrei durcheinandermengen.

Verweildauer im Magen

Wie lange der Speisebrei normalerweise im Magen bleibt, hängt von der Verdaulichkeit der Nahrung im Magen ab: Kohlenhydrate entlässt er in der Regel nach zwei bis drei Stunden, Proteine nach drei bis vier Stunden, und Fette können zwischen fünf und acht Stunden im Magen verbleiben.

Der Darm ist ein Wunderwerk

Berechnungen zufolge hat unser Darm die unglaubliche Größe eines Einfamilienhauses mit Garten von rund 300 Quadratmetern! – wenn man ihn auseinanderfalten würde. Der Darm besteht aus mehreren Teilen und ist zugleich auch unser »Bauchhirn«. Dank seiner unzähligen Nervenzellen reagiert er auf Glücks- und Stresshormone.

»Der Darm bedarf lebenslang unserer Aufmerksamkeit«, sagte einmal der berühmte Fastenarzt F. X. Mayr. Tatsächlich ist der menschliche Darm etwas ganz Besonderes, man spricht auch von der Wurzel des Lebens. Und wenn man bei Organen überhaupt von Charisma sprechen kann, dann hat es der Darm. Ein Wunderwerk mit überragenden Leistungen! Nicht nur, dass er einen Großteil der Verdauungsarbeit leistet und dazu täglich bis zu sieben Liter Verdauungssäfte produziert. Im Darm befindet sich mit rund 70 Prozent auch der überwiegende Anteil unseres Immunsystems. Und: Unser Darm ist intelligent: Etwa 100 Millionen Nervenzellen sind hier ansässig. Einerseits muss er durchlässig sein für die Substanzen, die er aus dem vorbeiziehenden Speisebrei aufnehmen muss, andererseits darf er nichts durchlassen, was unserem Körper Schaden bringt. Er ist ein Schutzwall gegen Stoffe, die uns krank machen können wie Bakterien, Viren, Pilze, Gifte und allergieauslösende Substanzen. Aussprüche wie »Mein Bauch sagt mir, dass ich auf dem richtigen Weg bin« mögen zwar belächelt werden, haben aber einen reellen Hintergrund: das Bauchhirn! Denn die Nervenzellen des Bauches können mit denen des Gehirns kommunizieren.

Der Dünndarm

Der Dünndarm folgt direkt auf den Magen und hat mit etwa drei Metern Länge die Form eines in langen Schlingen gelegten Rohres. Von innen ist dieses Rohr mit einer Schleimschicht ausgekleidet, das in seiner Wand mehrere Schichten von Muskelfasern enthält. Diese sorgen für die Durchmischung des Darminhalts mit den Verdauungssäften und für die Weiterbeförderung. Der Dünndarm gliedert sich in drei Abschnitte:

- Zwölffingerdarm (Duodenum)
- Leerdarm (Jejunum) und
- Krummdarm (Ileum).

Der Zwölffingerdarm

Im Zwölffingerdarm als Beginn des Dünndarms findet die eigentliche Verdauung statt: Hier münden die beiden Ausführungsgänge von Bauchspeicheldrüse und Gallenblase ein, und der Speisebrei wird mit den Enzymen vermischt, die dort produziert wurden. Hier werden die bereits zuvor in ihre einfachen Bestandteile zerlegten Nahrungsmittel von den Epithelzellen des Darms aufgenommen und in allerkleinste Bruchstücke zerteilt. Über die Dünndarmschleimhaut können diese dann schließlich ins Blut weiterbefördert werden. Der Zwölffingerdarm trägt in der Fachsprache den lateinischen Namen Duodenum. Er ist mit nur 20 Zentimetern im Vergleich zur Gesamtlänge des Darmes verhältnismäßig kurz.

Leerdarm und Krummdarm

Während der Zwölffingerdarm eher unbeweglich ist, zeichnen sich Leerdarm (Jejunum) und Krummdarm (Ileum) durch eine große Beweglichkeit aus. Das liegt daran, dass diese beiden Teile in einer Art Aufhängeband an der Bauchwand befestigt sind. Dieses besteht aus fettreichem Bindegewebe und enthält Gefäße, Lymphknoten und Nerven. So kann der Dünndarm gut mit Blut versorgt werden, das die aufgenommenen Nahrungsbestandteile gut weitertransportieren kann. Die Mischung des Speisebreis erfolgt durch die Ring- und Längsmuskulatur der drei Dünndarmbereiche. Da sich die Ringmuskulatur an verschiedenen Abschnitten gleichzeitig zusammenziehen kann, wird der Nahrungsbrei klein portioniert.

Der Darmtrakt

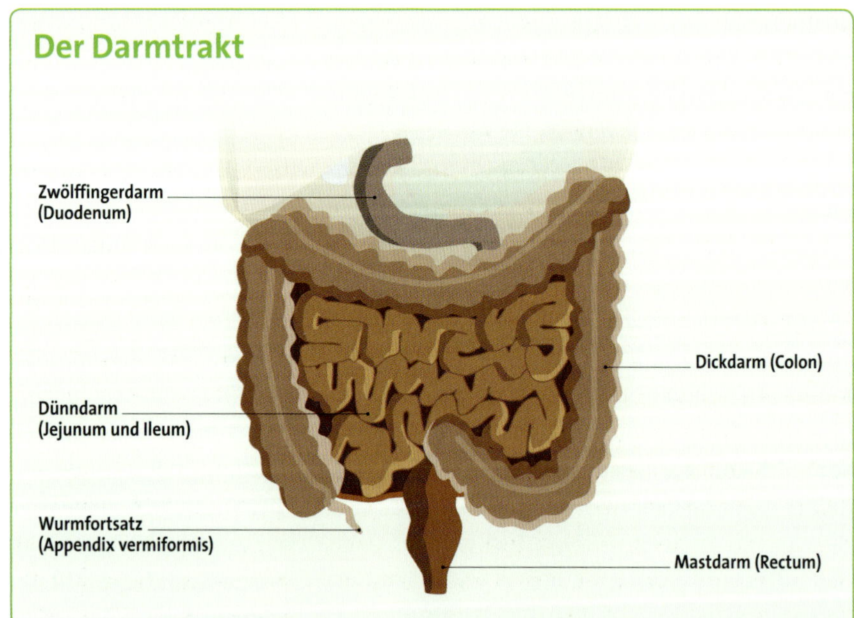

Der Darm gliedert sich in mehrere Abschnitte. Er fängt hinter dem Magen an und endet am After.

Wann spricht man von Verstopfung?

Zur Diagnose einer Verstopfung (Obstipation) gelten die sogenannten »Rom-Kriterien«: Es sollen wenigstens zwei der folgenden Symptome für mindestens drei Monate innerhalb des vergangenen halben Jahres vorliegen, die etwa jede vierte Stuhlentleerung betreffen:

- **Heftiges Pressen**
- **Harter Stuhlgang**
- **Gefühl der inkompletten Entleerung**
- **Gefühl der Blockierung am Darmausgang**
- **Manuelles Nachhelfen bei der Entleerung**
- **Zwei oder weniger Entleerungen pro Woche**

Der Dickdarm

Der rund 1,50 Meter lange Dickdarm (Colon) ist der letzte Teil des Verdauungstraktes. Mit seinem aufsteigenden, quer verlaufenden und absteigenden Ast umgibt er den Dünndarm wie einen Rahmen. Sein Durchmesser ist mit 2,5 Zentimetern daher in der Regel größer als der des Dünndarms. Der Dickdarm beginnt im rechten Unterbauch. Er besteht aus:

- dem Blinddarm (Caecum) mit seinem Wurmfortsatz (Appendix),
- dem Grimmdarm (Colon ascendens, Colon transversum und Colon descendens),
- der s-förmigen Schlinge (Sigma) und
- dem Mastdarm, Enddarm (Rektum)

Der Blinddarm bildet einen blind endenden Sack, in den der letzte Teil des Dünndarms (Ileum) im rechten Winkel einmündet. Eine Klappe, die sogenannte Ileozökalklappe, verhindert hier den Rückfluss des Darminhalts aus dem Dickdarm in den Dünndarm.

Aufgaben des Dickdarms

Auch am Dickdarm kommt es zu Mischbewegungen und großen Rollenbewegungen, um für den Weitertransport des Darminhalts zu sorgen. Gleichzeitig wird viel Flüssigkeit rückresorbiert, um den Stuhl einzudicken und nicht zu viel Wasser zu verlieren.

Endprodukte der Verdauung

Der etwa 20 Zentimeter lange Mastdarm oder Enddarm (= Rektum) geht in den Afterkanal über, der mit dem Afterschließmuskel endet. Der äußere Ringmuskel kann willentlich zur Kotabsetzung beherrscht werden. Grundsätzlich aber gilt: Es gibt keine »normale« Stuhlfrequenz. Jeder Mensch hat seinen eigenen Rhythmus. Der Spruch: »Einmal in drei Tagen bis dreimal an einem Tag« gibt die Spannweite an, die als normal gilt. Die Kotentleerung hängt zudem davon ab, ob man sich viel bewegt.

Die **Bauchspeicheldrüse** vollbringt Höchstleistung

Die Bauchspeicheldrüse liegt an der Hinterwand der Bauchhöhle und wird zum größten Teil vom Magen verdeckt. Sie besteht aus einem Kopf, einem Körper und einem Schwanz. Neben der Produktion von Bikarbonat, das für ein basisches Milieu im Zwölffingerdarm sorgt, besteht ihre Hauptaufgabe in der Produktion von Verdauungsenzymen und -hormonen.

Enzyme sind Proteine (Eiweiße), die in der Lage sind, die chemischen Reaktionen in Gang zu bringen, die die Speisen zerlegen und sie für die Nahrungsaufnahme im Darm vorbereiten. Eiweißspaltende Enzyme werden auch Peptidasen bzw. Proteasen genannt, je nachdem wie groß die Proteine sind, die sie spalten sollen. Bei einer Peptidase, die in der Bauchspeicheldrüse gebildet wird, handelt es sich um eine Vorstufe des später im Dünndarm gebildeten Enzyms Enterokinase, welches seinerseits die Umwandlung von Trypsinogen in Trypsin bewirkt – ein Aktivator für viele andere Hormone. So bildet die Bauchspeicheldrüse vier für den Stoffwechsel unentbehrliche Enzyme:

- die kohlenhydratspaltenden Enzyme (= Amylasen)
- die fettspaltenden Enzyme (= Lipasen)
- die eiweißspaltenden Enzyme (= Proteasen)
- die nukleinsäurespaltenden Enzyme (= Ribonukleinasen). Diese sind wichtig für die Verdauung von Zellkernbestandteilen.

Zwei Drüsen in einem Organ

Die Bauchspeicheldrüse, auch Pankreas genannt, ist ein vergleichsweise kleines Organ, das bei einem Erwachsenen nur 70 Gramm wiegt. Sie ist sowohl eine exokrine (nach außen führende) wie auch eine endokrine (nach innen führende) Drüse. Exokrin deshalb, weil sie diese Enzyme über einen Ausführungsgang direkt in den Verdauungstrakt, den Darm abgibt, wo sie gleich vor Ort gebraucht werden. Endokrin, weil sie Hormone produziert, die nach innen, nämlich ins Blut, abgegeben werden und über das Gefäßsystem die Zielorgane wie Muskel- und Fettgewebe erreichen. Die Bauchspeicheldrüse ist in viele kleine Läppchen gegliedert, von denen jedes einen Sammelgang besitzt, der das Sekret in den Hauptausführungsgang leitet. Innerhalb der Läppchen befinden sich die sogenannten Langerhans'schen Inseln, die nach ihrem Entdecker, dem deutschen Pathologen Paul Langerhans (1847–1888), benannt sind. Hier, genauer in den Beta-Zellen der Langerhans'schen Inseln, wird das für den Zuckerstoffwechsel so wichtige Hormon Insulin produziert. In den Alpha-Zellen wird der Gegenspieler des Insulins, das Glukagon, hergestellt. Die Bauchspeicheldrüse ist deshalb eine Art Schaltzentrale und von unschätzbarem Wert für den gesamten Stoffwechsel. Ist ihre Tätigkeit beeinträchtigt, so hat dies Auswirkungen auf den gesamten Körper und die Gesundheit.

Schlüsselhormon Insulin

Das wichtigste und mit einem Anteil von rund 80 Prozent auch das zahlenmäßig stärkste Hormon im Inselapparat ist das Insulin. Seine Aufgabe besteht darin, Traubenzucker (Glukose) in Muskel- und Fettzellen zu transportieren. Auf diese Weise sorgt es dafür, dass diese Zellen mit Energie versorgt werden, und senkt gleichzeitig den Blutzuckerspiegel. Eine normale Insulinproduktion liegt bei etwa zwei Gramm pro Tag. Produziert eine Bauchspeicheldrüse zu wenig Insulin oder fehlt dieses Hormon gar ganz, so spricht man von der »Zuckerkrankheit« (Diabetes mellitus, siehe Seite 224). In diesem Fall steigt der Blutzuckerspiegel im Blut stark an. Denn Diabetes-Patienten können den Traubenzucker nicht mehr in die Zellen aufnehmen und scheiden ihn deswegen ab einem Blutzuckerwert von 180 mg/dl über den Urin aus. Aber auch jedes Mal, wenn wir etwas gegessen haben, schnellt der Blutzuckerspiegel in die Höhe. Besonders dann, wenn es sich um kohlenhydratreiche Nahrung mit hoher glykämischer Last (siehe Seite 58f.) handelt, wie beispielsweise nach einem Marmeladenbrot oder einem Stück Kuchen. Die Bauchspeicheldrüse hat jetzt mächtig zu tun und schüttet so viel Insulin aus, bis es ihr gelungen ist, den hohen Blutzuckerspiegel wieder zu senken. Dies ge-

Der Regelkreis des Glykogens

Ist zu wenig Zucker im Blut, regt Glukagon den Abbau von Glykogen (Speicherform von Glukose) an. Ist zu viel Zucker im Blut, fördert Insulin den Aufbau von Glykogen.

Speicherform ⟵ ständiger Austausch	⟶ Transportform
Leber: 60–80 Gramm (bis zu 10 Prozent des Lebergewichts) Muskeln: 240–320 Gramm	Blut: ca. 4 Gramm in 5 Liter, mit einer Halbwertszeit von ca. 10 Minuten Gewebe und Zellzwischenräume: 10–20 Gramm
Der Vorrat reicht für 1 bis 2 Tage.	Der Bestand wird alle 15 bis 20 Tage erneuert.

lingt zwar vorübergehend. Doch wenn wir permanent dem Körper zu viel Kohlenhydrate zumuten, so können diese nicht mehr gespeichert oder verwertet werden. Der Körper wandelt die überschüssigen Kohlenhydrate zuerst in ihre Speicherform, das Glykogen, danach kurzerhand in Fett um – in einen weiteren Energiespeicher. Deshalb lautet eine bittere, aber wahre Regel: Erst wird man übergewichtig und dann krank!

Gegenspieler Glukagon

Insulin ist nicht allein im Inselapparat. Es hat einen Gegenspieler, das Hormon Glukagon. Dieses wird in den Alpha-Zellen der Langerhans'schen Inseln gebildet. Während Insulin blutzuckersenkend wirkt, sorgt Glukagon für eine Blutzuckersteigerung. Liegt eine Mahlzeit längere Zeit zurück, dann mobilisiert Glukagon die Leber, in der etwa 60 bis 80 Gramm Glukose gespeichert werden können, ihren Zuckervorrat freizugeben. Ein Mechanismus, der gewährleistet, dass die inneren Organe und vor allem das Gehirn ausreichend mit Glukose versorgt werden. Wie unser Körper den Zucker verwertet, hängt deshalb in entscheidendem Maß von dem Zusammenspiel dieser beiden Hormone ab. Sind die Zuckerspeicher aufgebraucht, aktiviert Glukagon die Neubildung von Glukose aus körpereigenem Muskeleiweiß. Diesen Vorgang nennt man Glukoneogenese.

Zuviel Insulin macht dick und alt!

Insulin sorgt also dafür, dass Glukose in die Zellen aufgenommen wird. Dadurch wirkt Insulin blutzuckersenkend. Solange es bei einer normalen Insulinproduktion von 2 Gramm täglich bleibt, ist alles in Ordnung. Wird jedoch, wie

Die Aufgaben von Insulin und Glukagon

Insulin

- Stoppt die Freisetzung von Glykogen (Depotform der Glukose)
- Fördert den Transport von Glukose in die Leber-, Muskel- und Fettzellen und senkt dadurch den Blutzuckerspiegel
- Fördert den Eiweißaufbau in den Zellen
- Fördert den Aufbau von Glykogen
- Fördert den Fettaufbau im Fettgewebe
- Hemmt die Fettverbrennung in der Muskulatur

Glukagon

- Fördert den Umbau von Glykogen in Glukose
- Fördert die Fettverbrennung
- Fördert den Aufbau von Glukose aus Eiweiß (Glukoneogenese)

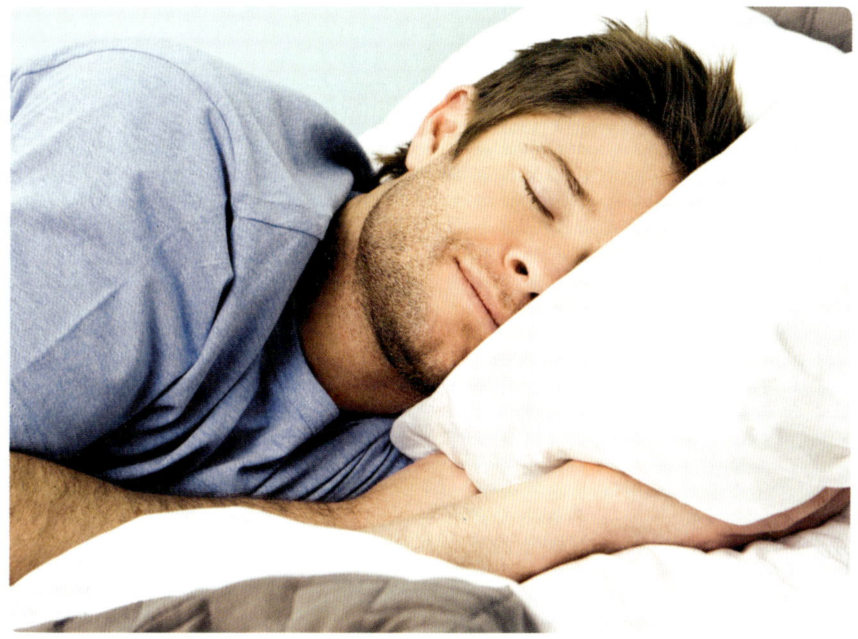

Guter Schlaf ist Voraussetzung für Wohlbefinden und Schaffenskraft. Nächtliche Wachphasen sind oft durch einen erhöhten Insulinspiegel bedingt.

bei der Insulinresistenz, zu viel Insulin produziert – und das über einen längeren Zeitraum – dann kommt es zum Aufbau von Fett in den Zellen, den Triglyzeriden. Abgesehen davon, dass man dabei auf Dauer an Gewicht zulegt, ist ein erhöhter Triglyzeridspiegel bereits ein erstes Alarmzeichen und Vorbote für Diabetes mellitus. Doch damit nicht genug. Eine zu hohe Insulinproduktion zieht neben dem Risiko für Diabetes mellitus mit all seinen gesundheitlichen Folgen noch einen weiteren Rattenschwanz an gesundheitsschädlichen Folgen hinter sich her, wie beispielsweise:

- Die Neigung zu Blutgerinnseln steigt, weil durch eine erhöhte Insulinproduktion die Gerinnbarkeit des Blutes (Hämostase) verstärkt und die Fähigkeit, Blutgerinnsel wieder aufzulösen (Fibrinolyse), gehemmt wird.
- In den Nebennieren schnellt die Produktion der beiden Stresshormone Adrenalin und Kortisol sprunghaft in die Höhe und führt zu hohem Blutdruck.
- Gleichzeitig wird die Produktion der Anti-Aging-Hormone DHEA, Somatostatin und Melatonin (siehe Seite 288ff.) unterdrückt. Ihre immunstärkende und cholesterinsenkende Wirkung wie auch ihren positiven Einfluss auf Muskelaufbau und Fettabbau können diese Verjüngungshormone dann nicht mehr wahrnehmen. Melatonin hat darüber hinaus auch eine sehr gute schlafanbahnende Wirkung, was auch in das Bild von metabolic balance® passt, denn ausreichend guter Schlaf ist sehr wichtig für unsere Methode. Die Folge: Zuviel Insulin beschleunigt auch den Alterungsprozess.

Leber und Galle sind unverzichtbar

Die Aufgaben der Leber sind lebenswichtig – ohne Leber kein Leben! Die Leber produziert Gallenflüssigkeit, baut Eiweiße weiter ab, speichert Kohlenhydrate und Speicherfette und setzt Cholesterin frei. Darüber hinaus entgiftet sie das Blut und scheidet Abfallstoffe aus. Ist sie in ihrer Funktion gestört, führt das zu schwerwiegenden Krankheiten.

Mit einem beachtlichen Gewicht von rund 1500 Gramm ist die Leber die größte Drüse des Körpers und besteht aus einem linken und einem rechten Leberlappen. Die Leber ist unser Chemielabor. Sie baut aus den über das Blut ankommenden Aminosäuren, Fetten und Kohlenhydraten menschliches Eiweiß auf und speichert Fette und Zucker. Abfallprodukte, die im Stoffwechsel entstehen, werden hier entgiftet und ausgeschieden. Pro Minute filtert die Leber circa 1,5 Liter Blut! Sie regelt den Hormon- und Mineralstoffhaushalt sowie den Fett- und Kohlenhydrathaushalt. Auch speichert sie Eisen und Vitamine.

Die Aufgaben der Leber

Die Leber übernimmt folgende Funktionen:

- **Beim Eiweißstoffwechsel:** Proteine aus der Nahrung und aus abgestorbenen Zellen werden in Aminosäuren gespalten, die dann wieder dem Aufbau verwertbarer Eiweiße dienen. Erwähnt werden muss in diesem Zusammenhang natürlich auch die wichtige Filterfunktion der Leber, Giftstoffe – wie zum Beispiel der beim Eiweißstoffwechsel anfallende Stickstoff (zur Erinnerung: Eiweißmoleküle unterscheiden sich von Kohlenhydraten und Fetten durch ihren Stickstoffanteil) – werden durch den Blutkreislauf in die Nieren befördert und von dort als Harnstoff, Kreatinin und Harnsäure über den Urin ausgeschieden. Gemeinsam mit der Bauchspeicheldrüse und der Gallenblase bildet die Leber ein unerlässliches Trio für die Verdauung. Alle drei Organe sind direkte Nachbarn im Oberbauch. Der Hauptgallengang und der Pankreasgang münden am Sphinkter Oddi, der Mündungspapille, in den Zwölffingerdarm.
- **Beim Kohlenhydratstoffwechsel:** In der Leber wird Glukose (wasserlösliche Transportform von Zucker) chemisch in Glykogen (wasserunlösliche Speicherform) umgewandelt. Die

Leber und Galle

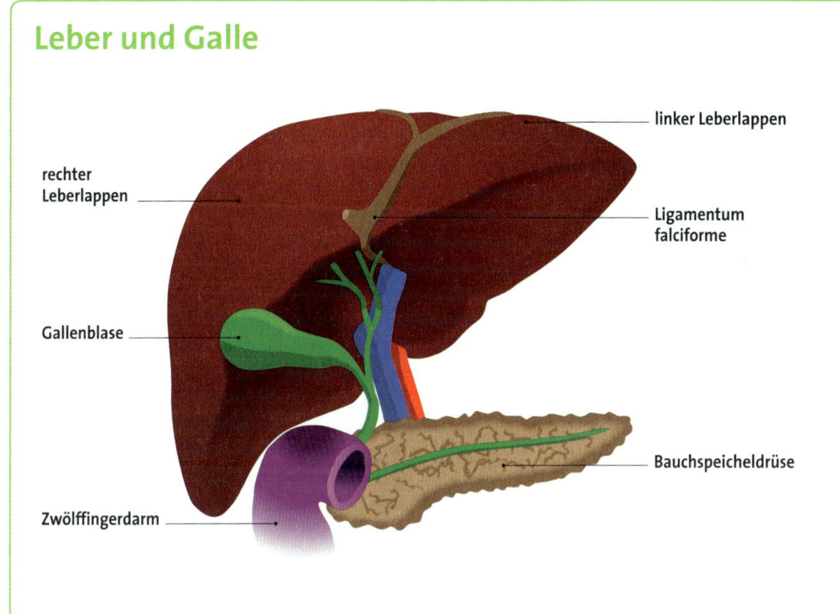

Die Leber produziert den Gallensaft, der in der Gallenblase gespeichert wird. Der Gallensaft und der in der Bauchspeicheldrüse gebildete Pankreassaft werden in den Zwölffingerdarm abgegeben.

Leber kann 60 bis 80 Gramm Glykogen speichern. Der Rest (240 bis 320 Gramm) wird in den Muskeln gespeichert. Sind die Glykogenspeicher voll, wird aus den Kohlenhydraten Fett aufgebaut.

- **Beim Fettstoffwechsel:** Bestimmte Lipide (Fette) werden dazu benutzt, verschiedene lebenswichtige Fettsubstanzen zu synthetisieren. So zum Beispiel Cholesterin, eine wichtige Grundsubstanz für die Steroidhormone (Sexualhormone der Keimdrüsen und die Korticosteroide der Nebennierenrinde) und die Zellmembranen. Fett kann ebenfalls in den Leberzellen gespeichert werden und führt zur Fettleber.
- **Abgestorbene rote Blutkörperchen (Erythrozyten)** werden in der Leber aus dem Blutstrom entfernt, das Hämoglobin – der rote Blutfarbstoff – in der Leber zu Bilirubin, dem (gelben) Gallenfarbstoff, umgebaut und über die Galle ausgeschieden.
- **Herstellung von Gerinnungsfaktoren** speziell Fibrinogen, welches beim letzten Schritt der Blutgerinnung in Fibrin umgewandelt wird. Es ist wichtig, um Blutungen zu verschließen.

Die Gallenblase

Die Leber produziert rund einen halben Liter Gallenflüssigkeit pro Tag (Galle), jenen grünen Saft, der uns – so der Volksmund – »grün vor Ärger« werden lassen kann. Die Gallenflüssigkeit bzw. der überschüssige Teil der Gallenflüssigkeit wird in einer Art Vorratsbehälter, der sackförmigen Gallenblase, gesammelt, eingedickt und anschließend an den Zwölffingerdarm abgegeben. Das geschieht immer dann, wenn der Speisebrei durch den Pförtner den Magen verlässt. Dann zieht sich die Gallenblase zusammen und gibt den Gallensaft frei. Das Fassungsvermögen der Gallenblase variiert von Mensch zu Mensch und beträgt zwischen 40 und 100 Millilitern. Die Gallenblase an sich ist ein entbehrliches Organ und kann im Zuge einer Operation entfernt werden. Umso wichtiger aber ist der Gallensaft selbst. Dieser ist leicht alkalisch (= basisch) und besteht zu 82 Prozent aus Wasser und zu 12 Prozent aus Gallensalzen. Die restlichen 6 Prozent setzen sich aus den Farbstoffen Bilirubin und Biliverdin, aus Enzymen, alkalischen Phosphaten, Lezithin, Cholesterin, Hormonen und Abfallstoffen zusammen.

Die Aufgaben der Galle

Die Galle ist von Bedeutung für die Fettverdauung und die Ausscheidung von Cholesterin.

- Die Abgabe der Galle aus der Gallenblase wird von einem Hormon, dem Cholecystokinin, veranlasst, das im Zwölffingerdarm ausgeschüttet wird, sobald Nahrung den Pförtner passiert. Dieses Hormon gelangt mit dem Blutstrom zur Gallenblase und regt deren Wandmuskulatur zur Kontraktion an. Über die Gallenflüssigkeit wird das überflüssige Cholesterin in den Dünndarm abgegeben und ausgeschieden. Für die Ausscheidung sind wiederum genügend Ballaststoffe im Darm erforderlich, an die das Cholesterin gebunden wird. Die Galle ist sozusagen zusammen mit dem Darm für das Gleichgewicht des Cholesterins im Körper verantwortlich. Das bekommt sie bei normaler Lebensführung und Essgewohnheiten auch prima hin. Werden aber zu wenig Ballaststoffe gegessen, wird das Cholesterin nicht ausgeschieden, sondern über den Darm wieder aufgenommen und der Leber zugeführt, die es erneut zur Gallenblase schickt. Durch diesen Kreislauf kommt es dann nicht nur zu einem erhöhten Blutfett- und Cholesterinspiegel, sondern durch die hohe Cholesterinkonzentration in der Gallenblase auch zur Bildung von Gallensteinen.
- Eine wichtige Aufgabe der Galle ist also die Ausscheidung von Cholesterin. Das kann sie, weil der Gallensaft in der Lage ist, Fette zu emulgieren (zwei Stoffe zu vermengen, die sich eigentlich nicht mischen lassen). Normalerweise vermischen sich ja Öle, also Fette, und Wasser überhaupt nicht. Aber durch den Gallensaft ist es möglich, dass über die Nahrung aufgenommene Fette und Öle emulgieren und so in kleinere Fetttröpfchen aufgelöst werden. Die Lipase, die ja ebenfalls über den gemeinsamen Gallen-Pankreas-Gang in den Zwölffingerdarm kommt, sorgt dann dafür, dass diese feinen Fetttröpfchen in ihre noch kleineren Teile zerlegt werden können. Durch diese Emulgierung entstehen dann letztendlich die sogenannten Mizellen. Diese Mizellen sind praktisch winzige emulgierte Fetttröpfchen, die dann über die Dünndarmzotten und die Mikrovilli, also diese kleineren Zotten, in den Blutstrom und die Lymphe aufgenommen werden können.

Was haben Gallensteine und Cholesterin miteinander zu tun?

80 Prozent aller Gallensteine sind Cholesterinsteine. Gallensteine entstehen, wenn zu viel Cholesterin aus der Leber in den Gallensaft abgegeben wird. Dann ändert sich das Mischungsverhältnis der Gallenflüssigkeit, und es bilden sich sogenannte Mikrokristalle, die zu Steinen heranwachsen.

Die **Hauptrisikofaktoren für Gallensteine** sind Übergewicht und zu fettreiches Essen.

- Frauen sind doppelt so häufig betroffen wie Männer. Die Amerikaner haben dafür die 4-F-Regel aufgestellt, bei der man häufig Gallensteine findet: fat – female – fourty – fair! Es betrifft also meist übergewichtige Frauen um die vierzig, die blond sind! Man vermutet in diesem Zusammenhang auch einen Einfluss des Östrogens. Selbst Schwangerschaften können das Risiko für Gallensteine erhöhen.
- Auch eine erbliche Veranlagung und das zunehmende Alter werden als Risikofaktoren aufgeführt.
- Ebenso können mangelnde Bewegung und chronische Darmstörungen zu Gallensteinen führen.
- Ein weiterer wichtiger Risikofaktor ist eine ballaststoffarme Ernährung, die reich an »schlechten« Kohlenhydraten ist. Denn Ballaststoffe im Darm, also »gute« Kohlenhydrate, binden das über die Galle ausgeschiedene Cholesterin, damit es mit dem Stuhl abgeführt werden kann. Werden zu wenig Ballaststoffe gegessen, wird das in den Zwölffingerdarm ausgeschiedene Cholesterin in weiter unten gelegenen Abschnitten des Dünndarms wieder ins Blut zurückresorbiert und führt zu einem nicht enden wollenden Kreislauf von Ausscheidung über Leber und Galle und Wiederaufnahme.

Die **Beschwerden** bei Gallensteinen können sehr schmerzhaft sein.

- Beschwerden stellen sich meist ein, wenn Steine in den Gallengängen sitzen und den Abfluss der Gallenflüssigkeit verhindern. Diese Steine entstehen in der Gallenblase und machen eigentlich, solange sie sehr klein oder sehr groß sind, keine Beschwerden. Problematisch ist eine Größe von ca. 10 Millimeter im Durchmesser. Unter metabolic balance® kann es passieren, dass ein vorher »stummer Stein« unter der Ernährungsumstellung kleiner wird und dann im Gallengang zu Koliken führen kann. Dann kontrahiert sich die Gallenblase, um den Stein aus dem Gallengang in den Darm zu pressen. Diese Schmerzen sind vergleichbar mit einer Geburt, geboren wird hier ein Gallenstein, der Geburtskanal ist der enge Gallengang. Diese oft krampfartigen Schmerzen können bis in den Rücken und in die rechte Schulter ausstrahlen.
- Eine Folge von Gallensteinen kann eine Gelbsucht sein, wenn sich der Gallensaft zurück in die Leber staut und dann ins Blut übertritt. In selteneren Fällen kann es auch zu einer Entzündung der Gallenblasenwand kommen, die mit Fieber, Schmerzen und Schüttelfrost verbunden ist. Hierzu kommt es, wenn der Gallensaft aufgrund der Steine nicht abfließen kann und sich dadurch Bakterien in der Gallenblase bilden. Im schlimmsten Fall kann es zum Platzen der Gallenblase kommen! Dann ist innerhalb von 12 Stunden eine Notfalloperation erforderlich!

Die Nieren – Filterstation des Körpers

Die Nieren gehören im engeren Sinne nicht zum Verdauungstrakt, sondern sie kümmern sich um die Entsorgung von Stoffwechselendprodukten. Ihnen obliegen wichtige Funktionen als Ausscheidungs- und Steuerungsorgan. Denn über die Nieren entledigt sich der Körper der überschüssigen Flüssigkeit sowie der Abbauprodukte der Protein- und Nukleinsäurenstoffwechsel und der Salze.

Zusammen mit der Harnblase bilden die beiden Nieren den sogenannten Urogenitaltrakt. Die Nieren sind – gemessen an ihrer lebenswichtigen Aufgabe – zwei sehr kleine Organe, die jeweils gerade mal 150 Gramm wiegen. Die Nieren haben nicht nur die Aufgabe, das Blut zu filtern und alle nicht brauchbaren oder giftigen Stoffe aus unserem Körper auszuschwemmen, sondern sie

- regulieren den Salz- und Wasserhaushalt
- sind beteiligt an der pH-Wert-Regulation
- steuern die Flüssigkeitsbilanz im Körper
- scheiden schädliche Stoffwechselendprodukte aus wie Harnsäure bei Gicht
- bilden Hormone, die den Salz-Wasser-Haushalt regulieren

Pro Minute fließen ca. 1,2 Liter Blut durch die Nieren, in 24 Stunden sind das ca. 1700 Liter Blut, die von den Millionen kleinster Filterstationen in den Nieren gereinigt werden. Bei diesem Prozess entstehen ca. 180 Liter »Primärharn«, der bis auf etwa 2 Liter, die ausgeschieden werden, wieder in den Blutkreislauf rückresorbiert wird, um den Körper mit Flüssigkeit zu versorgen. Nur die Bestandteile, die vom Organismus wirklich nicht mehr gebraucht werden, werden als sogenannter Endharn über die beiden Harnleiter in die Blase ausgeschieden.

Aufgaben der Blase

Die Blase sammelt und speichert den Endharn. Während dieser Phase ist die funktionstüchtige Harnblase durch den inneren und äußeren Schließmuskel fest verschlossen, so dass kein Urin unwillkürlich abgehen kann. Füllt sich die Blase mehr und mehr, wird durch die Zunahme des Flüssigkeitsvolumens auch ihre Muskulatur gedehnt – jetzt kommt unser Nervenzentrum mit ins Spiel. Der Dehnungsreiz wird über die Rückenmarksnerven ins Gehirn weitergeleitet und sendet das Signal: Achtung Harndrang! Nun sendet das Gehirn den Impuls zur willentlichen Blasenentleerung auf dem gleichen Weg

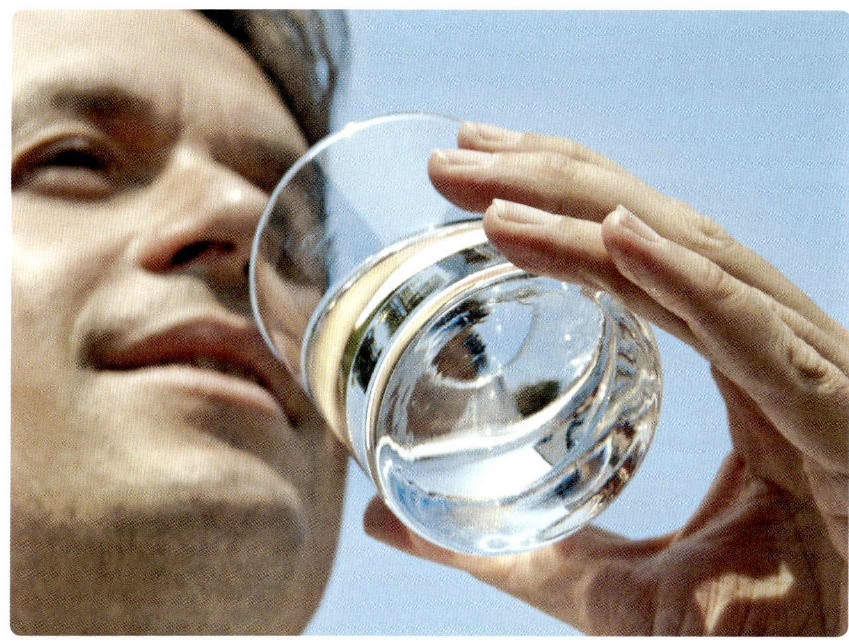

Reichlich trinken ist jeden Tag angesagt. Am besten gleich nach dem Toilettengang ein großes Glas Wasser trinken.

zurück. Dadurch ziehen sich die Blasenmuskeln für die Entleerung zusammen. Gleichzeitig erhalten die Blasenschließmuskeln über Nervenbahnen die Anweisung zu erschlaffen, damit der Urin die Harnröhre entlang nach außen passieren kann. Ist die Blase vollständig entleert, dann ziehen sich die Blasenschließmuskeln wieder zusammen, und die Blasenmuskulatur hört auf zu kontrahieren und erschlafft wieder.

Urin – der keimfreie Stoff

Die meisten von uns empfinden den eigenen Urin als etwas Ekeliges. Eigentlich ist er geruchsneutral. Erst wenn er mit Luft in Berührung kommt, entwickelt sich Ammoniak, das für seinen beißenden Geruch verantwortlich ist. Für medizinische Diagnosen spielt der Endharn aber eine große Rolle: Er ist normalerweise vollkommen keimfrei und zeigt ein genaues und aktuelles Abbild unseres Stoffwechselgeschehens. Urin ist reich an Mineralsalzen und enthält etwa 200 weitere Inhaltsstoffe, die sich die Urintherapie zunutze macht. Übrigens kein neues Verfahren, Urin war als Heilmittel bereits im Altertum in Indien, China und Ägypten bekannt. Liegt eine Infektion vor, findet man bei Laboruntersuchungen Krankheitserreger im Urin. Andere Stoffe können Aufschluss über Krankheiten oder mangelnde Organfunktionen geben. Die Farbe des Urins sollte klar sein wie Wasser aus der Wasserleitung! Ist der Urin noch verfärbt, ist das ein Zeichen dafür, dass der Körper noch nicht genügend durch das getrunkene Wasser gereinigt ist, sich also noch zu viele Schlacken- und Giftstoffe im Körper befinden. Man sollte also mehr Wasser trinken.

Stoffwechselvorgänge unter der Lupe

Es ist ein langer Weg, bis unser Körper die ihm zugeführte Nahrung richtig verwerten kann. Verdauungssäfte, Enzyme, Hormone, die eigentliche Aufnahme der Nahrungsstoffe aus dem Darm in den Organismus, zahlreiche Um- und Aufbauarbeiten sowie ausgetüftelte Transportmechanismen sind wie ein feines Uhrwerk aufeinander abgestimmt, um das zu liefern, was wir brauchen: Energie und Baumaterial.

Sobald wir ein Lebensmittel in den Mund nehmen, läuft die Verdauung an. Nach der mechanischen Verdauung – bei der die Nahrung durch das Kauen im Mund und die Magen- und Darmmotorik schrittweise in immer kleinere Happen zerteilt wird – und der chemischen Verdauung – bei der Enzyme und Hormone zum Einsatz kommen – folgt die Aufnahme der Spaltprodukte über die Darmschleimhaut in den Blutkreislauf. Im Körper laufen dann unzählige Stoffwechselvorgänge an.

Die Verdauungsphasen

Für die Verdauung von Nahrung sind Verdauungssäfte vonnöten. Damit diese Säfte, auch Sekrete genannt, immer am richtigen Ort zur richtigen Zeit vorhanden sind, bedarf es Regulationsmechanismen des Körpers. Man unterscheidet drei Phasen bei der Regulation der Abgabe der Verdauungssäfte.

Die kephale Phase

Während der kephalen Phase (vom griechischen Wort für Kopf: kephalon), auch nervale Phase genannt, bewirkt ein Reiz die Sekretproduktion. Die kephale Phase tritt ein, wenn wir zum Beispiel Essen riechen, schmecken, sehen oder sogar nur ans Essen denken. Dann werden über den Nervus vagus, über nervale Reize, bereits die Belegzellen im Magen, aber auch dann später die Bauchspeicheldrüse, aktiviert, schon jetzt Verdauungssäfte herzustellen.

Die gastrische Phase

Die nächste Phase ist die gastrische Phase (vom griechischen Wort für Magen: gaster), auch hormonelle Phase genannt. Sie setzt ein, wenn der Magen mit den zerkauten Speisen gefüllt wird. Dann werden Hormone freigesetzt, die die Magendrüsen wieder aktivieren und auch die Drüsen in der Bauchspeicheldrüse.

Die intestinale Phase

Die dritte Phase ist die intestinale Phase (vom lateinischem Wort für Darm: intestinum). Diese tritt ein, wenn der Nahrungsbrei den Magen verlässt und in den Zwölffingerdarm übergeht. Sie wird durch die Produktion von Hormonen im Dünndarm ausgelöst.

Die Verdauungssäfte

Täglich bildet der Körper rund 8 bis 10 Liter Verdauungssekrete, die die unterschiedlichsten Aufgaben haben. Grundbestandteil dieser Sekrete ist der Schleim (Muzine), der zunächst eine rein physikalische Aufgabe hat, nämlich die Schleimhaut vor der eigenen Verdauung zu schützen. Zudem erschwert dieser Schleim die Anhaftung von Bakterien und anderen Mikroorganismen an die Schleimhaut und vermittelt rein physikalisch gesehen eine bessere Gleitfähigkeit der Nahrung, sodass die Nahrung besser durch den ganzen Verdauungskanal hindurch gleiten kann. Die eigentlichen Sekrete enthalten verschiedene Substanzen, je nachdem, wo das Sekret hergestellt wird: chemische/physikalische Substanzen, Enzyme (Katalysatoren) und Hormone (Botenstoffe).

Substanzen mit chemisch-physikalischer Wirkung

Das sind Substanzen, die rein physikalisch bzw. chemisch arbeiten und dafür zuständig sind, dass optimale Arbeitsbedingungen in den je-

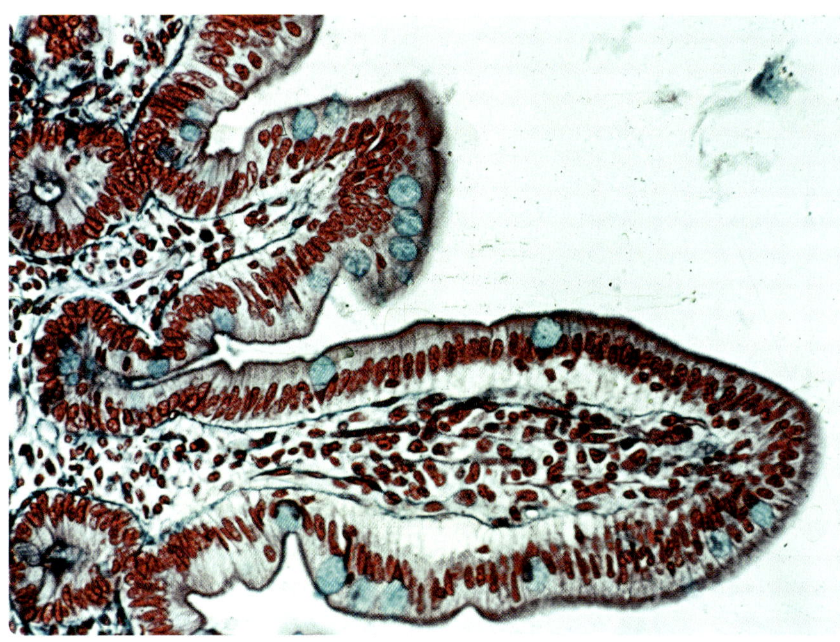

Die Darmzotten, wie hier Zotten aus dem Zwölffingerdarm, sind stark durchblutetes Gewebe.

weiligen Verdauungsorten herrschen. So zum Beispiel das Bikarbonat, das dafür sorgt, dass in bestimmten Abschnitten basisches Milieu herrscht. Oder die Salzsäure, von der wir wissen, dass sie im Magen ein sehr stark saures Milieu schafft. Auskunft darüber, ob eine Lösung sauer oder basisch ist, gibt die Messgröße pH-Wert (siehe auch Seite 254), wobei eine neutrale Lösung einen pH-Wert von 7 hat. Je niedriger der pH-Wert einer Lösung ist, desto saurer ist sie, je höher der pH-Wert ist (bis 14) desto basischer ist sie. Der Reiz für die Produktion dieser physikalischen/chemischen Substanzen ist vor allem ein kephaler Reiz, also ein Reiz, der über Nervenbahnen geleitet wird. Wenn wir Essen riechen, sehen oder schmecken beginnt also bereits jetzt die Produktion der Säfte im Mund und im Magen und später auch in der Bauchspeicheldrüse!

Bikarbonat

Das Bikarbonat (chemisch HCO_3^-) wird vorwiegend in den Speicheldrüsen im Mund produziert und sorgt dort für ein basisches Milieu. Das ist außerordentlich wichtig, denn in der Mundhöhle können wir keine so starken Säuren gebrauchen – wir würden uns ansonsten den Mund regelrecht verätzen. Weiterhin wird Bikarbonat in der Bauchspeicheldrüse gebildet. Dieses Bikarbonat wird dann in den Zwölffingerdarm abgegeben, damit der saure Mageninhalt im Dünndarm neutralisiert, dort sogar basisch wird, weil alle Enzyme, die die Bauchspeicheldrüse produziert, nur im basischen Milieu arbeiten können. Bikarbonat sorgt damit für die Pufferung saurer Umgebungen.

Salzsäure

Salzsäure wird vor allem in der Magenschleimhaut produziert, und zwar in den Belegzellen. Diese Salzsäure ist ganz wichtig. Sie senkt den pH-Wert, tötet damit alle Mikroorganismen, die wir mit der Nahrung aufnehmen, ab und sorgt dafür, dass Pepsinogen in Pepsin umgewandelt wird – es ist die erste Stufe der Eiweißverdauung. In Salzsäure fängt Eiweiß an zu gerinnen. Das heißt, die sekundären und tertiären Strukturen in den chemischen Molekülen des Eiweißes, die Faltungen, werden durch die Salzsäure aufgehoben. Dies nennt man Denaturierung.

Enzyme

Weitere Substanzen, die in diesem Verdauungssekret gebildet werden, sind die vielen verschiedenen Enzyme. Enzyme, das wissen wir ja, haben die Aufgabe, als Bio-Katalysatoren zu wirken. Sie sind in der Lage, bestimmte chemische Reaktionen im Körper in Gang zu bringen, die normalerweise im Labor nur unter großem Energieaufwand, also unter großer Hitze oder großem Druck, zustande kommen würden. Diese Enzyme sind in der Lage, Stoffe bei Körpertemperatur und bei normalem Körperdruck miteinander reagieren zu lassen. Enzyme selbst verändern sich normalerweise nicht, sie sind nur dafür da, damit andere Stoffe miteinander reagieren können.

Kohlenhydratespaltende Enzyme

Das stärkespaltende Enzym Alpha-Amylase wird von drei Speicheldrüsen im Mund gebildet, deren Schleim sich in ihrer Konsistenz unterscheidet: in der Ohrspeicheldrüse (Parotis), der Unterkieferspeicheldrüse (Glandula sublingualis) und der Unterzungenspeicheldrüse (Glandula sublingualis). Die Unterkieferspeicheldrüse liegt in der Gegend der Mandeln und die Unterzungenspeicheldrüse unter der Zunge. Diese Amylase-Produktion wird ebenfalls in der kephalen Verdauungsphase angeregt. Das Zielorgan ist die Mundhöhle, denn dort spaltet diese Amylase die Kohlenhydrate schon so weit auf bis zu den sogenannten Disacchariden, zu den Zweifachzuckern. In der Bauchspeicheldrüse wird ebenfalls sehr viel Alpha-Amylase produziert, angeregt durch die kephale Phase und auch durch die Nahrungsaufnahme. Das Zielorgan dieser Amylase ist der Zwölffingerdarm, um dort die Kohlenhydrate, die im Mund noch nicht aufgespaltet worden sind – weil man einfach zu wenig gekaut hat – weiter zu Disacchariden abzubauen.

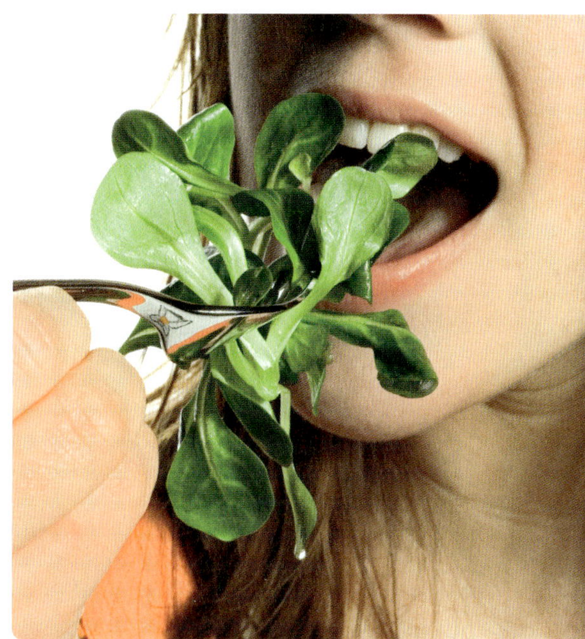

Die Speicheldrüsen im Mund beginnen ihre Arbeit, kurz bevor der erste Bissen aufgenommen wird. Speichel enthält die ersten Verdauungsenzyme.

Eiweißspaltende Enzyme

Bei den eiweißspaltenden Enzymen greift der Körper sozusagen tief in die Trickkiste. Wieso das? Weil jede Körperzelle an sich aus Eiweiß besteht, also auch alle Organe, in denen die Enzyme gebildet werden. Um also nicht selbst verdaut zu werden, produzieren sowohl der Magen als auch die Bauchspeicheldrüse zunächst nur unwirksame Vorstufen, die dann später, zum richtigen Zeitpunkt bzw. am richtigen Ort, durch andere Substanzen aktiviert werden. Etwa im Magen: Durch einen Reiz in der kephalen und der gastrischen Verdauungsphase wird in den Hauptzellen das Pepsinogen hergestellt, das später dann unter Einfluss von Salzsäure im Magen zu Pepsin umgewandelt wird. Erst wenn das Essen tatsächlich in den Magen kommt, aktiviert die Salzsäure die Vorstufe, und es entsteht das eiweißspaltende Enzym Pepsin. Dieses spaltet im Magen die langkettigen Proteine in kleinere Polypeptide auf, also noch nicht in Aminosäuren. Solch ein wichtiger Mechanismus läuft auch in der Bauchspeicheldrüse ab. Auch hier werden nicht aktive Enzyme hergestellt, sondern immer nur die Vorstufen, die als Zymogene bezeichnet werden. Die aktiven Enzyme würden, wenn sie in den Zellen hergestellt würden, bereits körpereigenes Eiweiß anfangen zu verdauen, weil die

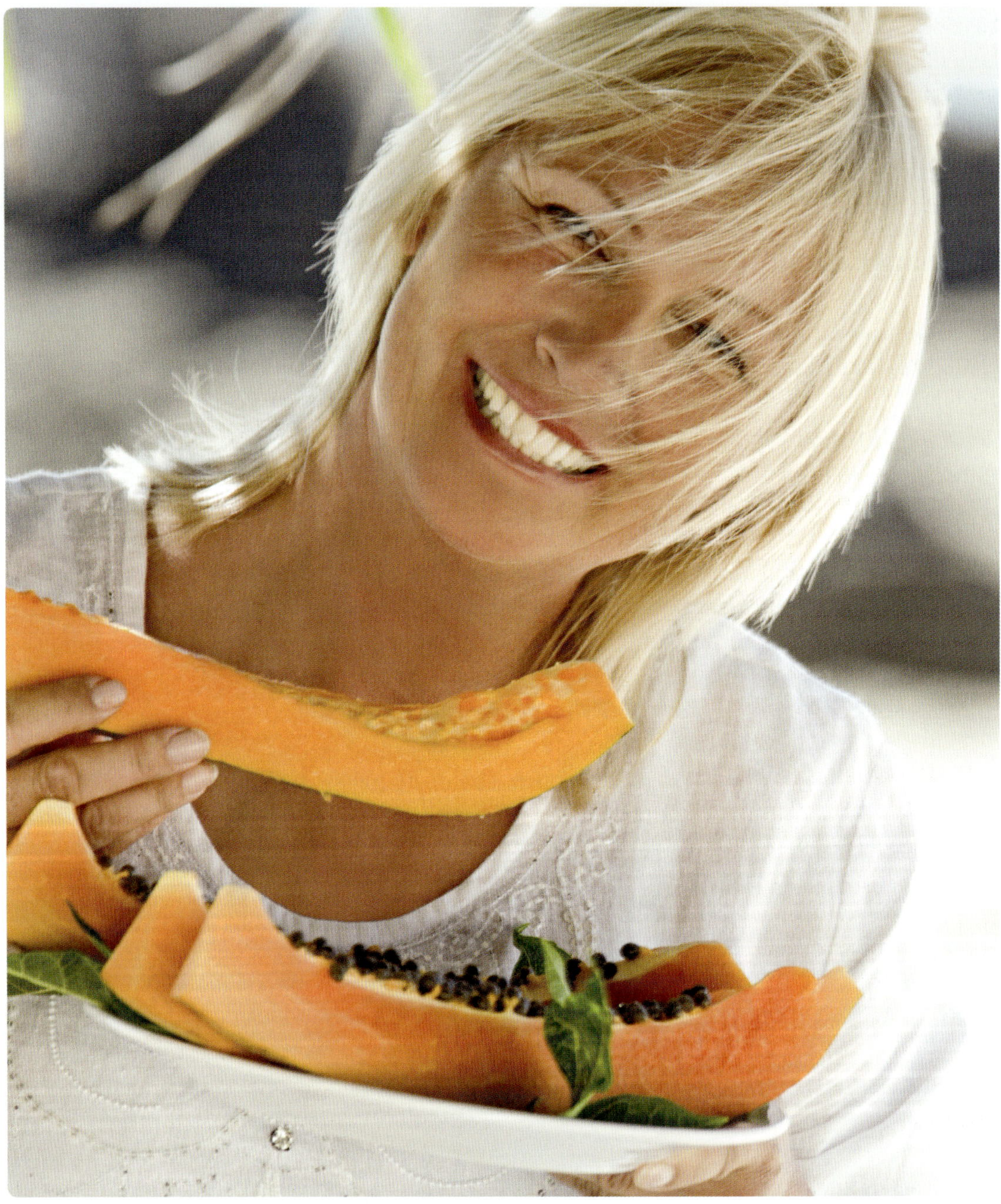

Papaya enthält das eiweißspaltende Enzym Papain und fördert damit eine gesunde Verdauung von Fleisch, Fisch & Co.

körpereigenen Zellen ja auch aus Eiweiß bestehen. Das kann durchaus passieren, wenn diese Vorstufen zu früh aktiviert werden. Dann wird Pankreasgewebe anverdaut, und es kommt zu einer Bauchspeicheldrüsenentzündung.

- Die Zymogene sind unwirksame Vorstufen von eiweißzerlegenden Enzymen, die dann erst im Dünndarm, an der Dünndarmschleimhaut, zu den aktiven Formen aktiviert werden. Sie übernehmen die Aufgabe, Polypeptide in Aminosäuren zu teilen.
- Solch ein Zymogen ist das Trypsinogen, das in der Bauchspeicheldrüse hergestellt wird, um dann in der Schleimhaut des Zwölffingerdarmes zu Trypsin umgebaut zu werden. Dieses aktive Trypsin kann nun an den Peptiden die Endketten (Karboxy-Peptidasen) so abbauen, dass immer eine Aminosäure vom Ende her abgespalten wird.
- Auch das Chymotrypsin ist eine aktive Enzymform, die an der Verdauung beteiligt ist.

Fettabbauende Enzyme

Fettabbauende Enzyme heißen Lipasen, da sie die Lipide, die Fette, spalten. Sie werden in der Bauchspeicheldrüse gebildet und spalten die langen Fette in ihre einzelnen Fettsäuren auf. Für ihre Produktion sind alle drei Verdauungsphasen wichtig. In dem Moment, indem Nahrungsbrei aus dem Magen in den Zwölffingerdarm kommt, werden sie bereitgestellt.

Hormone

Die dritte große Kategorie, die in diesen Verdauungsdrüsen, den Schleimdrüsen, gebildet wird, sind die Hormone. Wie bereits auf Seite 86 erwähnt, haben Hormone die Aufgabe, andere Zellen zu veranlassen, bestimmte Stoffe wieder herzustellen. Sie sind selbst nicht an der Chemie beteiligt, sondern fungieren mehr als Informationsträger und werden ans Blut abgegeben. Über das Blut gelangen sie als Botenstoffe zu anderen Organen und können diese dazu veranlassen, andere Substanzen oder wichtige Verdauungsstoffe herzustellen.

Gastrin

Gastrin ist das wichtigste Hormon, das in der Magenschleimhaut hergestellt wird. Es übt seine Wirkung auf Magen, Dünndarm und Dickdarm aus. Gastrin wird im Magenantrum, der Magenhöhle, in den G-Zellen produziert. Der Reiz für die Produktion ist auch hier wieder sowohl die kephale als auch die gastrische Phase. Dieses Gastrin wird ans Blut abgegeben und an mehrere Zielorgane gesendet, um seine Botschaft zu verkünden.

- Gastrin sorgt im Magen dafür, dass Salzsäure produziert wird und sich der Magen schneller leeren kann. Es erhöht also den Muskeltonus im Magen, damit dieser die enthaltenen Speisen richtig schön durchwalken und weitertransportieren kann.
- Im Dünndarm aktiviert Gastrin die Muskulatur. Und, was ganz, ganz wichtig ist, es aktiviert auch die Ileozökalklappe, die den Speisebrei aus dem Ende des Dünndarms in den Dickdarm überlässt. Diese Klappe zwischen Dünndarm und Dickdarm wird durch Gastrin geöffnet; in der Fachsprache sagt man dazu »relaxiert«. In dem Moment, wo

wir etwas essen, soll also der restliche Darm möglichst frei werden, damit Platz genug ist, wenn dann der Speisebrei aus dem Magen in den Darm übergeht. Das heißt, der Dickdarm bewegt sich, und am Übergang vom Dünndarm in den Dickdarm öffnet sich die Klappe, damit sich der angedaute Speisenbrei im Darm dann weiter nach unten bewegen und das Essen aus dem Magen in den Dünndarm kommen kann. So hat das Gastrin sogar noch Auswirkungen auf den Dickdarm und erhöht vor allem im Sigma-Bereich den Muskeltonus, sodass sich dann der Enddarm (die Rektumampulle) füllt. Normal wäre, dass man immer etwa eine Stunde nach jedem Essen einen Stuhldrang verspürt, wie es bei den Säuglingen ja noch der Fall ist. Immer, wenn sie etwas zu essen bekommen haben, ist eine halbe Stunde bis eine ganze Stunde später die Windel voll. So wäre auch unser normales Verdauungsverhalten. Und das liegt am Gastrin, weil es den Muskeltonus im Dickdarm erhöht und dadurch den Stuhldrang auslöst, der uns Erleichterung verschafft.

- Des Weiteren regt das Magenhormon Gastrin die Beta-Zellen der Bauchspeicheldrüse an, das blutzuckersenkende Hormon Insulin zu produzieren. Dieser Effekt, der auch durch weitere Hormone wie Sekretin, GLP-1 (Glukagon-like Peptid-1) und GIP (Glukoseabhängiges Insulinotropes Peptid, was früher als »gastroinhibitorisches Peptid« bezeichnet wurde!), hervorgerufen wird, ist neben einem niedrigen Blutzuckerwert für den Großteil der Insulinausschüttung bereits in der kephalen Phase der Verdauung verantwortlich.

Serotonin

Ein weiteres Hormon, das in der Magenschleimhaut gebildet wird und ebenfalls den Muskeltonus erhöht, ist das Serotonin. Serotonin – wir kennen es als Glückshormon (siehe Seite 292) – wird in sehr vielen Zellen und unter anderem auch in der Magenschleimhaut produziert.

Histamin

Histamin ist dem Hormon Gastrin in seiner Wirkung sehr ähnlich. Histamin wird auch im Antrum, in der Magenhöhle, produziert, und zwar in den sogenannten H-Zellen. Es aktiviert ebenfalls die Belegzellen, Salzsäure zu produzieren und sorgt dafür, dass der Muskeltonus erhöht wird. Histamin bindet sich an die sogenannten Histaminrezeptoren in den Belegzellen, und dadurch wird die Salzsäureproduktion sehr stark stimuliert. Die Medikamente Cimetidin und Ranitidin, die diese Histaminrezeptoren blockieren, waren ein großer Durchbruch in der Behandlung von Magengeschwüren in den 1970er Jahren. Durch die Blockierung der Histaminrezeptoren bildet der Magen praktisch kaum mehr Salzsäure, und die Magengeschwüre der Betroffenen heilten aus.

Somatostatin

Im Magen, in den D-Zellen des Antrums, und auch im Zwölffingerdarm wird das Wachstumshormon Somatostatin hergestellt und zwar, wenn der pH-Wert auf Werte unter pH3 absinkt. Das Somatostatin bewirkt im Verdauungsprozess genau das Gegenteil: Es senkt die Salzsäure-, Gastrin- und die Histaminproduktion und erhöht dann in der Bauchspeichel-

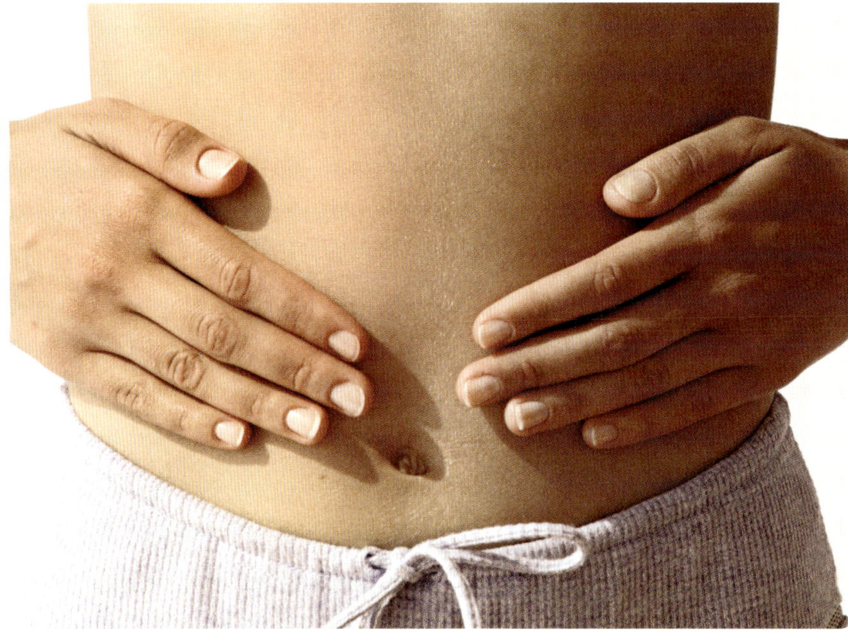

Beschwerden wie Magenschmerzen und Blähungen sind Warnsignale des Körpers. Da empfiehlt es sich, die eigene Ernährung zu hinterfragen.

drüse die Bikarbonat-Produktion. So sorgt Somatostatin dafür, dass basische Substanzen in den Magen hineinkommen, wenn der Magen zu sauer wird. Es ist ganz ähnlich wie beim Autofahren: Man kann Gas geben, doch wenn es zu schnell wird, muss man auch eine Bremse haben. Gastrin und Histamin geben Gas für die Verdauung, und wenn es zu schnell geht oder zu viel Säure da ist, dann kommt das Somatostatin und bremst wieder etwas aus – so wird immer die richtige Balance gehalten. In der Bauchspeicheldrüse veranlasst das Wachstumshormon Somatostatin eine Vermehrung der Pankreassekretion, und im Dünndarm drosselt es etwas die Blutzufuhr, so dass die Absorption von Nahrungsmitteln eher etwas unterbleibt. In der Gallenblase unterdrückt es deren Kontraktion und das Freisetzen von Gallenflüssigkeit. Das bedeutet, das Somatostatin ist eher ein Hormon, das dafür sorgt, dass die Speise etwas länger im Magen und im Zwölffingerdarm verbleibt.

Prostaglandin E2

Die Bedeutung des Hormons Prostaglandin E2 ist sehr groß, weil es in seiner Produktion sehr stark durch das Enzym Zyklooxygenase aktiviert wird. Zyklooxygenase fördert also die Produktion von Prostaglandin E2. Genau wie Somatostatin weist das Hormon eine senkende Wirkung auf die Salzsäureproduktion auf, es erhöht die Bikarbonat-Produktion und verbessert die Schleimbildung und die Durchblutung des Magens. Das Enzym Zyklooxygenase wird allerdings durch Acetylsalicylsäure, also durch Aspirin, gehemmt. Wenn wir also eine Schmerz-

Exkurs: Verdauungssubstanzen im Überblick

Diese Übersicht zeigt die wichtigsten Substanzen, die für unsere Verdauung erforderlich sind, ihren Produktionsort, den Reiz, der die Produktion in Gang bringt, das Zielorgan, an dem sie wirken und die Tätigkeit, die am Zielorgan ausgeführt wird. Damit soll deutlich werden, dass unsere Verdauung ein hochkomplexes System ist, an dem unzählige Substanzen zur richtigen Zeit am richtigen Ort im richtigen Verhältnis zueinander vorhanden sein müssen, damit alle Vorgänge reibungslos ablaufen können.

Substanz	Produktionsort	Reiz für Produktion	Zielorgan	Tätigkeit
Substanzen, die chemisch/physikalisch wirken				
Muzine	alle Schleimhäute	ständige Produktion	Schleimhäute	schützen gegen Salzsäure und Pepsin im Magen, verbessern Gleitfähigkeit der Nahrung, erschweren Anhaftung von Mikroorganismen
Bikarbonat (HCO_3^-)	Speicheldrüsen im Mund	kephale Phase Nervus vagus	Mundhöhle	sorgt für basisches Milieu
	Bauchspeicheldrüse	Somatostatin Sekretin	Zwölffingerdarm	sorgt für basisches Milieu
Salzsäure	Magenschleimhaut Belegzellen	kephale Phase Nervus vagus Magendehnung	Magen	senkt pH-Wert, tötet Mikroorganismen, wandelt Pepsinogen in Pepsin um, Eiweißgerinnung
Enzyme				
Alpha-Amylase	Speicheldrüsen im Mund	kephale Phase	Mundhöhle	spaltet Stärke (ein Polysaccharid) zu Malzzucker (ein Zweifachzucker, Disaccharid)
	Bauchspeicheldrüse	Nahrungsaufnahme	Zwölffingerdarm	spaltet Kohlenhydrate (Polysaccharide) in Einfachzucker (Monosaccharide)
Pepsinogen	Hauptzellen im Magen	Nahrungsaufnahme	Magen	umgewandelt in Pepsin spaltet es Proteine in Polypeptide
Zymogene	Bauchspeicheldrüse	kephale, gastrische und intestinale Verdauungsphase	Dünndarm	spalten aus Peptiden Aminosäuren ab
Lipasen	Bauchspeicheldrüse	kephale, gastrische und intestinale Verdauungsphase	Dünndarm	spalten Fette in Glyzerin und Fettsäuren

Substanz	Produktionsort	Reiz für Produktion	Zielorgan	Tätigkeit
Ribonukleasen	Bauchspeicheldrüse	kephale, gastrische und intestinale Verdauungsphase	Dünndarm	spalten die Aminosäuren, die im Zellkern die Zellinformation enthalten (die Nukleinsäuren). Zudem machen sie körperfremde Informationen, die etwa durch ein Virus in die Zellen gebracht werden, unwirksam
Hormone				
Ghrelin	Belegzellen im Magen	leerer Magen	Hypothalamus	erhöht Hungergefühl, aktiviert Produktion von HGH (Human Growth Hormone)
Gastrin	G-Zellen im unteren Magenabschnitt (Antrum)	kephale und gastrische Verdauungsphase	Magen	stimuliert die Salzsäureproduktion, stimuliert den Muskeltonus
			Dünndarm	relaxiert die Klappe, die den Dünndarm vom Dickdarm trennt (Ileozökalklappe)
			Dickdarm	erhöht Muskeltonus im Sigma
Serotonin	Magenschleimhaut	gastrische Verdauungsphase	Magen	erhöht Muskeltonus
Histamin	H-Zellen im unteren Magenabschnitt (Antrum)	gastrische Verdauungsphase	Magen	stimuliert Salzsäureproduktion, erhöht Muskeltonus
Somatostatin	D-Zellen im unteren Magenabschnitt (Antrum)	pH-Wert <3	Magen	senkt Salzsäureproduktion, senkt Gastrin-/Histaminproduktion, erhöht Bikarbonatproduktion
Prostaglandin E2	Magenschleimhaut	Enzym Zyklooxygenase	Magen	erhöht Bikarbonatproduktion
			Bauchspeicheldrüse	verbessert Schleimbildung, Bikarbonatproduktion und Durchblutung der Magenschleimhaut
Sekretin	Dünndarm	pH-Wert <4	Magen	hemmt Gastrin- und Salzsäurebildung, relaxiert den Magen
			Bauchspeicheldrüse	erhöht Bikarbonatproduktion, erhöht Wasserproduktion
Cholecystokinin	Dünndarm (I-Zellen)	intestinale Phase	Bauchspeicheldrüse	stimuliert Pankreassekretion
			Gallenblase	kontrahiert Gallenblasenmuskulatur
			Zentrales Nervensystem (ZNS)	übermittelt Sättigungssignal ans Gehirn, hemmt Ghrelinproduktion

tablette einnehmen, die Acetylsalicylsäure enthält, wird das Enzym, das die Prostaglandin-Synthese anregt, gehemmt. So kann es passieren, dass im Falle einer zu hohen Aufnahme dieser schmerzstillenden Substanz zu wenig Prostaglandin E2 gebildet wird. Dadurch kann eine überschießende Magensalzsäure-Produktion nicht mehr gehemmt werden. So kann durch die häufige Einnahme von Acetylsalicylsäure ein Magengeschwür ausgelöst werden, weil die Zyklooxygenase gehemmt wurde.

Sekretin

Das Hormon Sekretin wird im Dünndarm gebildet. Es wirkt sich auch auf den Magen aus und hemmt dort wiederum die Gastrin- und Salzsäurebildung, relaxiert den Magen – macht also genau das Gegenteil von Gastrin. Gastrin fördert ja die Motilität, sodass sich der Magen gut durchmischt und schnell entleert, während das Sekretin diese Muskelaktion stoppt, damit der Nahrungsbrei und somit auch die Salzsäure länger im Magen verbleiben und der Dünndarm nicht weiter übersäuert. In der Bauchspeicheldrüse erhöht Sekretin die Bikarbonat- und Wasserproduktion und verdünnt dadurch praktisch die Säure, die in den Dünndarm gekommen ist, damit sie möglichst schnell wieder neutralisiert wird. Wie das Gastrin aktiviert Sekretin ebenfalls die Ausscheidung von Insulin aus den Beta-Zellen der Bauchspeicheldrüse.

Cholecystokinin

Im Zwölffingerdarm wird noch ein weiteres Hormon gebildet, das Cholecystokinin. Es wird in der intestinalen Phase produziert, also in dem Moment, wenn der Speisebrei den Magen verlässt und in den Darm kommt. Das Cholecystokinin stimuliert ebenfalls die Enzyme der Bauchspeicheldrüse. Seine wichtigste Aufgabe ist die Kontraktion der Gallenblasenmuskulatur, um dafür zu sorgen, dass sich die Gallenblase zusammenzieht und Gallenflüssigkeit an den Dünndarm abgibt. Das Hormon öffnet den Sphinkter Oddi, die Öffnung, durch die der Gallensaft und der Bauchspeicheldrüsensaft in den Zwölffingerdarm gelangen. Cholecystokinin senkt die Produktion von Ghrelin, das uns hungrig macht, übermittelt ein Sättigungsgefühl im Gehirn. Das Hormon hat also eine Auswirkung auf das zentrale Nervensystem, insbesondere auf den Hypothalamus, und löst dort ein Sättigungsgefühl aus. Es ist eines der wenigen Hormone, das uns wirklich satt macht!

Der Fettstoffwechsel im Detail

Der Fettstoffwechsel, auch Lipidstoffwechsel genannt, beinhaltet die Aufnahme, den Transport und die Verwertung von Nahrungsfett, Cholesterin und Phospholipiden im Körper. Die Fettverdauung beginnt, wie schon erwähnt, insbesondere bei Kindern bereits im Magen. Im Zwölffingerdarm und im Dünndarm findet dann die hauptsächliche Fettverdauung statt. Der Gallensaft spielt dabei eine wichtige Rolle. So hat die Galle unter anderem die Aufgabe, die Fette in feinste Tröpfchen zu lösen, es entsteht eine Emulsion. Die Galle dient also als Emulgator, ein Hilfsstoff, der eigentlich die nicht mischbaren Substanzen Fett und Wasser

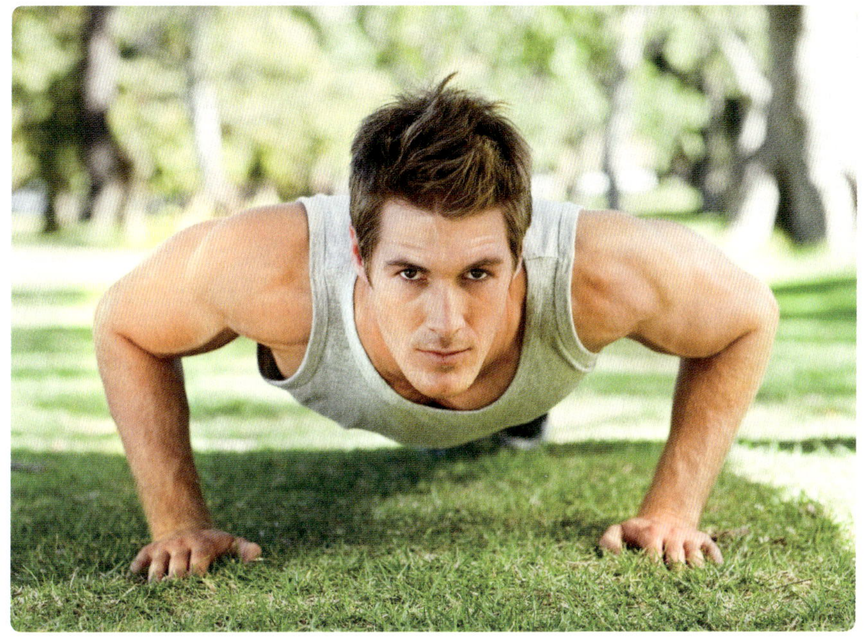

Fett verbrennt vorwiegend in der Muskulatur. Durch Sport wird vermehrt Muskulatur aufgebaut, wodurch wesentlich mehr Fett verbrannt werden kann und langfristig das Abnehmen dadurch erleichtert wird.

zu einer Flüssigkeit vereint. Der Gallensaft ermöglicht damit eine feinere Verteilung des Fettes. Die Fette können dadurch in noch kleinere Stücke aufgespalten werden. Hinzu kommt, dass die basische Galle den Speisebrei aus dem sauren Magen neutralisiert. Dadurch wird das Nahrungsfett leichter verdaulich. So entstehen im Darmlumen sogenannte Mizellen, die unter anderem auch die fettlöslichen Vitamine E, D, K und A enthalten und durch die Peristaltik (Pendelbewegungen in Längsrichtung) in die Darmzellen »massiert« werden. Hier werden die einzelnen Fettsäuren und Glyzerin wieder zu Triglyzeriden zusammengesetzt und an Eiweiß zu wasserlöslichen Lipoproteinen (VLDL) gebunden, die jetzt ins Blut gelangen können. Cholesterin und Phospholipide können die Darmschleimhaut auch so passieren. Eine weitere Möglichkeit, die Darmzelle wieder zu verlassen, ist die Bildung von Chylomikronen aus Fetten, Cholesterinester und Phospholipiden, die dann über das große Lymphgefäß, das durch den Brustkorb in die obere Hohlvene (Ductus thoracicus) zieht, in die Blutbahn gelangen. Je nach ihrem Bestimmungsort landen die Fette dann als Energiespeicher in Muskel- und Fettgewebe, als Baustoff in Gehirn- und Nervenzellen oder als »überschüssiges« Cholesterin in Leber und Gallenblase, wo sie ebenfalls gespeichert oder ausgeschieden werden können.

Nahrungsfette

Wie auf Seite 61 schon erwähnt, unterscheidet man zwischen gesättigten und ungesättigten Fettsäuren. Für unsere Körperzellen sind die hitzestabilen und bei Zimmertemperatur festen gesättigten Fette von Bedeutung. Diese »schlechten« Fette sollen den Blutcholesterinspiegel erhöhen und sitzen als Fettmolekül in unseren Zellen. Gesättigte Fette wurden bisher als großer Risikofaktor für Herz- und Kreislauf-Erkrankungen angesehen, was aber aufgrund der letzten Studien so nicht mehr aufrechterhalten werden kann! Auf die »guten«, ungesättigten Fettsäuren sind besonders Gehirn, Nervensystem und Stoffwechsel angewiesen. Ihr gesundheitlicher Nutzen liegt – wie bei der einfach ungesättigten Fettsäure – in der Senkung des Cholesterinspiegels und dem Schutz vor Herz-Kreislauf-Erkrankungen. Die wichtigste mehrfach ungesättigte Fettsäure ist die Alpha-Linolensäure, aus der die gesundheitlich besonders wertvollen Omega-3-Fettsäuren EPA und DHA gebildet werden (s. Seite 63). Für die Fettverdauung sind ungesättigte Fettsäuren deshalb so wertvoll, weil sie die Fähigkeiten besitzen, mit anderen Substanzen zu reagieren. Und je mehr Doppelbindungen eine ungesättigte Fettsäure hat, desto flexibler ist sie als Baustein für Zellmembranen und Gefäße.

Das Cholesterin

Cholesterin ist ein Stoff, der nur in tierischen Organismen als Fettbegleiter vorkommt. Seine Aufgaben im Körper sind von sehr großer Bedeutung sowohl als Bestandteil jeder Zellmembran als auch als Vorstufe der Gallensäure und verschiedener Hormone. Wir nehmen Cholesterin mit der Nahrung auf, bilden es aber auch ständig selbst in der Leber. Ist diese Balance zwischen Aufnahme mit der Nahrung und körpereigener Herstellung gegeben, ist der Cho-

Risiken beim Verzehr von Eiern

21 327 Ärzte wurden über 20 Jahre beobachtet. Es gab keinen signifikanten Unterschied zwischen den fünf Gruppen bezüglich Herzinfarkt, Schlaganfall oder Tod

Gruppe	1	2	3	4	5
Eier/Woche	<1	1	2–4	5–6	>7
Anzahl	4564	6627	6983	1421	1732
Hypercholesterinämie	13,6%	12,2%	11,3%	10,8%	10,5%
Getreide zum Frühstück	24,1%	24,0%	15,9%	10,8%	11,8%

Quelle: Egg consumption in relation to cardiovascular disease and mortality – The Physicians' Health Study. Am J Clin Nutr 2008;87:964-9.

lesterinspiegel im Optimum. Ist diese Balance gestört, leidet die Gesundheit. Bei Verminderung der Cholesterinzufuhr produziert der Körper vermehrt eigenes Cholesterin! Bei einem erhöhten Cholesterinspiegel stammt der größte Teil aus dieser Eigenproduktion, der geringste Teil aus der Nahrung. So verwundert es nicht, dass man durch eine cholesterinarme Diät den Cholesterinspiegel nur um maximal 10 bis 15 Prozent senken kann!

Cholesterin und Eierverzehr

In der bisher größten Untersuchung, die sich mit Eierverzehr und Herzinfarktrisiko beschäftigt, wurden Cholesterin und Eierverzehr über einen Zeitraum von 20 Jahren bei 21 327 Ärzten beobachtet. Diese Ärzte wurden in fünf Gruppen eingeteilt, je nachdem wie viele Eier sie pro Woche verzehrten. In Gruppe 1 waren die Ärzte, die weniger als ein Ei pro Woche gegessen hatten, in Gruppe 5 die Ärzte, die mehr als sieben Eier pro Woche gegessen hatten. Erstaunlicherweise hatte die Gruppe mit dem geringsten Eierverzehr den höchsten Cholesterinspiegel gehabt, einfach, weil hier vermehrt Kohlenhydrate gegessen wurden, die, wenn sie nicht verbraucht werden, zu Triglyzeriden und Cholesterin umgebaut werden! Man hat hier also festgestellt, dass Ärzte, die während dieser Zeit weniger als ein Ei pro Woche gegessen hatten, genauso häufig Infarkte erlitten wie jene, die mehr als sieben Eier pro Woche verzehrten. (Quelle: Djoussé, Luc; Gaziano, J. Michael: Egg consumption in relation to cardiovascular disease and mortality – The Physicians' Health Study. In: Am J Clin Nutr 2008;87:964–9).

Aus Kohlenhydraten werden Fette

So einfach ist das also nicht, dass man durch eine verminderte Aufnahme von Nahrungscholesterin das körpereigene Cholesterin senken kann. Erhöhte Blutfettwerte entstehen nämlich auch aus erhöhten Glukosewerten, d.h., aus Kohlenhydraten werden Fette. Die Stoffwechselvorgänge im Körper sind so vielschichtig und so fein miteinander verwoben, dass wir kurz einen Blick auf den zentralen Dreh- und Angelpunkt im Stoffwechsel werfen. Die Rede ist von dem Citratzyklus.

Citratzyklus

In den Citratzyklus münden über eine gemeinsame Vorstufe die Abbauprodukte des Eiweiß-, Kohlenhydrat- und Fettstoffwechsels ein, um in einem immer wieder ablaufenden Zyklus Zwischenprodukte für den Aufbau anderer Stoffe zu liefern. Die gemeinsame Vorstufe ist eine Schlüsselsubstanz im Körper. Sie heißt Acetyl-Coenzym A – kurz Acetyl-CoA –, was so viel bedeutet wie aktivierte Essigsäure. Die beim Abbau langkettiger Kohlenhydrate entstandene Glukose wird zunächst über Pyruvat zu Acetyl-CoA umgebaut und dann in Citrat (Zitronensäure) umgewandelt, dem ersten von insgesamt acht Produkten im Citratzyklus. Der Citratzyklus wurde 1937 von dem deutschen Mediziner Hans A. Krebs (1900–1981) entdeckt, der dafür 1953 den Nobelpreis erhielt. In den angelsächsischen Ländern wird der Citratzyklus daher auch als Krebszyklus bezeichnet. Er ist praktisch der zentrale Stoffwechselweg mit Auswirkungen auf viele andere Bereiche. In

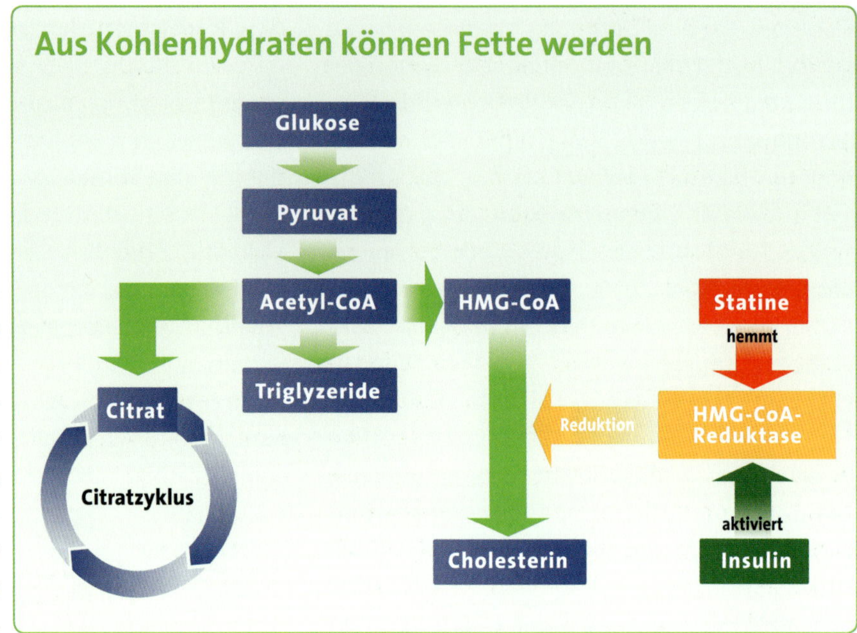

Der Citratzyklus zur Energiegewinnung ist eine wichtige Drehscheibe im Stoffwechsel. In ihn münden Abbauprodukte der Kohlenhydrate, Eiweiße und Fette ein. Ist er überlastet, schlägt der Körper einen Umweg ein und produziert Fette.

dem Citratzyklus werden aus dem Acetyl-CoA Kohlendioxid (CO_2) und Wasserstoff abgespalten und die dabei gewonnene Energie der sogenannten Atmungskette zur Verfügung gestellt, in der dann letztlich die Energie für jede Zelle, für den ganzen Körper hergestellt wird. Die dabei gewonnene Energie wird in Form von ATP (Adenosintriphosphat) sozusagen in Form von kleinen Akkus verpackt. Der Citratzyklus läuft nur in enger Verbindung zur Atmungskette ab, wodurch wir unsere Energie bekommen. Doch zurück zum Citratzyklus: In ihm werden zudem auch wichtige körpereigene Aminosäuren synthetisiert, andere Aminosäuren werden abgebaut. Des Weiteren werden im Citratzyklus Substanzen hergestellt, aus denen wieder im Rahmen eines anderen Stoffwechselweges, der Glukoneogenese, Glukose produziert werden kann, aus Aminosäuren wird also Zucker hergestellt. Auch werden in dem Citratzyklus Substanzen hergestellt, die für die Synthese des Hämoglobins für das Blut wichtig sind.

Aufbau von Fettgewebe

Acetyl-CoA ist auch Grundbaustein für die Synthese von Fettsäuren. Entsprechend können auch aus dem Citrat über das Acetyl-CoA wieder Fette (Triglyzeride) produziert werden. Wenn durch vermehrte Kohlenhydrataufnahme der Citratzyklus überfordert ist, weil zu viel Citrat zur Verfügung steht, kann der Körper das überschüssige Citrat wieder zu Acetyl-CoA zurückbilden und entsprechend Triglyzeride aufbauen, die dann zu einer Leberverfettung oder zu einer massiven Zunahme des Fettgewebes führen können.

HMG-CoA und Statine

Über einen weiteren Stoffwechselweg kann aus dem Acetyl-CoA das HMG-CoA (3-Hydroxy-3-Methylglutaryl-Coenzym-A) gebildet werden, und daraus stellt der Körper das gefürchtete Cholesterin her. Diese Reduktion zu Cholesterin geschieht durch ein Enzym, einer Reduktase, die den Namen HMG-CoA-Reduktase trägt. Diese Reduktase wird aber letztendlich sehr stark durch Insulin aktiviert. Deshalb bedeutet ein hoher Insulinspiegel eine hohe Reduktase-Tätigkeit und viel Umwandlung von HMG-CoA in Cholesterin! Die üblichen Medikamente, die gegen zu hohes Cholesterin verschrieben werden, sind die Statine, die das Enzym HMG-CoA-Reduktase hemmen. Wenn diese Reduktase gehemmt wird, wird weniger Cholesterin aus HMG-CoA produziert. Medikamente wie Statine und das Hormon Insulin haben also eine ganz gegensätzliche Wirkung! Insulin stimuliert die Aktivität dieses Enzyms, und es wird mehr Cholesterin gebildet. Die Statine hemmen dieses Enzym, und es wird weniger Cholesterin produziert. Auf diese Art kann man sehr gut erklären, wie aus zu vielen Kohlenhydraten – die wir nicht zur Energiegewinnung verbrennen, weil wir zu wenig Bewegung und körperliche Arbeit haben –, zum einen Triglyzeride und zum anderen Cholesterin gebildet werden.

Triglyzeride steigen aber dabei an

Bei vielen Menschen, die Statine einnehmen, kommt es unweigerlich zu einer Erhöhung von HMG-CoA, denn es kann ja nicht weiter abgebaut werden. Wenn sich das HMG-CoA aber erhöht, also vermehrt und nicht abgebaut werden kann, entsteht natürlich vermehrt Acetyl-CoA. Und dem Acetyl-CoA bleibt nur dieser eine Weg offen, nämlich vermehrt Triglyzeride zu bilden. Bei vielen Patienten, die Statine einnehmen, sieht man zwar eine Absenkung des Cholesterins, aber oft einen Anstieg der Triglyzeride. Und das ist genau das, was wir eben nicht haben wollen! Deshalb ist es unser Ziel, den Stoffwechsel so zu regulieren, dass der Körper durch Senkung des Glukose- und Insulinspiegels nicht auf die Einnahme von Medikamenten angewiesen ist.

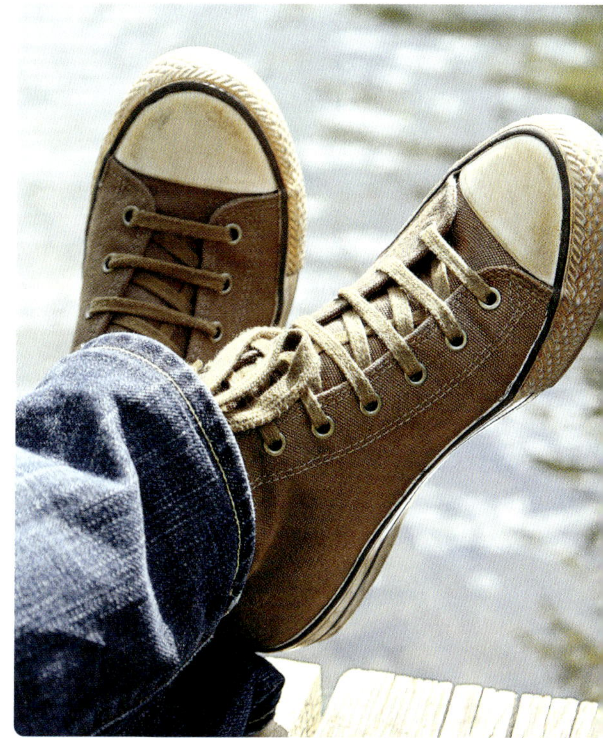

Entspannungs- und Erholungsphasen sind wichtig, um den vielfältigen Anforderungen des modernen Lebens gewachsen zu sein.

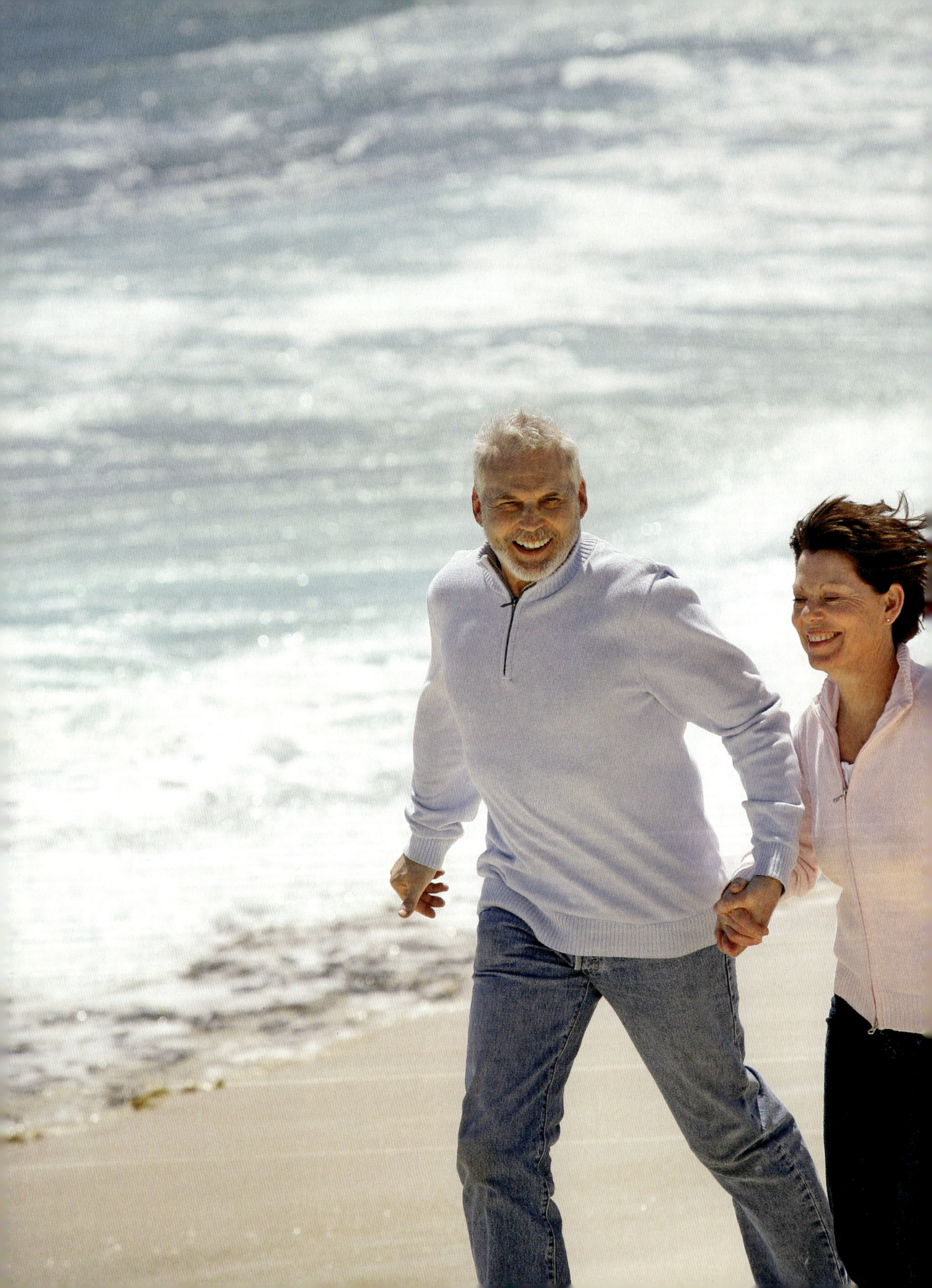

Das **Immunsystem** – unsere Schutzpolizei

Körperfremde Substanzen erzeugen eine Abwehrfunktion in unserem Organismus, unser Immunsystem wird aktiv.

Fremde **Stoffe erkennen** und **abwehren**

Unsere immunologische Abwehr findet an vielen unterschiedlichen Orten im Körper statt, und sie besteht aus verschiedenen »Soldaten«, die auf ganz bestimmte Aufgaben spezialisiert sind. Gehen Sie mit auf die Reise in den Mikrokosmos des Körpers und erfahren Sie hier mehr über diese faszinierende Welt und das komplexe biochemische Zusammenspiel der Abwehrzellen im Immunsystem.

Bisher haben wir den Verdauungstrakt als ein System kennengelernt, über das unsere Nahrungsmittel in den Körper aufgenommen werden. Die zweite ebenso wichtige Aufgabe der Schleimhäute im Verdauungstrakt ist es, eine Barriere zu bilden, um uns vor Substanzen zu schützen, die uns eher schaden als nützen. Mit seinen etwa 300 Quadratmetern ist es die größte Fläche, durch die solche Substanzen in unseren Körper eindringen können.

Unspezifisches Immunsystem

Das unspezifische Immunsystem ist uns angeboren. Es besteht aus mehreren Komponenten.

Haut

Die Haut ist flächenmäßig unser größtes Organ. In der obersten Hautschicht (Stratum corneum) verhornen die Zellen durch Keratinbildung, geben der Haut Festigkeit und verhindern das Eindringen von Mikroorganismen. Talg aus den Talgdrüsen und Schweiß unterstützen die Abwehr. In der darunterliegenden Schicht (Stratum germinativum) befinden sich bereits die ersten Fresszellen, die Bakterien und Viren vertilgen. Auch Melanozyten sind hier angesiedelt, die uns durch Bildung von Melanin vor schädlichem UV-Licht schützen und verantwortlich für die Sonnenbräune auf unserer Haut sind.

Schleimhäute

Schleim (Muzine) verhindert die Anhaftung von Mikroorganismen. Mithilfe von feinen Härchen (Zilien) in Nase, Nasennebenhöhlen und Luftwegen sowie von Tränenflüssigkeit werden schädliche Substanzen gelöst und ausgeschieden. Die im Magen gebildete Salzsäure tötet Mikroorganismen ab, während symbiotische Keime der Schleimhäute im Darm die Abwehr unterstützen.

Unspezifische Abwehrzellen

Die fleißigste Abwehrtruppe unseres Immunsystems sind die weißen Blutkörperchen. Man nennt sie Leukozyten. Wie alle Blutzellen stammen sie aus unserem Knochenmark und spezialisieren sich im Laufe ihres Lebens zu verschiedensten Arten von Abwehrzellen. Es ist eine sehr schnelle Truppe, die sofort reagiert und eine recht hektische und ziemlich wahllose Abwehr gegen alle Eindringlinge oder Dinge im Körper leistet, die fremd erscheinen oder nutzlos sind. Vorteil der unspezifischen Abwehr ist, dass sie sehr schnell reagiert: Eine uns allen wohlbekannte Reaktion ist die Entzündung. Wenn wir eine kleine Wunde haben und dort Bakterien in die Haut eingedrungen sind, schwillt die Stelle an, wird rot, heiß und tut weh. Verantwortlich dafür sind zunächst einmal die unspezifischen Abwehrzellen, die rasch am Ort des Geschehens sind, weil sie gerade irgendwo in der Nähe im Gewebe patrouilliert sind und das Eindringen der Bakterien deshalb sofort bemerkt haben. Völlig unabhängig davon, um welchen Erreger es sich handelt, wird der Eindringling an Ort und Stelle unschädlich gemacht. Ein erhöhter Wert an Leukozyten im Blutbild deutet auf eine Infektion oder Entzündung hin.

Leukozyten spezialisieren sich

Am Anfang ihres Lebens sind Leukozyten im Knochenmark zu Hause. Dann wandern sie im Laufe der Zeit aus und verteilen sich im ganzen Körper, wo sie wachsam patrouillieren und nach Feinden Ausschau halten. Zu der Gruppe an Abwehrzellen, die so schnell am Einsatzort, dafür aber nicht sehr wählerisch im Feinde-Ausrotten ist, gehören vor allem die Phagozyten.

Die wichtigsten Fresszellen

Art	Unterart	Tätigkeit	Vorkommen
Granulozyten	Neutrophile	fressen Bakterien	40–70 % der weißen Blutkörperchen
Granulozyten	Basophile	produzieren Histamin	ca. 1 %
Granulozyten	Eosinophile	fressen Antigen-Antikörper-Komplexe	1–4 %
Monozyten		werden zu Makrophagen	4–8 %
Makrophagen		fressen Bakterien und Viren	
T-Lymphozyten		zerstören befallene Zellen	20–45 % aller Lymphozyten
natürliche Killerzellen (NK-Zellen)		zerstören alle Antigene	Untergruppe der T-Lymphozyten

Phagozyten

Phagozyten sind Fresszellen, deren Aufgabe es ist, eingedrungene Fremdkörper, Mikroorganismen, aber auch körpereigene Gewebetrümmer zu entsorgen. Zu diesem Zweck umschließen die Phagozyten das schädliche Teilchen, transportieren es ins Zellinnere, wo es gezielt abgebaut und dadurch unschädlich gemacht wird. Den Phagozyten ist es dabei ziemlich egal, welche schadhaften Zellen sie angreifen. Sie zählen ja, wie gesagt zur unspezifischen, also nicht besonders zielgerichteten Abwehr. Die unspezifische Abwehr steht uns von Geburt an gegen alle fremden Eindringlinge zur Verfügung.

- **Monozyten** Sie wandern aus dem Knochenmark aus, und wenn sie im Gewebe angelangt sind, verwandeln sie sich in **Makrophagen**, was so viel bedeutet wie »große Fresszellen«.
- **Granulozyten** Sie werden noch in weitere Untergruppen differenziert. Hier handelt es sich um kleine Fresszellen – die am häufigsten vorkommende Immunzelle im Blut. Die verschiedenen Typen von Granulozyten sind auf verschiedene Arbeiten spezialisiert: Sie nehmen alle Arten von Krankheitserregern (Pilze, Viren, Bakterien) in sich auf und zersetzen sie durch Enzyme. **Eosinophile** haben sich nur auf Parasiten und Antigen-Antikörper-Komplexe spezialisiert, sind also gerade bei Parasitenbefall oder Allergien deutlich erhöht! Einen anderen Zelltyp der Granulozyten nennt man **Mastzellen**; sie sind reichlich im Gewebe vorhanden. Diese Abwehrzellen sind ebenfalls für die Bekämpfung von Parasiten geeignet. Sie schütten dann sehr viel Histamin aus, was zur stärkeren Durchblutung

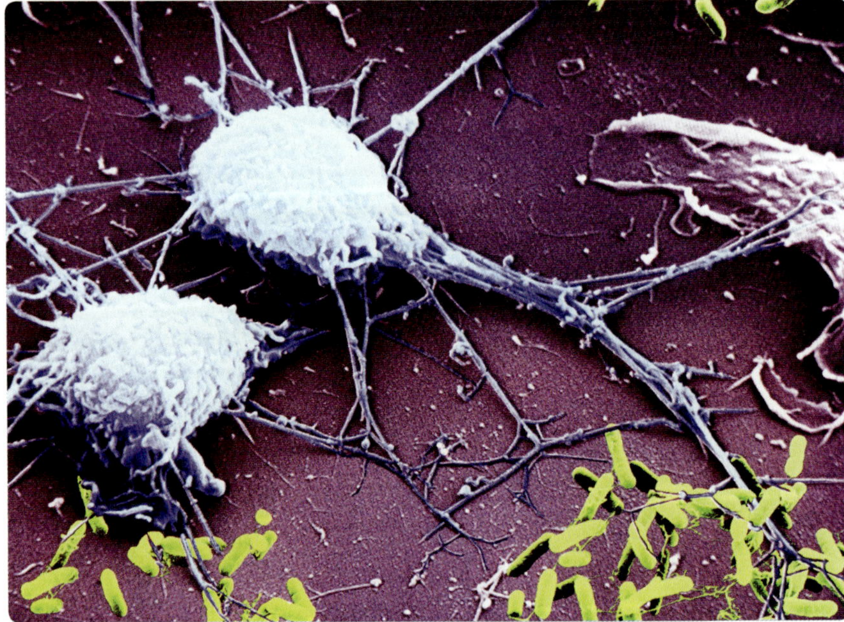

Mit bloßem Auge nicht zu erkennen, arbeiten hier Makrophagen bei der Abwehr von Coli-Bakterien im Blut.

der betroffenen Stelle führt. Oft spüren wir ihren Einsatz durch Juckreiz oder Quaddelbildungen am Körper.

Makrophagen und Granulozyten haben auch die Fähigkeit, Sauerstoff aufzunehmen, mit dem die Krankheitserreger abgetötet werden können. Die **natürlichen Killerzellen** sind in der Wissenschaft aus der Krebsforschung bekannt. Sie sind eine Untergruppe der T-Lymphozyten (siehe Seite 134) und haben sich darauf spezialisiert, alles sofort zu vernichten, was nicht zu unserem Körper gehört. Sie setzen dazu Substanzen frei, die Löcher in die Membran der fremden oder kranken Zellen ätzen, wodurch der Zellinhalt regelrecht ausläuft und die Zelle stirbt.

Immunbotenstoffe

Woher wissen nun die Phagozyten mit ihren vielen Untergruppen, wohin sie im Ernstfall müssen, um dort ihre Abwehrarbeit zu verrichten? Infektionsherde oder Entzündungen senden biochemische Botenstoffe (Komplementproteine) aus, die fremde Eindringlinge markieren, die wie Signale zur Erkennung für die Phagozyten dienen.

- Zu diesen Komplementproteinen gehören beispielsweise die Zytokine, das sind Immunbotenstoffe, die also verschiedene Abwehrzellen aktivieren können: Wurden die Fresszellen auf diese Weise durch die Immunbotenstoffe aktiviert, entwickeln sie »Arme«, mit denen sie die Bakterien umschließen und in das Innere einer Zelle aufnehmen. Die Erreger befinden sich jetzt in einer Art Blase, in der sie abgetötet und anschließend quasi verdaut werden können.

Spezifisches Immunsystem

Mit dem im Laufe des Lebens erworbenen spezifischen Immunsystem sind nur höhere Lebewesen (Wirbeltiere) ausgestattet. Hat ein Krankheitserreger doch die Haut- oder Schleimhautschicht überwunden, landet er in einer Flüssigkeit, die die Zellen umgibt, sie versorgt und die Abfallprodukte entsorgt. Diese Gewebsflüssigkeit sammelt sich in den Lymphgefäßen und wird in Richtung Körpermitte transportiert. Auf ihrem Weg wird diese als Lymphe bezeichnete Flüssigkeit in den zwischengeschalteten Lymphknoten filtriert.

Lymphe in den Lymphknoten

Besonders viele Lymphknoten befinden sich am Übergang zum Rumpf, in den Leisten und den Achselhöhlen. Die Lymphknoten sind auch der Produktionsort der Lymphozyten. In der Darmwand befinden sich die »Peyer'schen Plaques« die die gleichen Aufgaben wie die Lymphknoten haben. Die Mandeln im Rachen (Polypen) und Gaumen (Tonsillen) sind besonders große Lymphknoten und können Viren direkt an der Eintrittspforte abtöten.

Viren

Viren sind übrigens im eigentlichen Sinn keine Zellen, da sie keinen eigenen Zellkern und auch keine weiteren Zellorganellen enthalten. Sie können sich nicht selbst ernähren oder fortpflanzen. Sie dringen beispielsweise in eine menschliche »Wirtszelle« ein und programmieren diese Zelle um, damit diese dann neue Viren produziert.

Lymphozyten

Alle Zellen oder Eiweißprodukte, die nicht zu unserem Körper gehören, werden als Antigene bezeichnet. Nach wiederholtem Kontakt mit solchen körperfremden Antigenen fängt der Körper an, Vorläuferzellen für eine gezielte Abwehr zu bilden. Diese Vorläuferzellen befinden sich im Knochenmark sowie im Embryo auch in der Leber und in der Milz. Aus ihnen bildet der Körper Lymphozyten aus, um sich mit einer spezifischen zellulären Reaktion zu wehren. Die Lymphozyten warten hauptsächlich in der Milz und in den Lymphknoten auf ihren Einsatz. Bei der spezifischen Abwehr arbeiten Zellen mit Spezialaufgaben eng zusammen. Es gibt zwei Arten von Lymphozyten.

B-Lymphozyten

B-Lymphozyten produzieren Antikörper gegen körperfremde Antigene. Diese Antikörper sind in der Lage, sich an die Wand der Fremdlinge anzudocken und diese zu zerstören. Das geschieht auf folgende Weise: Wird ein Eindringling als fremd erkannt, produzieren die Immunzellen Antikörper, die genau zu ihm passen. Man nennt das »Schlüssel-Schloss-Prinzip«. Unsere B-Lymphozyten sind in der Lage, bis zu 100 Milliarden verschiedene Antikörper zu produzieren. Diese Antikörper verbinden sich mit dem Fremdling und bilden einen Antigen-Antikörper-Komplex, der zur Zerstörung des Eindringlings führen kann. Eine andere Reaktion, bei der der Feind nur markiert wird, nimmt ihm die Möglichkeit, sich vor anderen Immunzellen zu verstecken. Durch diese Markierung werden die Eindringlinge von den Fresszellen der unspezifischen Abwehr sofort erkannt und zerstört.

T-Lymphozyten

T-Lymphozyten haben die Aufgabe, Körperzellen abzutöten, die bereits Opfer eines Virus geworden sind oder andere Krankheitszeichen zeigen. Sie werden durch das im Thymus produzierte Hormon Thymosin in ihre ausgereifte aktive Form überführt. Die Thymusdrüse befindet sich hinter dem Brustbein, ist bei Kindern noch groß und schrumpft ab der Pubertät und ist beim Erwachsenen nur noch als kleiner Haufen Fettgewebe auffindbar, weil das Immunsystem weitgehend ausgereift ist. Ihre Funktion der Thymosinproduktion hat sie jedoch beibehalten. Die T-Lymphozyten können sich zu drei unterschiedlichen Gruppen weiterentwickeln:

- **T-Helferzellen.** Sie dienen als Kommandozentrale, die über eindringende Erreger informieren und B-Lymphozyten anregen, Antikörper zu bilden.
- **T-Suppressorzellen.** Damit die Abwehrzellen nicht im Eifer des Gefechtes überreagieren und den eigenen Körper gefährden, sorgen sie dafür, dass die Abwehrsoldaten im Zaum gehalten werden. Wenn das nicht geschieht, wird das Gemetzel zu groß, und wir haben eine überschießende Reaktion im Körper: Ein Geschehen, das wir als »Allergie« mit entsprechenden Symptomen wahrnehmen.
- **T-Killerzellen.** Sie greifen sofort jedes körperfremde Antigen an und zerstören es. Dies betrifft vorwiegend von Viren befallene Zellen und Krebszellen.

Die Milz als Filter und Depot

Eindringlinge, die es geschafft haben, auch diese zweite Barriere der Lymphknoten zu überstehen, gelangen über das große Sammelgefäß für die Lymphe im Thorax (Ductus thoracicus) in die obere Hohlvene und somit ins Blutgefäßsystem. Hier dient die Milz als Filter für das Blut, in dem ebenfalls die Lymphozyten für die Vernichtung der Eindringlinge sorgen. Die Milz dient aber auch als Depot für weiße und rote Blutkörperchen, die dann bei Bedarf schnell in den Blutkreislauf abgegeben werden können. Die gesamte Blutmenge befindet sich nicht ständig im Umlauf, nur bei starker körperlicher Anstrengung, z.B. beim Dauerlauf, werden zusätzliche Erythrozyten zur Verfügung gestellt. Dies kann, wenn die zusätzliche Versorgung zu schnell geschehen muss, zu Seitenstechen in der Milz führen, wenn diese sich, um das Blut auszustoßen, krampfartig zusammenzieht.

Gedächtniszellen

Das spezifische Abwehrsystem ist zwar langsamer am Einsatzort, hat aber den großen Vorteil, dass es sich die Art des Angreifers merken kann: Es hat ein Gedächtnis. Schon während der Abwehrschlacht bilden die T- und B-Lymphozyten Gedächtniszellen aus, in denen die wichtigsten Informationen über den Feind gespeichert werden. Kommt ein erneuter Angriff desselben Gegners, können jetzt innerhalb von Sekunden hochwirksame Antikörper gebildet werden. So kann sich unser Körper Erreger, mit denen er einmal zu tun hatte, jahrzehntelang merken.

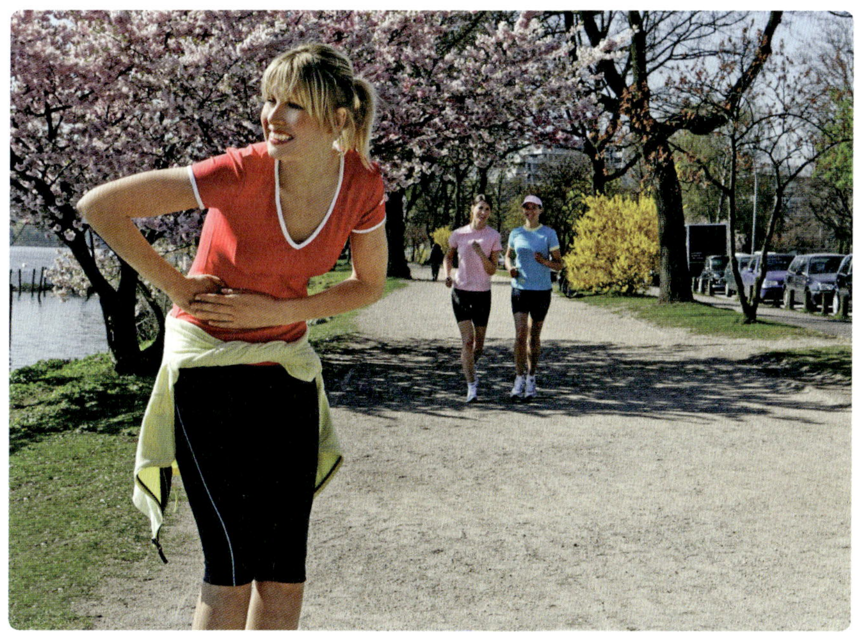

Seitenstechen kann ein Warnzeichen der Milz sein, des größten Organs unseres Immunsystems. Dabei zieht sich die Milz zusammen, um das in ihr gespeicherte Blut auszupressen. Das tut weh.

Fehlfunktionen des Immunsystems

- Zur **Allergie** kommt es, wenn die T-Suppressorzellen das System nicht im Zaum halten können und eine Überreaktion auslösen.
- **Autoimmunkrankheiten** können entstehen, wenn das Immunsystem Antikörper gegen eigenes Gewebe bildet. Es gibt Viren- und Bakterienarten, die die Zelloberfläche von Fresszellen so verändern, dass die T-Lymphozyten nicht die Mikrobenantigene, sondern Oberflächenantigene der eigenen Zellen angreifen. Manchmal erkennen T-Killerzellen nicht, dass es sich um körpereigene Zellen handelt, und zerstören sie. Solche Krankheiten sind z. B. die **rheumatoide Arthritis,** bei der Antikörper gegen die Gelenkschleimhaut gebildet werden. Bei **Hashimoto Thyreoiditis** bildet unser Körper Antikörper gegen sein eigenes Schilddrüsengewebe, das teilweise zerstört wird und zur Unterfunktion der Schilddrüse führt, weil nicht mehr genügend Schilddrüsenhormone produziert werden. Bei **Lupus erythematodes** werden Antikörper gegen Zellkernsubstanzen gebildet. Diese Krankheit befällt vorwiegend die Haut (wobei sich beispielsweise eine schmetterlingsartige Rötung des Gesichts zeigt) und die Schleimhäute (wobei es zur Flüssigkeitsansammlung sowohl in Gelenken als auch im Herzbeutel kommt).
- Das erworbene Immundefizitsyndrom Acquired Immune Deficiency Syndrome (**AIDS**) entsteht durch Viren, die sich speziell in den Zellen vermehren, die unser bester Schutz im Immunsystem sind, den T-Helferzellen. Bei immer weniger T-Helferzellen können die B-Lymphozyten nicht mehr angeregt werden, Antikörper zu bilden.

Impfen

Eine Tatsache, die man sich beim Impfen zunutze macht. Bei einem erneuten Kontakt sorgen die Gedächtniszellen für eine wesentlich schnellere und stärkere Immunreaktion. Erkrankt ein Kind z. B. an Masern, werden die Viren bekämpft und gleichzeitig erkennungsdienstlich behandelt. Die Gedächtniszellen merken sich deren Aussehen. Bei einem erneuten Kontakt, auch Jahre später, wird das Virus sofort erkannt und durch die unverzüglich produzierten Antikörper markiert. Von diesem Vorgang spüren wir in der Regel nichts, es kommt nicht zu Krankheitssymptomen. Der Mensch ist gegen diese Krankheit, z. B. gegen Masern, immun geworden. Die spezifische Abwehr braucht also länger, um einen effektiven Gegenschlag vorzubereiten. Ihre volle Wirkung setzt erst nach einigen Tagen bis Wochen ein, dafür besitzt sie eine größere Treffsicherheit. Das spezifische Abwehrsystem ist der Scharfschütze, der sich langsam und konzentriert auf den Angreifer einstellt und ihn dann gezielt bekämpft. Die spezifischen Komponenten des Immunsystems sind höher entwickelt, da sie fähig sind zu lernen, sich anzupassen und zu erinnern.

Schwaches Immunsystem – eine Zivilisationskrankheit?

Im Laufe unseres Lebens werden wir ständig mit Erkältungen, Grippewellen und anderen ansteckenden Erkrankungen konfrontiert. Dadurch wird unser Immunsystem auf Trab gehalten, die Abwehrtruppe wird trainiert und ist immer einsatzbereit. So ist es ja auch richtig. Allerdings gibt es in unserer heutigen Zivilisation auch Feinde, die übermächtig sind und unfaire Kampfmethoden einsetzen. Es sind Feinde, mit denen Naturvölker weit weniger in Kontakt kommen: Die verschmutzte Luft, die wir einatmen, das Essen, das immer mehr künstliche Zusatzstoffe enthält, das Wasser, das zum Teil noch durch bleihaltige Leitungen hindurch muss ... all diese Dinge, mit denen wir täglich in Kontakt kommen, enthalten eine Vielzahl an Giften und Reizstoffen, die auch ein intaktes Immunsystem auf Dauer belasten und schwächen können. Während es Belastungen durch Viren, Bakterien und Pilze schon immer gegeben hat, sind diejenigen durch Gifte der chemischen Industrie in Atemluft, Nahrungsmitteln und Trinkwasser in jüngerer Zeit stark angestiegen. Lebensmittelzusatzstoffe, Pharmazeutika und Elektrosmog belasten das Immunsystem zusätzlich, sodass z.B. Pilzinfektionen immer mehr begünstigt werden. Das Ergebnis: Unser Immunsystem wird überfrachtet, es kann sich nicht mehr wehren, und unser Körper bildet neue, zum Teil noch unerforschte Krankheiten aus, gegen die Medizin und Wissenschaft erst einmal erfolgreiche Behandlungsstrategien finden müssen.

Nicht nur das Bindegewebe leidet

Die zunehmende Anhäufung schädlicher Substanzen führt zu einer Verschlackung und einem Sauerstoffmangel im Bindegewebe und in der Folge zu Fehlfunktionen der Zellen und zu einer verminderten Aktivität von Stoffwechselprozessen. Ein schwaches Immunsystem ist jedoch keineswegs schicksalhaft. Studien zeigen, dass durch hochwertige Ernährung das Immunsystem entscheidend gestärkt werden kann.

Ursachensuche

Ein schwaches Immunsystem ist meist nicht angeboren, sondern wird im Laufe des Lebens erworben. Von Geburt an bestehende Defekte

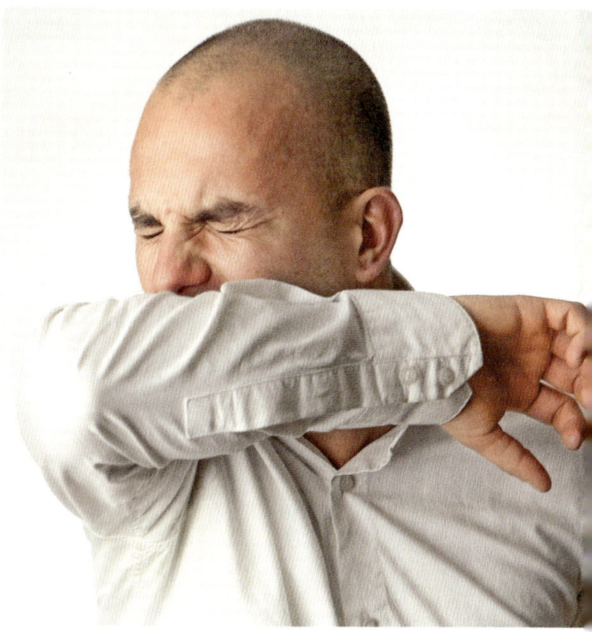

Niesen kann man nicht abwehren. Wohl aber die Umwelt schützen und in die Armbeuge niesen.

sind sehr selten. Eine Störung des Immunsystems, auch Immundefekt oder Immunschwäche genannt, hat eine »Abwehrschwäche« zur Folge, das heißt, der betroffene Mensch zeigt eine vermehrte Krankheitsanfälligkeit gegenüber Bakterien, Viren, Pilzen und anderen Mikroorganismen. Der Heilungsprozess gelingt jetzt nicht mehr, denn nicht alle Elemente des Immunsystems funktionieren einwandfrei. Das ist leider immer öfter der Fall. Häufige Ursachen von erworbenen Immundefekten sind z. B.:

- Ausgeprägter Eiweißmangel.
- Zytostatika, die in der Chemotherapie eingesetzt werden. Diese hemmen dosisabhängig die Zellvermehrung im Körper, also auch die Vermehrung der Abwehrzellen.
- Kortison oder andere immununterdrückende Medikamente, die beispielsweise nach einer Transplantation zur Verhütung der Organabstoßung gegeben werden.
- Einzelne Schmerzmittel mit der chemischen Substanz Pyrazolon lösen in Einzelfällen eine lebensbedrohliche Erkrankung (Agranulozytose) aus. Als Reaktion auf die Unverträglichkeit bestimmter Schmerzmittel kommt es zu einer starken Verminderung der Granulozyten. Bei einer Reduzierung dieser Untergruppe der weißen Blutkörperchen kann es zu Störungen des Allgemeinbefindens, zu Fieber bis hin zur Geschwürbildung kommen.
- Auch Infektionen schwächen das Abwehrsystem. Ein Beispiel dafür ist das HI-Virus bei der Immunschwächekrankheit AIDS.
- Kinder, die Masern oder Windpocken hatten, sind vorübergehend geschwächt. Dieser Zustand kann auch einige Wochen anhalten.

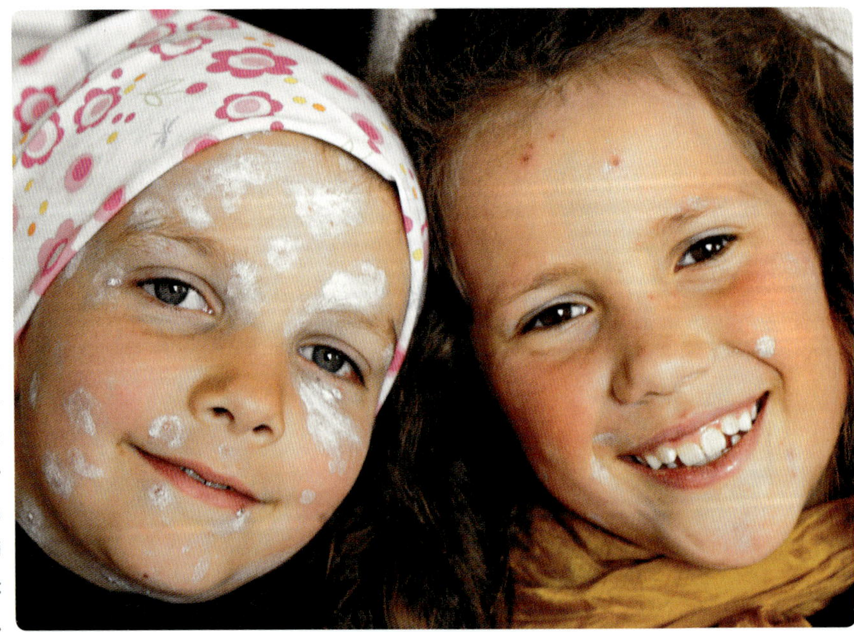

Windpocken verlaufen bei Kindern meist harmlos. Das Immunsystem »merkt« sich die Struktur des sie verursachenden Virus und reagiert bei erneuter Infektion nicht mit Hautausschlägen.

Während dieser Zeit besteht die Gefahr, dass weitere Infektionen hinzukommen.

- Aber auch ein Schock oder Trauma, also eine psychische Ursache, kann das Immunsystem empfindlich schwächen. Es ist auch bekannt, dass Menschen, deren Partner gestorben ist und die dann plötzlich allein leben, anfälliger für Krankheiten werden.
- Eine Abwehrschwäche macht sich durch banale Infekte bemerkbar, die ständig wiederkehren, wie z.B. Erkältungen. Oder es treten Infektionen auf, die durch seltene, sogenannte atypische Erreger verursacht werden, und die beim Gesunden keine Erkrankung auslösen würden.

Was unserem Immunsystem Tag für Tag zusetzt

Wie bei einem wirklichen Heer ist die Kampfgemeinschaft »Immunabwehr« anfällig für Störungen und Einflüsse unterschiedlichster Art. Das können sogar Kälte oder Hitze sein, eine übermäßig große Invasion feindlicher Viren oder Bakterien oder aber – wie inzwischen hinlänglich bekannt ist – auch negative Gedanken und Gefühle. Wohl jeder hat schon einmal erlebt, dass Stress, Trauer oder andere länger anhaltende seelische Belastungen uns anfälliger für Schnupfen, Erkältungen oder auch schlimmere Krankheiten machen. Tatsache ist, dass durch Stress die Anzahl der Abwehrzellen im Blut vermindert wird, das kann man im Labor messen. Lachen und Freude hingegen können das Immunsystem stärken und weniger anfällig für äußere Einflüsse machen. Stress, chronische Erkrankungen, Sonnenstrahlen oder bestimmte Arzneimittel können das Immunsystem angreifen. Ist die körpereigene Abwehr nicht stark genug oder reagiert sie zu langsam, kann der Organismus Krankheitserreger nicht mehr ausreichend abwehren. Der Mensch wird deshalb dann krank.

Ernährung und Immunsystem

Dass die Ernährung einen Einfluss auf das Immunsystem hat, ist leicht nachzuvollziehen. Denn tagtäglich verführen viele Speisen sozusagen im Vorbeigehen den Gaumen. Hier schnell mal ein Softdrink oder eine Cola getrunken, dort ein Gebäckstück oder ein Stück Pizza verschlungen, zwischendrin ein paar Süßigkeiten zum Kaffee genascht – der Körper muss zwangsläufig darauf reagieren.

Überernährung

Überernährung führt zu einer Verminderung der Lymphozyten, insbesondere der T-Lymphozyten. Bei Allergietestungen zeigen Übergewichtige eine verminderte Hautreaktion als Zeichen einer verminderten Immunantwort. Mehr zu Allergie und Ernährung siehe Seite 274.

Unterernährung

Durch Unter- und Mangelernährung können bei fehlenden Vitaminen und Mineralstoffen sowie zu niedrigem Gesamteiweiß kaum Abwehrstoffe gebildet werden, was in den westlichen Industrienationen kein Problem sein sollte. Achtung deshalb bei einseitiger Kost!

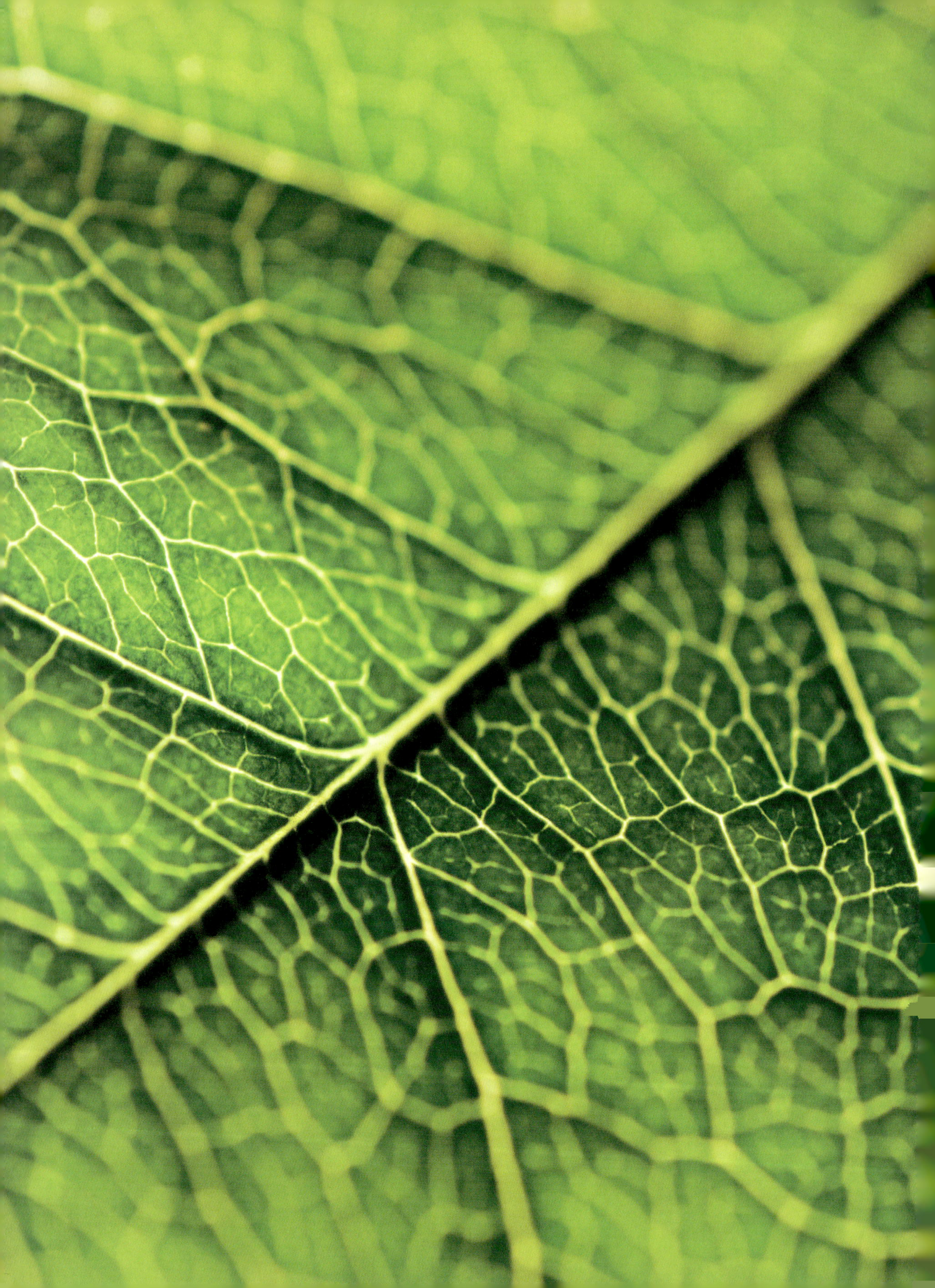

Der Stoffwechsel
auf Zellebene

Die Zelle als kleinste Einheit im Körper benötigt unseren Schutz. Nur so kann das Zusammenspiel aller auf großer Ebene reibungslos ablaufen.

Unsere Zellen erfordern Aufmerksamkeit

Wir sind so jung und so gesund wie unsere Zellen. Und das bestimmen wir selbst! Denn in unseren rund 80 Billionen Körperzellen ist ständig etwas los: Permanent sterben Millionen Zellen ab und werden neue gebildet. Und das oft in Sekundenschnelle. Das ist aber nur möglich, wenn im Körper gute Bedingungen herrschen. Falsche Ernährung, wenig Schlaf, Alkohol und Zigaretten zählen nicht dazu.

Die kleinste Einheit unseres Körpers ist die Körperzelle. Ihre wichtigste Aufgabe ist zunächst, durch ausreichend Ernährung und Entsorgung der Abbauprodukte selbst zu überleben. Zudem haben Zellen spezifische Aufgaben in den einzelnen Organsystemen wie etwa Muskelzellen zur Arbeit, Knochenzellen zur Stütze und Bewegung, Hirnzellen für die Gedächtnisleistung.

Der Aufbau der Zellen

Jedes Lebewesen, die Einzeller mal abgesehen, besteht aus unzähligen Zellen. Sie dienen bei Mensch und Tier als Bausteine für Gewebe, Organe, Knochen, einfach alles, was den Körper ausmacht. Wir können uns bewegen, denken, fühlen und handeln dank dieser winzig kleinen Wunderwerke der Natur, die aber sehr anfällig sind und einer ausgewogenen Ernährung bedürfen, um leistungsfähig zu bleiben.

Der Zellkern

Der Zellkern ist sozusagen das Gehirn der Zelle. In ihm ist die Information im Erbgut (DNA) in Form von Genen gespeichert. Von ihnen gehen die Befehle aus, was die Zelle zu tun hat. Jede Zelle könnte im Prinzip alles produzieren, hat aber nur eine spezielle Aufgabe zu erfüllen. Die Gene, die z. B. zur Produktion von Verdauungsenzymen oder -hormonen gebraucht werden, sind in einer Muskelzelle abgeschaltet.

Ribosomen

In den Ribosomen, den »Eiweißfabriken«, werden in der Zelle alle Proteine (Eiweiße) aufgebaut. Eine Plankopie, welches Protein wie produziert wird, erhalten die Ribosomen direkt vom Zellkern über die »Boten-RNA«, ein direkter Abdruck eines DNA-Abschnittes, der diese spezielle Information enthält. In den Ribosomen der Bauchspeicheldrüse wird das Hormon

DNA – Träger unserer Erbsubstanz

Ob wir groß oder klein, blond oder dunkelhaarig sind – all unsere persönlichen Merkmale sind in unserer Erbinformation festgeschrieben. Also sozusagen codiert, in verschlüsselter Form und auf ganz bestimmten Strukturen im Zellkern. Diese Strukturen kann man sich wie eine in sich gedrehte Strickleiter vorstellen, bei der sich zwei einzelne Stränge von DNA (Desoxyribonukleinsäure) gegenüberstehen, die aus dem C5-Zucker Desoxyribose und Phosphat bestehen. Die Verbindung zwischen den beiden Strängen übernehmen lediglich die vier Stickstoffbasen Adenin (A), Thymin (T), Cytosin (C) und Guanin (G)*, die jeweils durch eine Wasserstoffbrücke gekoppelt sind. Und zwar nur in ganz bestimmten Kombinationen. So können nur Adenin und Thymin bzw. nur Cytosin und Guanin solche Sprossen auf der Leiter bilden. So entstehen ewig lange Ketten von Erbinformationssträngen, die aus Platzgründen zusammengefaltet werden. Je zwei identische Ketten, die nur an einem Punkt miteinander verbunden sind, bilden dann die Chromosomen, die Träger unserer Erbsubstanz.
Soll nun die genetisch codierte Information weitergegeben werden, müssen die DNA-Moleküle dupliziert werden. Dazu öffnen sich wie bei einem Reißverschluss die Stränge an den Brücken, und entsprechende Moleküle lagern sich an die bindungswilligen Stellen an. Es entstehen sozusagen Plankopien, die zu ihrem Bestimmungsort in der Zelle transportiert werden können.

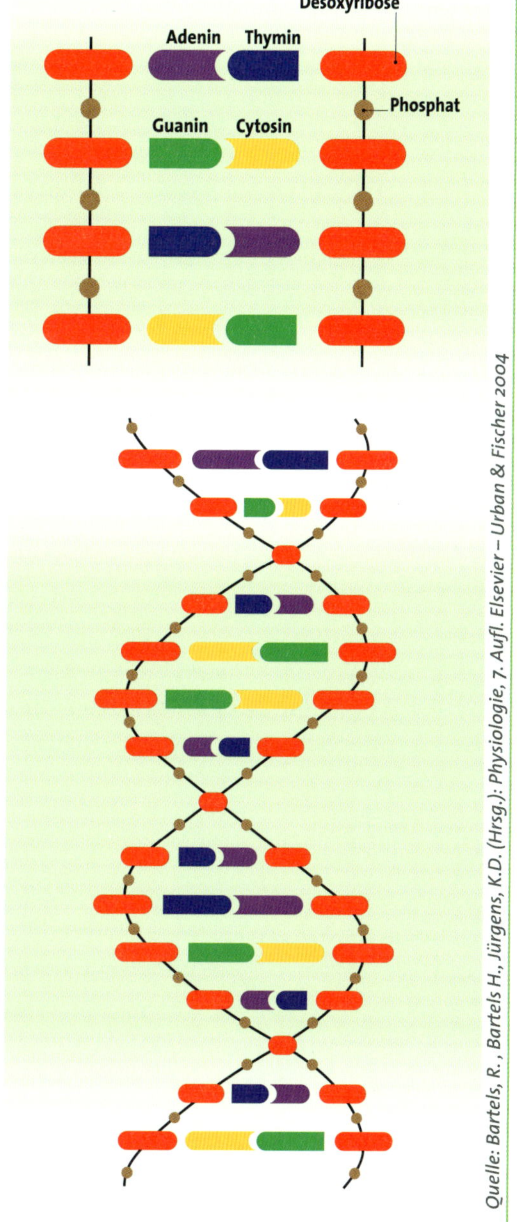

Quelle: Bartels, R., Bartels H., Jürgens, K.D. (Hrsg.): Physiologie, 7. Aufl. Elsevier – Urban & Fischer 2004

** Cytosin und Thymin sind – chemisch betrachtet – Pyrimidinbasen, Adenin und Guanin sind Purinbasen. Purine spielen eine wichtige Rolle im Krankheitsbild der Gicht (siehe Seite 248).*

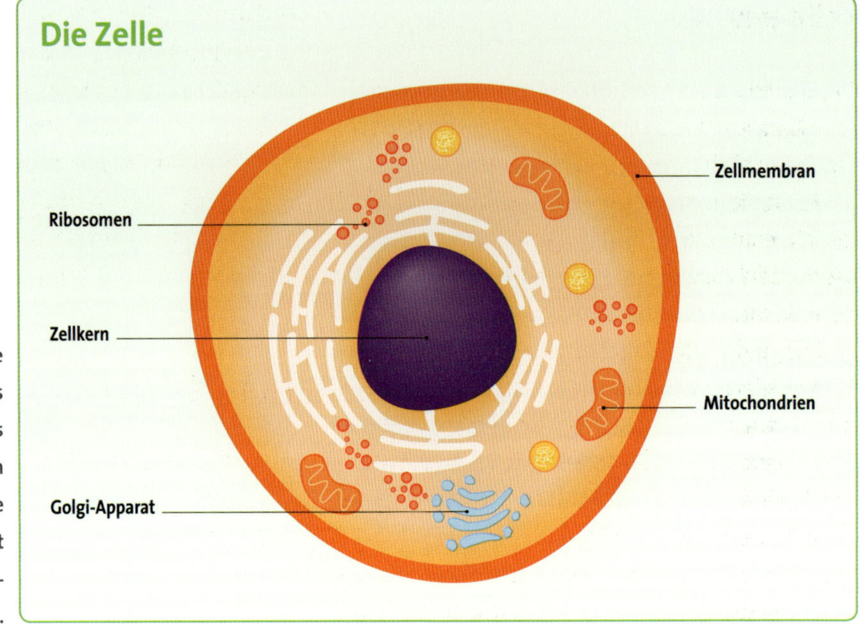

Die Zelle ist die kleinste Funktionseinheit des Körpers. Sie besteht aus mehreren Teilen. Je nach Organ spezialisiert sie sich und gewährleistet unterschiedliche Tätigkeiten im Körper.

Insulin produziert. Ribosomen sind aber sehr stressempfindlich und sterben früher ab, wenn ständig zu viel Insulin angefordert wird, z. B. bei Übergewichtigen, Insulinresistenz oder durch bestimmte Medikamente (Sulfonylharnstoff).

Golgi-Apparat

Der Golgi-Apparat ist die Verpackungsabteilung der Zelle: Die produzierten Eiweiße werden in kleine Pakete abgepackt und können dann dorthin transportiert werden, wo sie gebraucht werden. Damit etwa Zucker aus dem Blut in die Zelle aufgenommen werden kann, muss der Glukosetransporter (GLUT-4) zur Zellmembran wandern, mit der Membran verschmelzen und die Glukose aufnehmen um sie zu den Mitochondrien zu bringen (s. Seite 233).

Mitochondrien

Diese Kraftwerke versorgen uns in jeder Sekunde unseres Lebens mit Energie. Der Brennstoff zur Energiegewinnung ist die Glukose, die von dem Transporter GLUT-4 angeliefert wird und im Stoffwechsel in den Citratzyklus einmündet (siehe Seite 125). Um diese Energie zu verteilen, werden damit kleine Akkus aufgeladen. Diese Akkus heißen ATP (Adenosintriphosphat) und werden, wenn sie entladen sind, nach der Energieabgabe zu ADP (Adenosindiphosphat). In den Mitochondrien werden sie dann wieder aufgeladen. Organe wie Leber, Nieren oder Muskeln, die sehr viel Energie verbrauchen, besitzen verhältnismäßig viele von diesen Kraftwerken. Diabetiker haben häufig kleinere und weniger Akkus als gesunde Menschen.

Zellmembran

Die Zellmembran ist aus einer Doppelschicht von Lipiden (Fetten) aufgebaut. Jede Schicht hat eine Seite, die sich im Wasser wohlfühlt und eine, die gut mit Fett auskommt. Die fettlöslichen Anteile berühren sich in der Mitte der Membran, die wasserlöslichen Schichten haben Kontakt nach außen (Zwischenzellräume, Blutgefäße) und zum Inneren der Zelle, weil diese Räume sehr wasserhaltig sind. Eine sehr wichtige Substanz ist hier das Cholesterin, das der Zellmembran die Festigkeit verleiht. Fettlösliche Stoffe wie Sauerstoff, Kohlendioxid oder Alkohol können ganz einfach durch die Membran gelangen. Wasserlösliche Stoffe wie Ionen, aber auch die Glukose brauchen jedoch Transportproteine, die sie mithilfe von bestimmten Rezeptoren ins Zellinnere bringen. Manche dieser Rezeptoren geben nur Informationen weiter, z. B. an die Nervenzellen, andere wirken wie Schlösser, die nur durch einen passenden Schlüssel geöffnet werden können, damit die Zelle bestimmte Stoffe aufnehmen oder wieder ausscheiden kann. Wissenswertes steht dazu auch im Kapitel über Diabetes (siehe Seite 232f).

Aufgaben der Zellmembran

Die Zellmembran hat drei wichtige Aufgaben:

- Sie schützt die Zelle, um zu verhindern, dass schädliche Substanzen (Bakterien, Viren, Gifte) eindringen können.
- Sie lässt wichtige Bausubstanzen und Nährstoffe ins Zellinnere passieren.
- Sie scheidet Abbauprodukte aus der Zelle aus.

Auf die Zellpflege kommt es an

Damit jede Zelle ihre Aufgabe gut erfüllen kann, werden Nährstoffe und Sauerstoff durch das Blut herangeschafft. Zur Erzeugung dieser Energie, durch Verbrennung dieser Nährstoffe, braucht der Organismus Sauerstoff. Deshalb ist neben einer ausgewogenen Ernährung und regelmäßiger Wasserzufuhr auch frische Luft vonnöten, damit der Körper vital und leistungsfähig wird bzw. bleibt. Falsche Ernährung, wenig Schlaf, Alkohol und Zigaretten wirken dagegen nicht nur als Zellgifte, sondern begünstigen auch die Entstehung freier Radikale, jener aggressiven Sauerstoffverbindungen, die die Körperzellen angreifen und den Zellkern sowie

Wie oft sich Zellen erneuern

Alle Körperzellen erneuern sich regelmäßig in mehr oder weniger rascher Folge. So werden beispielsweise die weißen Blutkörperchen alle drei bis vier Tage neu gebildet, die roten Blutkörperchen alle vier Monate. Die Hautzellen erneuern sich im Durchschnitt nach zwei bis vier Wochen. Und die Knochenzellen werden ständig auf- und abgebaut. Auch Teile unserer Gehirnzellen erneuern sich, wie man erst seit wenigen Jahren weiß. Nach sieben Jahren hat sich unser gesamter Körper einmal erneuert!

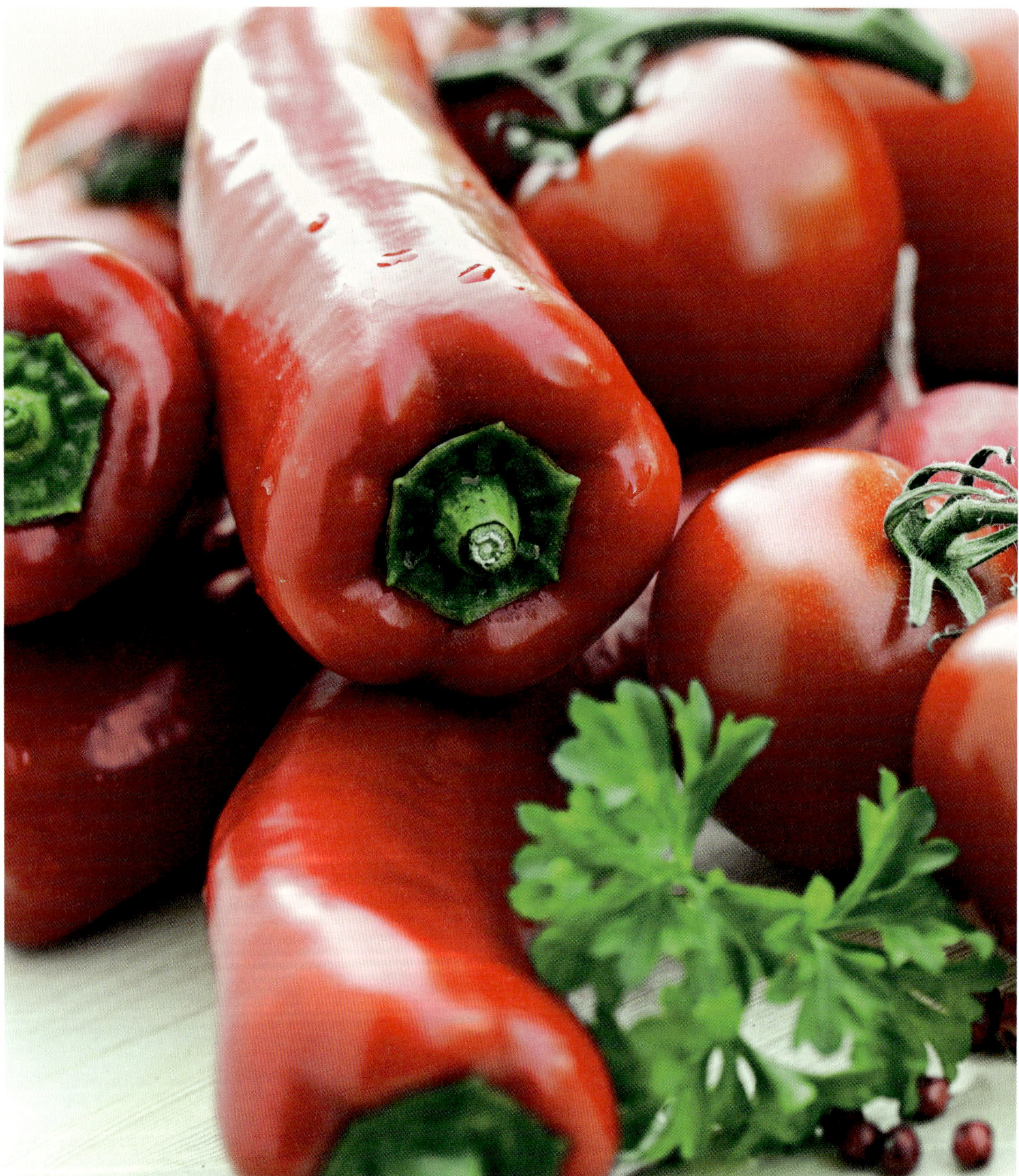

Wer es sich zu eigen macht, täglich frisches Gemüse – als Rohkost oder knackig gegart – zu verzehren, nimmt einen wertvollen Mix aus Vitalstoffen auf. Da freut sich nicht nur der Gaumen, sondern der ganze Stoffwechsel.

die Zellwände schädigen. Sie oxidieren z. B. das Fett im Blut (LDL und VLDL), das dadurch ranzig wird. Von den Abwehrzellen (Mastzellen) wird es als Schadstoff erkannt und aufgefressen. Je mehr sie von diesen schädlichen Stoffen aufgenommen haben, desto schneller degenerieren sie zu Schaumzellen, die dann unter der Innenschicht der Blutgefäße (Intima) deponiert werden und so zu den Verengungen führen (siehe Seite 219). Diese sogenannten Plaques können aufbrechen und, mit dem Blut fortgespült, kleine Gefäße verschließen. Im Extremfall kann der Plaque so groß werden, dass er direkt an seinem Entstehungsort zum Verschluss führen kann. Passiert es in den Herzkranzgefäßen, wird daraus ein Herzinfarkt, im Gehirn führt es zum Schlaganfall. Die Bereiche des Herzmuskels bzw. des Gehirns, die über dieses jetzt verschlossene Gefäß mit Sauerstoff und Nährstoffen versorgt werden müssen, werden plötzlich von der Blutzufuhr abgeschnitten.

Unsere Verantwortung

Wie gesund und fit wir sind, hängt im entscheidenden Maße davon ab, welche Pflege wir unseren Zellen zukommen lassen und mit welchen Baustoffen wir sie versorgen, damit sie sich erneuern und für einen Verjüngungsprozess im Körper sorgen können. Hierzu gehören die folgenden Parameter, die man für eine gesunde Lebensführung beachten sollte. Man denke dabei auch an das Vorbild, das Eltern ihren Kindern vorleben, damit diese von Anfang an das richtige Verhalten lernen.

Eine ausgewogene Ernährung

Das A und O für die Gesundheit unserer Zellen liegt in der richtigen Ernährung. Nicht nur die richtige Mischung von Eiweißen, Kohlenhydraten und Fetten ist dafür verantwortlich, wie wohl sich unsere Zellen fühlen. Auch eine kontinuierliche Zuführung wichtiger Vitamine, Mineralien und sekundärer Pflanzenstoffe ist maßgeblich für unsere Gesundheit verantwortlich. An erster Stelle sind hier die Vitamine A (z. B. in Möhren und Fenchel), Vitamin C (in Zitrusfrüchten, Paprika, Brokkoli) und Vitamin E (Grünkohl, Spinat und Pflanzenöle) zu nennen. Aber auch die Vitamine des B-Komplexes sowie das Anti-Stress-Mineral Magnesium sind wichtig, damit Muskel- und Nervenzellen sich erholen können. Die Spurenelemente Zink und Selen wehren die zellschädigenden freien Radikalen ab und stärken die Widerstandskraft.

Entspannungsphasen einbauen – Stress abbauen

Untersuchungen zeigen, dass Stress nicht nur zu psychischen Schäden führt, sondern auch die Organe und Zellen vorzeitig altern lässt. Der »oxidative Stress« produziert ebenfalls freie Radikale! Wer ständig von einem Termin zum nächsten hetzt, verbraucht zudem Vitalstoffe, wodurch auch das Immunsystem geschwächt wird. Mit kleinen Entspannungspausen wie Bewegung an frischer Luft, das Hören von wohltuender Musik oder ein regenerierendes Bad kann nach einem arbeitsreichen Tag ein gesundheitsförderndes Ventil geschaffen werden.

Zusammenhang Rauchen – Herzerkrankung

In neun großen schottischen Notfallkrankenhäusern wurden von Juni 2006 bis März 2007 in zehn Monaten 2 684 Patienten mit akutem Herzinfarkt bzw. Verdacht auf Herzinfarkt aufgenommen. Im gleichen Zeitraum (Juni 2005 bis März 2006) waren es noch 3 235 Patienten mit dieser Diagnose. Seit März 2006 gilt in Schottland öffentliches Rauchverbot. Dies bedeutet einen Rückgang dieser Herzerkrankung um 17 Prozent – allein durch das öffentliche Rauchverbot. In England, ohne bestehendes Rauchverbot, wurde der Rückgang im Vergleich mit nur 4 Prozent verzeichnet!

Quelle: New Engl. J. of Medicine 359;5 July 2008

Für ausreichend Schlaf sorgen

Im Schlaf wird man wieder jung, heißt es. Tatsächlich fühlt man sich nach einem erholsamen Schlaf wie neugeboren. Kein Wunder: Im Schlaf erneuern sich die Zellen, und das wirkt sich positiv auf Körper und Seele aus. Der Akku, der im Laufe des Tages viel Energie abgegeben hat, lädt sich im Schlaf wieder auf! Experten plädieren für 7 bis 8 Stunden Schlaf pro Nacht, wobei die Nachtruhe vor 24 Uhr beginnen sollte. Das meiste Fett wird übrigens nachts im Schlaf verbrannt, »den Seinen gibt`s der Herr im Schlaf!«

Zellgifte meiden

Umweltgifte wie Smog oder UV-Strahlung lassen sich zwar oft nicht umgehen, doch für die Vermeidung so manch anderer Zellgifte kann man selbst sorgen, wie etwa den übermäßigen Genuss von Alkohol und Nikotin. Besonders Rauchen gilt als Zellkiller Nummer eins. Eine britische Studie, die an der Health Education Authority mit 50 Zwillingspaaren durchgeführt wurde, zeigt: Wer raucht, altert schneller. Bei den Zwillingen, bei denen jeweils einer ein Raucher, der andere ein Nichtraucher war, wurden Ultraschallmessungen durchgeführt. Danach stellte man fest, dass die Haut der rauchenden Zwillinge um ein Viertel dünner war als die der nichtrauchenden Geschwister. Bekannt ist außerdem: Rauchen verengt die Gefäße. Dadurch wird die Haut schlechter mit Nährstoffen versorgt. Aber auch andere Körperteile leiden unter dem blauen Dunst. Denn auch Organe und Gewebe werden nicht ausreichend mit Sauerstoff versorgt. Doch das merkt man – im Unterschied zur Haut – leider erst, wenn es zu handfesten Krankheiten gekommen ist.

Bewegung hält die Zellen jung

Sport macht nicht nur körperlich fit, baut Fett und Kohlenhydrate ab, sondern wirkt auch als Anti-Aging-Mittel auf die Zellen. Regelmäßiges moderates Training wie Nordic Walking, Radfahren, Schwimmen oder Spaziergänge an der frischen Luft halten Körper und Seele jung.

Achtung: Metabolisches Syndrom!

Ab Seite 209 wird ausführlich auf die verschiedenen stoffwechselbedingten Erkrankungen eingegangen. Doch schon hier soll auf das Metabolische Syndrom aufmerksam gemacht werden, das in der Medizin auch als »Viererbande« oder »Tödliches Quartett« bezeichnet wird. Die Namensgebung deutet gleich darauf hin, dass es sich dabei um das gleichzeitige Auftreten von vier Grunderkrankungen handelt, die zusammen geradezu ein Risikonetzwerk ergeben:

- Adipositas (Übergewicht)
- Diabetes mellitus (»Zuckerkrankheit«)
- hoher Blutdruck und
- Fettstoffwechselstörungen aufgrund erhöhter Blutfettwerte.

Ist jede Erkrankung für sich schon ein Risikofaktor, so sind bei dieser Vierer-Kombination arteriosklerotische Komplikationen, die zum Herzinfarkt führen können, geradezu vorprogrammiert. Beim Metabolischen Syndrom sind die Ursachen vorwiegend in Fehlernährung und Völlerei zu suchen. Kommen noch geistige und körperliche Trägheit hinzu, steigt das Risiko, daran zu erkranken, steil an. Um dem vorzubeugen oder ein beginnendes Metabolisches Syndrom in den Griff zu bekommen, sollten Sie ans Abnehmen denken, sich gesund ernähren, einen übermäßigen Alkoholkonsum reduzieren und – ganz wichtig! – auch ein Bewegungsprogramm in Ihren Alltag einbauen. Wir von metabolic balance® helfen Ihnen dabei mit unserem Stoffwechselprogramm, das Sie an die Hand nimmt und Ihnen den Weg weist.

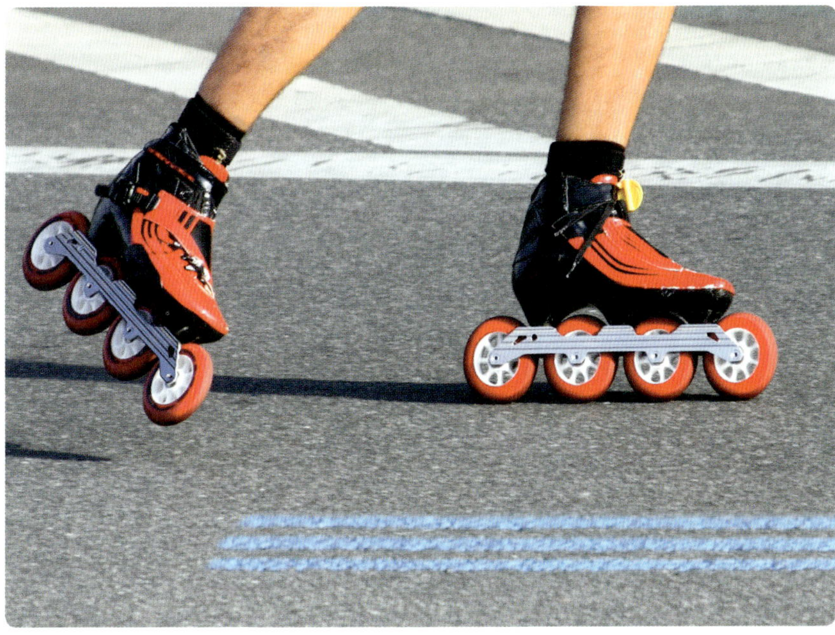

Mit Schwung und Dynamik kommt derjenige durch den Alltag, der sich regelmäßig bewegt und Stoffwechselkrankheiten dadurch im Keim erstickt.

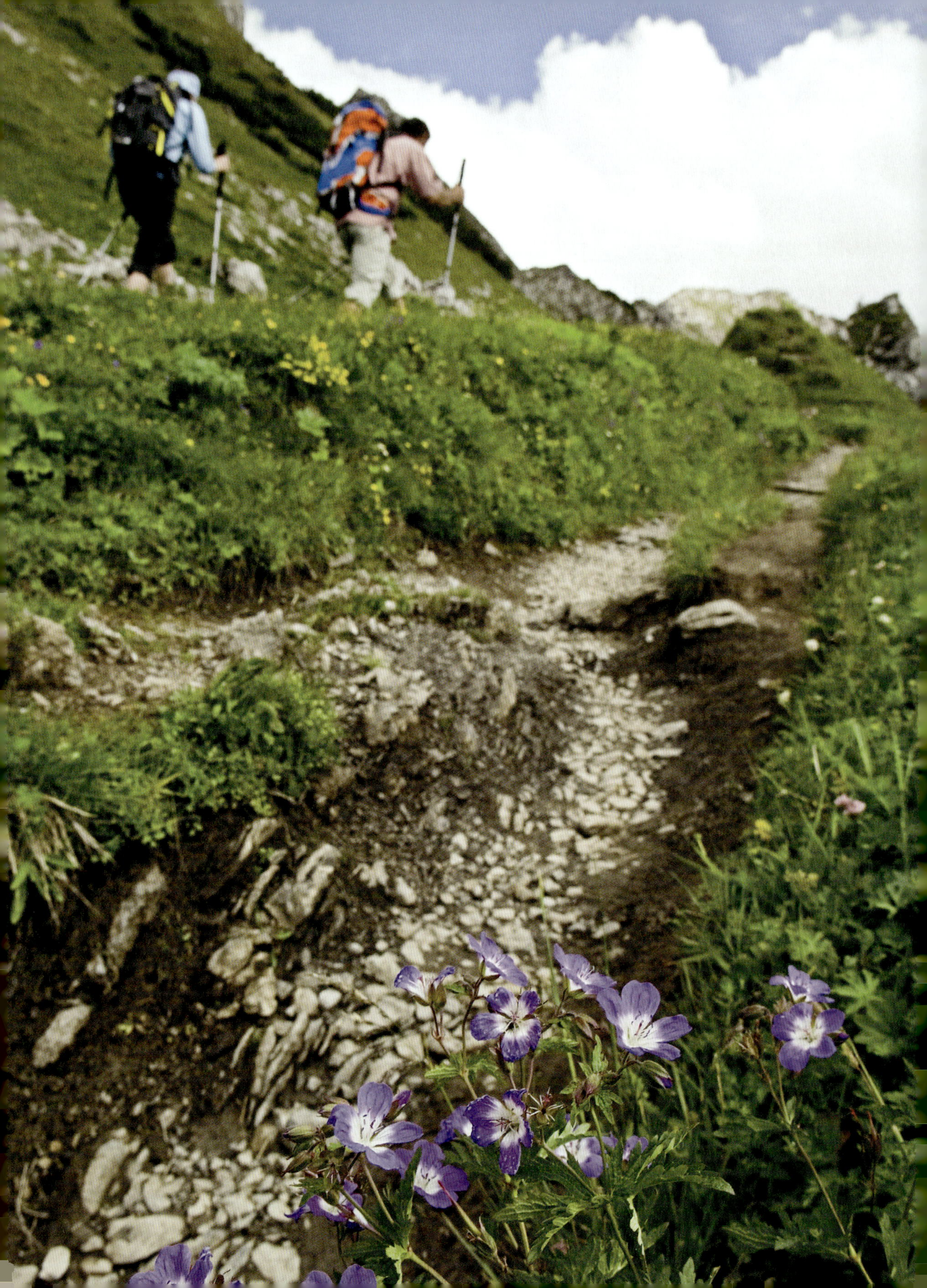

Bewegung ist notwendig

Der Bewegungsdrang ist uns angeboren. Es gilt, ihn wieder zu entdecken. Abnehmen und sportliche Aktivität steigern das Wohlbefinden.

Turbomotor für den Stoffwechsel

Der Drang nach Bewegung ist uns eigentlich in die Wiege gelegt worden. Unsere Vorfahren waren sogar darauf angewiesen, sich zu bewegen, sonst hätten sie nicht auf die Jagd gehen können, um sich mit genügend Nahrung zu versorgen. In unserer modernen Gesellschaft müssen wir Bewegung aktiv in den Tagesablauf einplanen, um gesund zu bleiben.

Wer langfristig nicht nur abnehmen, sondern auch sein Gewicht halten will, kann auf sportliche Betätigung nicht verzichten. Das haben unzählige Studien immer wieder bewiesen. Interessant ist in diesem Zusammenhang eine Studienauswertung aus dem Jahr 1997 an der George Washington Universität (USA). Hier wurden rund 500 Studien der vorangegangen 25 Jahre analysiert. Diese hatten sich mit Teilnehmern befasst, die entweder mit einem Diätprogramm, einem Bewegungsprogramm oder einer Kombination aus beiden Gewicht reduzieren wollten.

Interessante Beobachtungen

Das Ergebnis der Auswertung: Am erfolgreichsten waren die Teilnehmer, die sowohl an einer Ernährungsumstellung als auch an einem Bewegungsprogramm teilgenommen hatten. Sie nahmen in 16 Wochen rund 11 Kilogramm ab. Beinahe den gleichen Erfolg konnten auch diejenigen verbuchen, die nur ihre Ernährung umgestellt hatten (10,7 Kilogramm). Allerdings konnten sie ihr Gewicht nicht so lange halten. Am wenigsten Erfolg hatten die Teilnehmer, die nur ein Bewegungsprogramm absolvierten, aber weiteraßen wie bisher. Sie nahmen durchschnittlich nur 2,9 Kilogramm ab. Bei oberflächlicher Betrachtung schneidet hier das Trainingsprogramm am schlechtesten ab. Sicherlich liegt das nicht daran, dass während dieser Zeit Muskulatur aufgebaut wurde, da ein messbarer Aufbau von Muskeln mindestens vier bis sechs Monate dauert.

Sport bei metabolic balance®

»Sport, nein danke!«, das hören wir am Anfang der Stoffwechselumstellung von vielen metabolic balance®-Teilnehmern. Und wir haben das akzeptiert. »Muss ja auch nicht unbedingt sein«, ist hier unsere Devise und gerade sehr stark Übergewichtige sind darüber sehr froh, müssen sie doch nicht vom ersten Tag an aufwendige Gymnastik betreiben. Gerade in den ersten Wochen des Stoffwechselprogramms raten wir diesen Teilnehmern, weniger Sport zu treiben. Allerdings sind kurze Spaziergänge an der frischen Luft auch zu Beginn des Programms nicht verkehrt, denn Körper und Seele erholen sich besser, wenn ein bisschen Abwechslung in den Alltag kommt.

Fettverbrennung – Sauerstoffbedarf

Wegen des fehlenden Trainings verbrennen diese Menschen bei sportlicher Betätigung vor allem Kohlenhydrate, weil dafür weniger Sauerstoff für die Verbrennung erforderlich ist (0,9 Liter für 1 Gramm Kohlenhydrate). Fett dagegen verbraucht mehr als doppelt so viel Sauerstoff (2 Liter für 1 Gramm Fett). In der Ruhe und im Schlaf reicht der Sauerstoff allerdings aus, um Fett zu verbrennen, weil der Körper nicht viel arbeitet! Tagsüber gewinnt er seine Energie zu 70 bis 80 Prozent aus der Kohlenhydrat-Verbrennung, nachts zu 70 bis 80 Prozent aus der Fettverbrennung. Nach dem Aufstehen erhöht sich der Sauerstoffbedarf des Organismus durch körperliche und geistige Arbeit. Für die Fettverbrennung steht nicht mehr genügend Sauerstoff zur Verfügung, und der Körper muss auf die Verbrennung von Kohlenhydraten umstellen. Er kommt aus der aeroben, bei der genug Sauerstoff vorhanden ist, in die anaerobe Verbrennung. Bei dieser Art der Verbrennung entsteht wegen des Sauerstoffmangels als Verbrennungsprodukt zunehmend Milchsäure (Laktat), was zur Übersäuerung des Körpers führt, dem »oxidativen Stress«. Diese Laktatschwelle wird überschritten, wenn der Puls eine zu hohe Herzfrequenz erreicht.

Laktat-Stufentest zur Messung der Herzfrequenz

Üblicherweise wird die Herzfrequenz während eines Ausdauertrainings zur Intensitätskontrolle genutzt. Um individuell die optimalen Trainingsherzfrequenzen zu ermitteln, eignet sich ein Laktat-Stufentest besonders gut. Dabei wird mit einer zunächst niedrigen und konstanten Leistung der Organismus des zu testenden Teilnehmers auf einem Fahrradergometer oder einem Laufband belastet. Nach drei bis fünf Minuten wird die Herzfrequenz des Teilnehmers notiert und der Laktatspiegel aus einem Blutstropfen (am besten aus dem Ohrläppchen) gemessen. Anschließend wird das Ganze auf jeweils höheren Belastungen mehrfach wiederholt. Als Resultat erhält man die Beziehung zwischen Stoffwechselintensität und Herzfrequenz. Für ein Ausdauertraining werden in erster Linie Herzfrequenzbereiche genutzt, die zwischen 2 mmol/l und 4 mmol/l liegen. Der Laktat-Stufentest eignet sich außerdem zur Feststellung der aktuellen Leistungsfähigkeit und zur Dokumentation von Leistungsverbesserungen durch Training.

Herzfrequenz und Trainingstakt

Die Trainingsfrequenz ist altersabhängig und kann leicht selbst berechnet werden:

Herzfrequenz und Trainingstakt = 220 – Alter – 30 Prozent

Bei einem 50-jährigen Teilnehmer ergibt sich eine maximale Herzfrequenz von: 220-50 = 170/Min. davon 30 Prozent (51/Min.) abgezogen = 119/Min. Bleibt der Trainierende unterhalb dieser Frequenz, verbrennt er vor allem Fett, darüber werden Kohlenhydrate zur Energiegewinnung herangezogen. Als Faustregel gilt, dass man sich während des Sports noch normal unterhalten kann, ohne nach Luft ringen zu müssen. Solange man mit der Luft, die man über die Nase einatmet, ohne den Mund öffnen zu müssen, auskommt, ist man ebenfalls im Bereich der Fettverbrennung. Für die Freizeitjogger gilt die Regel, im Dreier- oder Vierertakt zu laufen, also drei/vier Schritte ein- und drei/vier Schritte ausatmen! Hier spielt natürlich die individuelle Größe des Brustkorbs eine wichtige Rolle!

Der Gesinnungswandel

Die jahrelange Erfahrung mit unserem Stoffwechselprogramm belehrte uns eines Besseren. Dieselben metabolic balance®-Teilnehmer, die sich anfangs vehement gegen ein Bewegungsprogramm ausgesprochen hatten, stellten nach einiger Zeit zu ihrem und unserem großen Erstaunen einen Gesinnungswandel fest: Sie fragten plötzlich von selbst nach, ob es denn nicht ein geeignetes Fitnesstraining gäbe, das sie

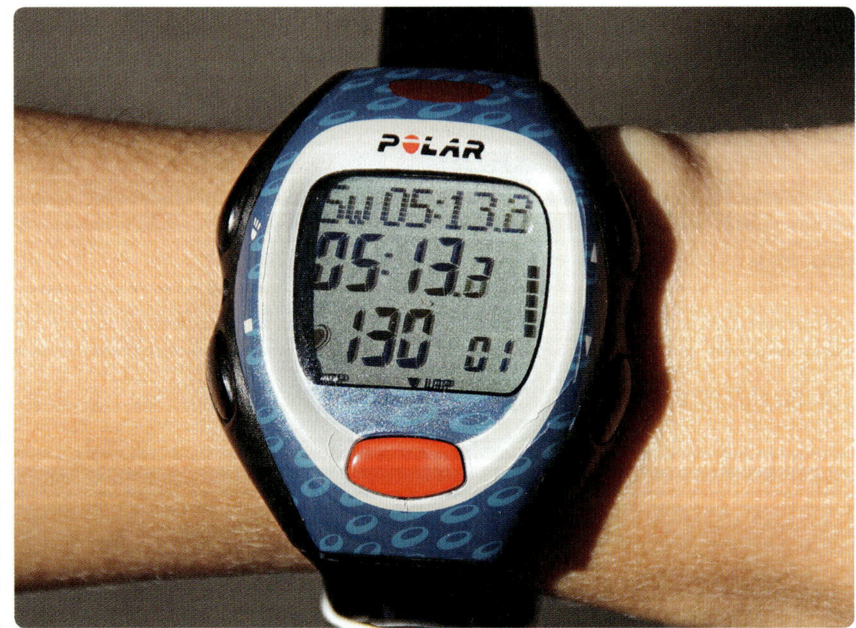

Für Sportler längst ein Muss: ein tragbarer Pulsmesser. Er ermöglicht während des Trainings, den Puls im optimalen Bereich zu halten.

problemlos machen könnten. Der Grund: Viele metabolic balance®-Teilnehmer entschließen sich nicht nur aufgrund ihres Übergewichts zu einer Ernährungsumstellung, sondern auch, weil sich bei ihnen häufig gesundheitliche Probleme ergeben haben. Bluthochdruck, Fettstoffwechselstörungen, Herz-Kreislauf-Probleme, Gicht und Diabetes mellitus Typ 2 sind die typischen Beschwerden, mit denen sich viele metabolic balance®-Teilnehmer zusätzlich zu ihrem Übergewicht herumplagen müssen. Dann beginnen sie mit dem metabolic balance®-Ernährungsprogramm, und schon nach wenigen Wochen und Monaten haben viele von ihnen ihr Normalgewicht wieder erreicht. Und jetzt geschieht ein kleines Wunder! Mit dem Abbau des Übergewichts verschwinden häufig auch viele der gesundheitlichen Beschwerden. Menschen, die zuvor völlig energie- und kraftlos waren, empfinden plötzlich eine neue Vitalität: Sie wollen sich jetzt bewegen und auch weiterhin fit bleiben.

Sport verbessert Energiebilanz

Um Körperfett abzubauen, ist es nötig, die Energiebilanz herunterzuschrauben. Das erreicht man bei herkömmlichen Diäten, indem man die Kalorienzufuhr drastisch einschränkt. Der Kalorienverbrauch ist dann größer als die Kalorienzufuhr. Die Pfunde purzeln dann zwar, doch auch der Jo-Jo-Effekt lässt nach Beendigung der Diät wieder grüßen. Oft hat man in allerkürzester Zeit das alte Gewicht wieder auf den Rippen, häufig noch mehr als zuvor. Das metabolic balance®-Konzept unterscheidet sich davon grundlegend. Es baut auf den Faktor Bewegung als ein wichtiges Element, um überschüssige Energiereserven abzubauen. Und ist damit auf Dauer erfolgreicher. Eine reine Kalorienreduktion führt im Ergebnis nämlich dazu, dass der Organismus nicht nur seinen Energieverbrauch immer weiter herunterfährt, sondern außerdem noch Muskelmasse abbaut. Ein Teufelskreis, denn dadurch wird eine Verringerung der Fettdepots noch schwieriger. Neben dem Ausdauersport, der vorwiegend überflüssige Kalorien verbrennt, gewinnt der Kraftsport für Menschen, die Gewicht abnehmen wollen, immer mehr an Bedeutung. Durch den erzielten Aufbau von Muskulatur wird der Körper in die Lage versetzt, noch mehr Kalorien zu verbrennen, da deren größter Teil in der Muskulatur verbrannt wird. Mehr Muskeln – mehr Verbrennung!

Der respiratorische Quotient

Um verstehen zu können, wie wir am besten Fettpolster loswerden können, ist ein Exkurs in die Chemie, zu dem sogenannten respiratorischen Quotienten (RQ), nötig. Das ist der Quotient aus den Mengen (Volumen = V) von abgegebenem Kohlendioxid (CO_2), dem hauptsächlichen Endprodukt des Stoffwechsels, und dem aufgenommenen Sauerstoff (O_2) in einer bestimmten Zeit.

$$RQ = V(CO_2) / V(O_2)$$

Der respiratorische Quotient ist abhängig vom Nahrungsmittel, das gerade verbrannt wird. Er beträgt bei Kohlenhydraten 1, bei Fetten 0,7

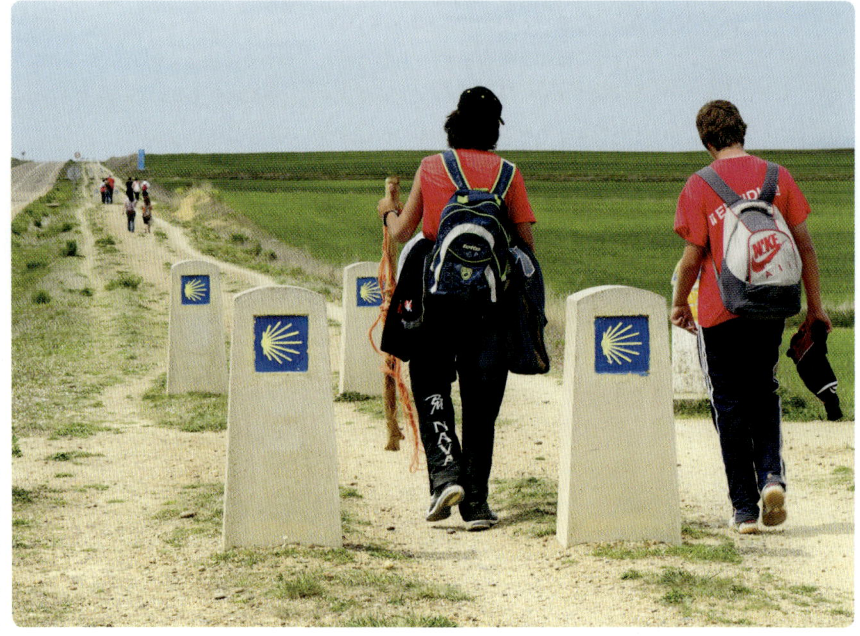

Der Weg ist das Ziel. Ausdauerbewegung, mäßig aber regelmäßig, macht auch den Kopf für neue, positive Gedanken frei.

und bei Eiweißen 0,8. Bei steigender körperlicher Belastung entsteht mehr CO_2, der respiratorische Quotient steigt an und zeigt bei einem Wert >1,1, dass der Körper ausbelastet ist. Bei Verzehr von zu vielen Kohlenhydraten werden aus nicht verbrannten Kohlenhydraten Fette synthetisiert, was ebenfalls zu einem Anstieg führt. Befindet sich der RQ zwischen 0,9 und 1,5, dann deckt der Körper seinen Energiebedarf hauptsächlich durch Kohlenhydrate ab. Liegt er zwischen 0,7 und 0,8, werden vorwiegend Fette verbrannt. Und dies kann nicht durch Hungern, sondern nur durch eine stoffwechselförderliche Ernährungsweise in Kombination mit regelmäßigem moderatem Bewegungstraining erreicht werden. Wer sich also bewegt, kurbelt den Stoffwechsel und die Fettverbrennung an. Der Organismus greift zur Energiegewinnung auf die körpereigenen Fettdepots zurück – genau das hat man in RQ-Tests mit Sportlern eindeutig feststellen können. Allerdings ist für eine Gewichtsabnahme durch Verringerung des Körperfetts nicht die Phase des Trainings, sondern die Zeit danach ausschlaggebend. Bei Hochleistungssportlern hat man festgestellt, dass der Energieverbrauch und die Fettverbrennung noch Stunden später andauern (Nachbrenn-Effekt).

Aerobe und anaerobe Energie

Um dies zu erreichen, ist auch die Dauer des Sports ausschlaggebend. Bei kurzfristigen Belastungen, die nicht viel mehr als 60 Sekunden dauern – etwa ein 100-Meter-Sprint – wird dem Körper in einem sehr kurzen Zeitraum maximale Energie abverlangt. Man spricht von anaerober Energiebereitstellung. Eine im Effekt eher unbefriedigende Angelegenheit. Denn dies hat zur Folge, dass ohne Verbrauch von Sauerstoff energiereiche Phosphate gespalten und der Blutzucker nur unvollständig verbrannt wird. Erfolgreicher sind körperliche Belastungen, die länger als 90 Sekunden dauern. Dann nämlich beginnt die aerobe Energiegewinnung, bei der sowohl Fette als auch Kohlenhydrate verbrannt werden. Dabei lautet die Regel: Je stärker die Anforderung – beispielsweise bei einem 5000-Meter-Lauf – desto mehr Kohlenhydrate werden abgebaut. Denn diese brauchen im Unterschied zu Fetten weniger Sauerstoff bei ihrer Verbrennung. Je länger und ausdauernder die sportliche Belastung – so beim Marathon oder längeren Radrennstrecken – desto mehr werden die Glykogenreserven angezapft. Diese sind in der Regel nach 60 bis 90 Minuten erschöpft. Der Körper kann gar nicht anders, er muss jetzt Fettpolster abbauen. Dazu wird sehr viel Sauerstoff verbraucht, was man daran erkennt, dass der betreffende Sportler zu schnaufen anfängt. Die Fettverbrennung ist in vollem Gange. Energie wird verbraucht, Muskeln werden aufgebaut. Wer regelmäßig trainiert, kann

Alles ist möglich – alles geht!

Menschen mit Vorerkrankungen tun sich oft schwer, die nötige Eigeninitiative für eine Sportart oder ein Bewegungstraining aufzubringen. Doch ob Vorerkrankung oder nicht – mit dem inneren Schweinehund hat meistens jeder zu kämpfen. Hier ist Motivation das Zauberwort, und dass auch mit Handicap trainiert werden kann, zeigen uns nicht nur die überragenden Leistungen der Paralympics (Behindertenolympiade), sondern auch ganz neue Unternehmungen, initiiert von der Deutschen Sporthochschule Köln. Sportwissenschaftler wollen jetzt nachweisen, dass man auch mit einer Beeinträchtigung Außergewöhnliches vollbringen kann und dass die gewonnene Erfahrung enorm wichtig für die individuelle Problembewältigung sein kann. Im Rahmen eines wissenschaftlichen Projekts zum Thema Sport in der Krebsnachsorge in Zusammenarbeit mit dem Institut für Rehabilitation und Behindertensport wurde eine Alpenüberquerung von München nach Venedig mit Prostatakrebspatienten durchgeführt. Zehn Betroffene haben die lange Wegstrecke von 520 Kilometer über insgesamt etwa 2 000 Höhenmeter in 35 Tagen zu Fuß bewältigt! Diese Art der Rehabilitation zeigt erhebliche Vorteile gegenüber einem Kuraufenthalt in einer Reha-Einrichtung! Denn längst schon wurde wissenschaftlich nachgewiesen, dass Bewegung und Sport den Krankheitsverlauf positiv beeinflussen. Geplant ist des Weiteren eine Pilgerreise: Zwölf Krebspatientinnen mit Mammakarzinom gehen 2010 den Jakobsweg auf 757 Kilometer bis nach Santiago de Compostela! Krankheitsbewältigung, Stressabbau und die Aktivierung der Selbstheilungskräfte natürlich inklusive!

so auf Dauer Fettpolster durch eine vergrößerte Muskelmasse ersetzen. Und die hat den positiven Nebeneffekt, Energie zu verbrauchen, auch wenn man gar nichts tut. Wir haben also einen höheren Grundumsatz. Wer gleich viel isst wie zuvor, verbrennt jetzt trotzdem mehr Energie: in Form von Kalorien der Fett- und Kohlenhydratspeicher. Das bedeutet also: Wer sich neben seinem metabolic balance®-Ernährungsplan außerdem regelmäßig sportlich betätigt, unterstützt damit den Stoffwechsel und die Energiebereitstellung aus den Muskeln.

Ernährung nach sportlicher Belastung

Es gibt viele Ernährungsirrtümer, auch solche, die unseren Bewegungsdrang betreffen. So zum Beispiel die Behauptung, dass man nach sportlicher Betätigung entweder gar nichts oder nur einen Salat zu sich nehmen sollte. Sportliche Leistungsfähigkeit erfordert aber eine sinnvolle Ernährung. Und die ist mit metabolic balance® gegeben. So sollte man nach dem Ausdauersport am besten eine gute Kombination von Kohlenhydraten und Eiweiß zu sich nehmen. Und dies am besten in den ersten ein bis zwei Stunden nach dem Training. Dann haben die leeren Glykogenspeicher die beste Chance, sich wieder zu füllen. Am nächsten Tag stellt man dann wieder auf die gewohnte Ernährung mit Lebensmitteln mit niedriger und mittlerer glykämischer Last um. Eine Ausnahme bilden Freizeitsportler, für die keine besonderen Ernährungsregeln gelten.

Ein Fitnessprogramm für jeden Typ

Der überaus erfreulichen Entwicklung, dass sich Menschen, die abnehmen, auch vermehrt bewegen wollen, haben wir Rechnung getragen. Zusammen mit dem erfahrenen Fitnesscoach Holger Westenbaum haben wir ein Fitnessprogramm entwickelt, das auf jeden Typ zugeschnitten ist und mit dem Anfänger, Fortgeschrittene sowie Leistungssportler gleichermaßen zurechtkommen. In unserem Buch »metabolic balance® – Das Aktivprogramm« zeigen wir Ihnen, wie Sie nicht nur im Fitnessstudio, sondern auch zu Hause mit geeigneten Übungen wieder in Topform kommen können. Außerdem haben wir einen weiteren Experten gewinnen können: den Physiologen und Sportwissenschaftler Prof. Klaus Baum aus Köln. Er führt Sie an ein moderates und dabei effektives Fitnesstraining heran, das Sie ebenfalls ohne großen Aufwand zu Hause durchführen können. Mit der Kombination aus dem individuellen Ernährungsplan und einem ebenfalls individuell erstellten Fitnessprogramm haben metabolic balance®-Teilnehmer einen Trumpf in der Hand, der ihnen unweigerlich gesundheitliche Vorteile bringt.

Im Fitnessstudio

metabolic balance® gibt es seit 2001, mittlerweile in 14 Sprachen. Mehr als 350 000 Ernährungspläne wurden seither erstellt. Seit Ende 2003 ist dieses ganzheitliche Stoffwechselprogramm um den Faktor Fitness erweitert worden. So bietet nicht nur Holger Westenbaum seit dieser Zeit ein kombiniertes metabolic balance®-Ernährungs- und Bewegungstraining in seiner Münchner Anlage an, sondern mittlerweile auch mehr als 200 qualitativ hochwertige Fitnessanlagen in Deutschland, Österreich und der Schweiz. Ähnlich wie bei der Erstellung des Ernährungsplans gründet auch der Fitnessplan auf exakten Daten und Auswertungen der einzelnen Teilnehmer. Adressen findet man unter www.metabolic-balance.com. Bei der Entwicklung der Übungen stand stets der Gedanke im Vordergrund, dass sie alltagstauglich und einfach durchführbar sein müssen. Das bedeutet, dass man sie nach Möglichkeit überall durchführen können sollte: zu Hause, unterwegs und in einem Fitnessstudio.

Was zuvor geklärt werden muss

Nachdem jeder einzelne metabolic balance®-Teilnehmer seinen individuellen Ernährungsplan erhalten hat, werden zahlreiche Körper- und Fitnesschecks durchgeführt, um für jeden Menschen das richtige Fitnessprogramm zusammenstellen zu können. Im Einzelnen werden folgende Tests durchgeführt:

- eine Körperfettmessung
- ein Herz-Kreislauf-Test
- eine Berechnung der individuellen Herzfrequenzbereiche
- eine Abklärung gesundheitlicher Voraussetzungen

In den speziellen Fitnessstudios wird an computergesteuerten Geräten trainiert. Eine Chipkarte, die die individuellen Daten des Teilnehmers gespeichert hat, steuert die Geräte. Das bedeutet: Der Betreffende wird weder über- noch unterfordert. Bei allen Trainingseinheiten handelt es sich um geführte Bewegungen, die sich besonders auch für Anfänger als sinnvoll erwiesen haben. Mit der Zeit lernen die Teilnehmer, diese Bewegungsabläufe auch in ihren Alltag zu integrieren.

Fazit: Schlank im Schlaf!

Der große Vorteil eines ausgeklügelten Sport- und Fitnessprogramms wie bei dem von metabolic balance® ist, dass es Muskeln auf- und Fett abbaut. Und das bringt gleich mehrfache Vorteile mit sich. Durch den Muskelaufbau werden zum einen die Zellen mit allen wichtigen Nährstoffen versorgt, Muskel- und Körperkraft bleiben erhalten. Ein Argument, das vor allem bei älteren Übergewichtigen in die Waagschale geworfen werden muss. Vor allem aber verbrennen Muskeln Kalorien, und das ist ja gerade beim Abnehmen erwünscht. Je mehr Muskulatur jemand hat, umso mehr Energie verbraucht er. Die Folge: Auch die Fettpölsterchen schwinden. Und das sogar im Schlaf! Denn durch die aufgebaute Muskelmasse verbraucht man nicht nur während der sportlichen Betätigung Energie, sondern auch im Ruhezustand, vor allem in der Nacht. Der Erfolg kann also gar nicht ausbleiben. Alle Übungen stehen unter der Prämisse, dass Sport Spaß machen und niemanden überfordern soll. Sie wurden so konzipiert, dass sich mit minimalem Aufwand ein maximaler Nutzen erreichen lässt.

Die Kraft der Gedanken auch beim Sport nutzen

Welch wichtige Rolle die richtigen Gedanken bei der metabolic balance®-Ernährung spielen, ist in unseren Büchern schon oft zur Sprache gekommen. Und natürlich spielt die richtige Einstellung auch beim Sport eine Rolle. Wenn Sie zum Beispiel immer denken und womöglich auch noch sagen »Sport ist schwer« oder gar »Sport ist Mord« – dann handelt es sich dabei um einen Glaubenssatz, der sich mit der Zeit fest verankert. Ihr Gehirn wird alle möglichen Gründe suchen und auch finden, warum Sie auf gar keinen Fall Sport treiben können. Ersetzen Sie die negativen Erklärungsversuche Ihres Unterbewusstseins wie »Sport ist schwer, weil ich so schwer bin« durch positive Glaubenssätze wie »Sport ist gut, weil es mich leichter macht.« Und Sie werden sehen: Es wird Ihnen guttun!

Hüpf dich gesund!

Hüpfen macht Spaß! Kinder wissen das und lassen oft keine Gelegenheit aus. Eine gelenkschonende Alternative, auch für Erwachsene, bietet das Trampolinspringen. Denn die sanfte Fitnessart regt die Fettverbrennung an und setzt außerdem noch Glückshormone frei.

Trampolinspringen

Trampolinspringen gehört zu den Sportarten, die jeder betreiben kann. Auch – und vor allem –, Menschen mit Übergewicht können von den schonenden Bewegungsabläufen profitieren. Es handelt sich um ein Trainingsgerät, das nicht nur Muskeln und Kraft stärkt, sondern jede einzelne Zelle des Körpers in Schwung bringt. Es verbessert den Gleichgewichtssinn und die Ausdauer – und ganz nebenbei kann man auch Übergewicht abbauen. Denn durch das Hüpfen verbraucht jede Zelle mehr Kalorien. Dadurch wird die Fettverbrennung angeregt. Zum Vergleich: In einer Stunde Trampolinspringen verbrennt man etwa 800 Kalorien, beim wesentlich anstrengenderen Joggen sind es nur 500 Kilokalorien.

- Wunderbarer Stresskiller. Durch das Hüpfen werden alle Körperdrüsen aktiviert, Glückshormone wie Dopamin und Noradrenalin werden freigesetzt.
- Langsam beginnen. Im Unterschied zu vielen anderen Sportarten wie Radfahren, Schwimmen oder Joggen, muss man sich beim Trampolinspringen nicht groß aufraffen. Man stellt sich einfach auf das Netz und springt mal eben fünf Minuten. Und genau so sollten Anfänger auch beginnen. Empfehlenswert ist es, sich langsam zu steigern, etwa mit einer Minute pro Tag. Wenn Sie dann nach drei oder vier Wochen 30 Minuten am Stück springen können und wollen, umso besser.
- Positiver Einfluss auf den gesamten Körper. Da alle Muskeln durch das Trampolinspringen aktiviert werden, profitiert auch der Herzmuskel von dieser Sportart. Belastungen und Aufregungen können besser weggesteckt werden. Darüber hinaus wird die Durchblutung sämtlicher Organe angeregt. Das betrifft auch unser Gehirn, Konzentrati-

on und Denken fallen leichter. Vor allem aber sorgt das Trampolinspringen für einen ungehinderten Fluss der Lymphe – eine Gewebsflüssigkeit, die wir eigentlich nur spüren, wenn wir krank sind: Dann nämlich sind die Lymphknoten geschwollen, die Flüssigkeit staut sich unter den Achseln. Um aber Gift- und Schlackenstoffe aus dem Körperkreislauf abzutransportieren und damit für die Gesundheit des Organismus zu sorgen, ist es wichtig, dass die Lymphe frei fließen kann. Ein Grund mehr, täglich einfach mal für fünf Minuten – oder auch länger – aufs Trampolin zu steigen.

- Lassen Sie sich im Handel fachmännisch beraten und wählen Sie ein Gerät, das sehr gut gefedert ist und dessen Federung auch gut abgedeckt ist.

Power Plate als Alternative

Wem das alles zu anstrengend ist, der kann mit »Power Plate« trainieren, einem Gerät, das den gleichen positiven Effekt hat wie das Trampolinspringen. Es handelt sich dabei um eine Art Rüttelplatte, welche durch mechanische Schwingungen zu einer Aktivierung einer Vielzahl von Muskeln führt.

- Auf der Platte stehend, stellt man einen Schwingungsbereich ein. 10 Minuten täglich reichen aus, um den ganzen Körper in Schwingung und die Organe und Zellen in Bewegung zu bringen und Muskelreflexe auszulösen.
- Die Geräte sind platzsparend und können auch in kleinen Räumen aufgestellt werden.
- Lassen Sie sich durch einen zertifizierten Trainer fachkundig in das Gerät einweisen.

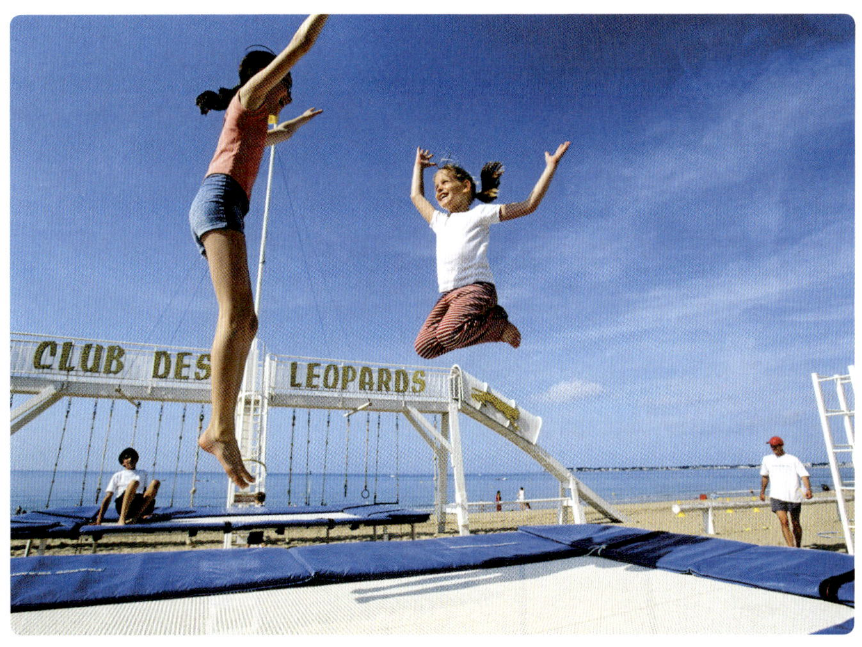

Glückshormone werden freigesetzt, wenn man losgelöst in die Luft springt. Trampolinspringen trainiert jeden Muskel und regt den Fettstoffwechsel an.

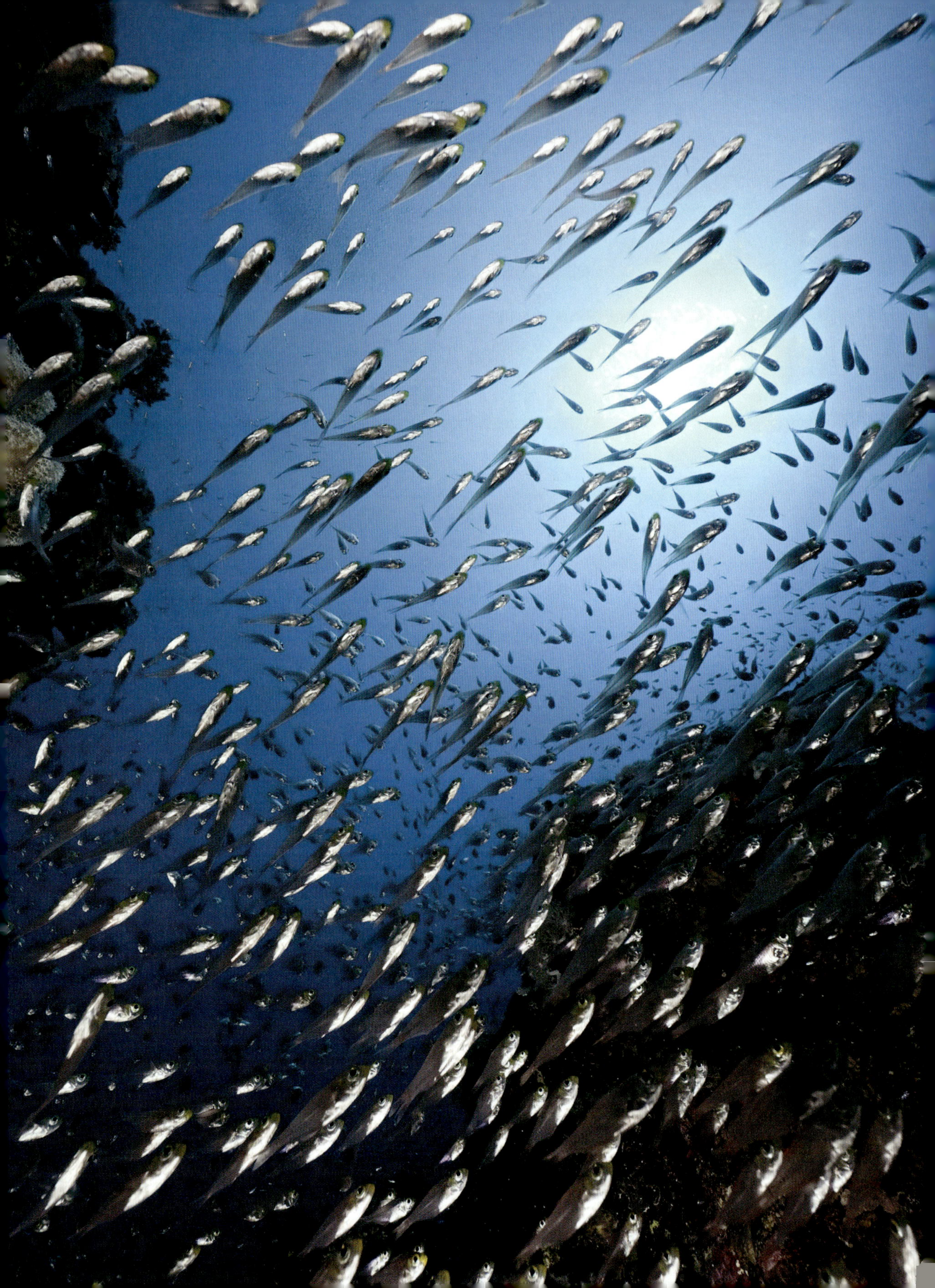

Lebenselixier **Wasser** für alle Organismen

Wasser ermöglicht unser Leben, still und unauffällig. Erforscht und geprüft, bleibt es dennoch geheimnisvoll.

Wasser – zum Überleben wichtig

Ohne Nahrung kann man bis zu vier Wochen überleben, ohne Wasser nur wenige Tage. Denn unser Körper besteht zu 60 bis 70 Prozent aus Wasser. Natürlich nicht im reinen Zustand, sondern in Form von Körperflüssigkeiten wie Blut, Lymphe, Magen- und Darmsäfte, Galle und Speichel. Sogar festes Gewebe wie Muskeln, Leber und Nieren enthält Wasser.

Wasser spielt nicht nur für unseren Stoffwechsel eine entscheidende Rolle im täglichen Leben. Es ist auch seit alters her ein Symbol für das Seelische, Aufnehmende und Empfängliche. Es »zwingt« und verdrängt die harten Gegenstände nicht, wie es Stein oder Metall tun, vielmehr schmiegt es sich widerstandslos jeder Form an und besitzt doch eine Kraft, die fähig ist, auch härteren Stoff beharrlich zu verändern. Man denke nur an die seit Generationen bekannte Redensart »Steter Tropfen höhlt den Stein«. Wasser spiegelt die vollkommene Demut wider, es sucht sich immer und überall den niedrigsten Punkt, wo es in Ruhe verweilen möchte. Es dringt tief in die Erde ein, bis in die tiefste Dunkelheit, die kein Mensch jemals erblicken kann. Wasser reinigt unseren Körper (innerlich und äußerlich), unser Heim, unsere Stadt und nicht zuletzt unseren Planeten. Wasser schreckt vor nichts zurück, es setzt sich mit den schmutzigsten und giftigsten Dingen überhaupt auseinander und es löst und reinigt alles zum Wohl des Menschen, im Sinn des Lebens. Wasser bildet die Basis aller in der Natur vorkommenden Lösungen, ob es sich um Pflanzensäfte, Blut oder Lymphflüssigkeit handelt. Wie wichtig Wasser für das Leben generell und für den menschlichen Organismus im Speziellen ist, wird uns im Alltag meist nicht bewusst. Schließlich haben wir in unseren Breitengraden (noch) das Privileg, auf scheinbar unerschöpfliche Wasserressourcen zurückgreifen zu können. Doch es gibt auch Regionen in der Welt, in denen Wasser schon heute zum kostbarsten Gut geworden ist. Der chinesische Meister Laotse schrieb in seinem berühmten Weisheitsbuch »Tao Te King«:

»Das höchste Gute gleicht dem Wasser.
Weil Wasser den zehntausend Dingen nützt,
ohne mit ihnen zu streiten,
und selbst dahin fließt,
wo kein Mensch sein mag,
kommt es dem Weg (dem Tao) nahe.«

Ohne Wasser kein Stoffwechsel

Der menschliche Körper besteht zu 60 bis 70 Prozent aus Wasser. Unser Blut sogar zu mehr als 90 Prozent, selbst die Knochen noch zu 20 Prozent. Je wichtiger ein Organ ist, desto mehr Wasser scheint in ihm enthalten zu sein. Besonders viel Wasser finden wir dementsprechend im Gehirn (70 Prozent). Auch ist es nicht verwunderlich, dass 99 Prozent aller Stoffwechselvorgänge im lebenden Organismus im wässrigen Milieu vonstattengehen! Dazu ist natürlich erforderlich, dass der Organismus ausreichend mit Wasser versorgt wird. Erwachsene sollten täglich zwei bis drei Liter Wasser zu sich nehmen – und nicht irgendeine Flüssigkeit, wie das häufig und missverständlich in der Literatur zu lesen ist, sondern qualitativ hochwertige, »zellverwertbare« Flüssigkeiten. Es besteht nämlich ein erheblicher Unterschied, ob man Wasser, Limonade, Kaffee, Tee, Softdrinks, Bier oder Fruchtsäfte zu sich nimmt. Wer glaubt, mit vier Tassen Kaffee, einem Liter koffeinhaltiger Limonade und zwei Flaschen Bier seinen Wasserhaushalt gedeckt zu haben, irrt. Keine dieser Flüssigkeiten ist dazu geeignet, den Körper beim Stoffwechselvorgang zu unterstützen. Im Gegenteil. Der Körper ist auf die Zufuhr von Wasser angewiesen. Und zwar in regelmäßigen Zeitabschnitten und nicht ad hoc. Am besten ist es, über den Tag immer mal wieder ein Glas zu trinken, bis die benötigte Menge Wasser aufgenommen ist. Diese lässt sich leicht auf der Basis des individuellen Körpergewichts berechnen (siehe Seite 34).

Verteilfunktion

Wasser erfüllt zwei große Aufgaben. Zum einen übernimmt es eine Verteilfunktion. Denn durch das Wasser, das sich ja nicht nur in den Blutgefäßen befindet, sondern auch in den Räumen zwischen den Zellen, werden alle Nähr- und Aufbaustoffe, die zum Überleben erforderlich sind, zu den Organen und in die Zellen transportiert.

Reinigungsfunktion

Alle Abbauprodukte, die in den Zellen entstehen, aber auch giftige Substanzen, werden im Wasser gelöst über den Darm, die Nieren, über die Haut oder die Lungen wieder ausgeschieden. Je reiner das Wasser ist, je weniger andere Stoffe bereits darin gelöst sind, desto mehr kann das Wasser aufnehmen und verteilen oder entsorgen. Wer würde schon auf die Idee kommen, sich oder seine Wäsche oder die Fenster mit Bier, Wein, Kaffee oder Softdrinks zu waschen? Diese Flüssigkeiten sind kaum in der Lage, noch zusätzliche Stoffe aufzunehmen, und können sogar, wenn ihre Konzentration höher ist als die Konzentration der gelösten Teilchen in unserem Gefäßsystem, dem Körper Wasser entziehen. Unseren Zellen muten wir dies allerdings kontinuierlich zu.

Stilles Wasser zur Gesundung

Wer etwas für seine Gesundheit tun möchte, sollte daher darauf achten, in erster Linie stilles Wasser zu sich zu nehmen. Vor allem die mo-

Heilmittel Wasser

Wasser als unentbehrliches Lebenselement ist zugleich auch stets als Symbol des Lebens selbst, der freigiebigen und lebenspendenden Kraft der Natur, betrachtet worden. Damit verwandt ist auch die historisch sehr frühe Entdeckung von Wasser als universelles Heilmittel. Viele volkstümliche Bräuche zeigen die Vorstellung einer Übertragung von »Lebensenergie« durch Vermittlung des Wassers. Wie alt diese Bräuche sind, ist schwer zu sagen. Weit verbreitet ist das Bebeten, Besprechen oder Besingen von Wasser, mit dem dann Pflanze oder Mensch behandelt wird.

dernen Zivilisationskrankheiten könnten zum Großteil vermieden werden, wenn die Menschen genügend Wasser trinken würden. Der Arzt Dr. Batmanghelidj bringt es mit dem vielsagenden Titel seines Buches auf den Punkt. Es heißt: »Sie sind nicht krank, Sie sind durstig«. Treffender könnte man es auf viele Krankheiten bezogen gar nicht ausdrücken. In seiner Klinik in den USA heilt er seine Patienten nur dadurch, dass er ihnen täglich die für sie individuell berechnete Menge guten Wassers zu trinken gibt. Die Erklärung hierfür ist einleuchtend und logisch zugleich. Die im Stoffwechsel anfallenden Abfallprodukte müssen von den Zellen über das Blut abtransportiert werden. Das geht nur, wenn diese Schlacken bereits in den Zellen gelöst werden. Hierfür wird zellverfügbares Wasser benötigt. Nur reines Wasser kann durch Osmose in die Zellmembran eindringen und dort Abfallprodukte aufnehmen. Ist das Wasser schon mit Zucker, Tee und anderen Zutaten angereichert, muss dies erst mit hohem Energieaufwand vom Körper gereinigt werden. Dabei geht hochwertiges Zellwasser verloren, und es kommt zu einer schnelleren Alterung der Zellen. Sicher haben Sie es auch schon mal an sich selbst bemerkt, wie die Haut trockener und faltiger wird, wenn man zu wenig getrunken hat.

Wasser ist wunderbar

Trotz oder gerade wegen der selbstverständlichen Präsenz von Wasser ist unser Wissen über das nasse Element verhältnismäßig dünn, und so gibt es den Wissenschaftlern auch heute noch immer neue Rätsel auf. Der englische Dichter David Herbert Lawrence (1885–1930) sagte nicht zu Unrecht: »Wasser ist H_2O, zwei Teile Wasserstoff, ein Teil Sauerstoff. Aber da ist noch ein Drittes, das erst macht es zu Wasser, und niemand weiß, was *das* ist.« Obwohl uns die chemische Zusammensetzung des Wassers bestens bekannt ist, streiten sich seit geraumer Zeit die Wissenschaftler über die räumliche Anordnung der Atome. So vertreten einige renommierte Forscher eine These, die das seit 100 Jahren geltende Modell, dem zufolge jedes Molekül über vier Wasserstoffbrücken mit anderen verbunden ist, infrage stellt. Sie glauben

Beweise dafür zu haben, dass die Wassermoleküle durch Ringe oder Ketten miteinander in Verbindung stehen.

H_2O näher betrachtet

Spannend und interessant ist und bleibt die Erforschung des Wassers in jedem Fall. Betrachten wir zunächst die chemischen Elemente von Wasser: H_2O – zwei Wasserstoffatome (H = hydrogenium) und ein Sauerstoffatom (O = oxygenium). Das Interessante am Wasserstoff ist, dass dieses Atom das häufigste und das einfachste im ganzen Universum ist. Es besteht aus einem Proton im Kern und einem einzelnen Elektron in der Hülle. Es ist das älteste Atom überhaupt, und man vermutet, dass es bereits kurz nach dem Urknall entstanden sein muss. Wasserstoffatome machen etwa 75 Prozent der gesamten Masse des Universums aus. Aufgrund seiner einfachen Struktur ist das Atom sehr anpassungsfähig, und es verwundert daher nicht, dass es an 95 Prozent aller Molekülverbindungen im Universum beteiligt ist. So sind auf der Erde sind die meisten Wasserstoffatome in Wasser gebunden. Soweit zur

Der Wasserkreislauf

Wasser unterliegt einem ständigen Kreislauf. Unter dem Einfluss der Sonne verdunsten jährlich ca. 496 000 Kubikkilometer Wasser. Dieses wird nicht einfach nur verbraucht, sondern es bleibt zumindest mengenmäßig in einem ewigen Wasserkreislauf erhalten. Zwei Drittel der Erdoberfläche, das sind etwa 360 000 000 Quadratkilometer, sind von Wasser bedeckt. Schätzungsweise liegt die Gesamtmenge Wasser auf der Erde bei etwa 1,4 Milliarden Kubikkilometer. Der Motor für den Wasserkreislauf ist die Sonnenstrahlung.

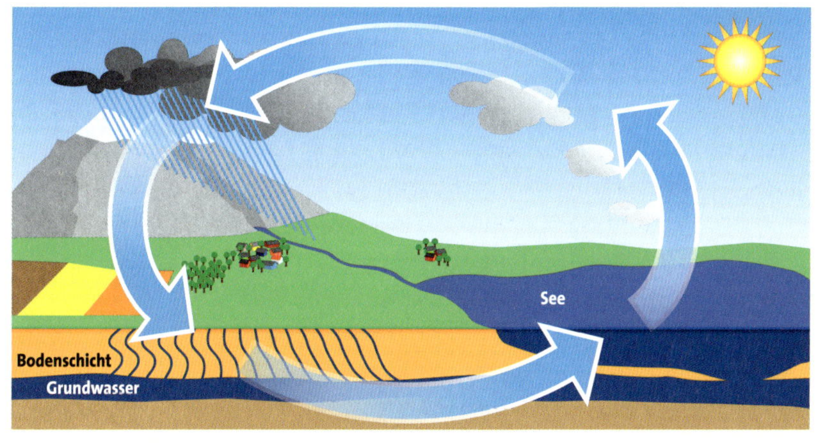

Die Sonne bringt das Wasser über die Ozeane und Seen zum Verdunsten. Der Wasserdampf steigt auf, und es bilden sich Wolken, die schließlich als Regen, Hagel oder Schnee wieder auf die Erde niedergehen. Gereinigt wird das Wasser beim Durchsickern durch die Bodenschicht.

Wissenswertes über Wasser

Daten und Fakten

Name Wasser, Wasserstoffoxid, H_2O

Schmelzpunkt 0 °C

Siedepunkt 100 °C (Die Celsius-Temperatur-Skala orientiert sich am Schmelz- und Siedepunkt des Wassers bei 1013 mbar)

Masse und Ausdehnung bei 4 °C 1 Gramm und 1 Kubikzentimeter

Wasser hat

- die höchste Wärmekapazität aller Flüssigkeiten (idealer Wärmespeicher)
- nach Quecksilber mit 70 mal 10 hoch minus 3 Newton pro Meter (70×10^{-3}; N/m) die größte Oberflächenspannung bei +20 °C. (Newton pro Meter ist eine Maßeinheit. Sie berechnet die an der Grenzfläche wirkende Kraft, die die Oberfläche zu verkleinern sucht)

Wasserstoffatome machen etwa 75 Prozent der gesamten Masse des Universums aus.

Wasser gibt uns Rätsel auf

- Warum kocht Wasser erst bei 100 °C? Aufgrund seines Molekulargewichts müsste es bereits bei minus 75 °C verdampfen.
- Warum liegt die kritische Temperatur des Wassers erst bei 374,2 °C anstatt bei 50 °C? Man spricht von der kritischen Temperatur, wenn sich Gase (in diesem Fall Wasserdampf) auch bei noch so hohem Druck nicht mehr verflüssigen lassen.
- Warum liegt der Gefrierpunkt des Wassers bei 0 °C? Nach den Gesetzen des Periodensystems dürfte Wasser eigentlich erst bei -120 °C zu Eis gefrieren.
- Warum braucht Wasser doppelt so lange (wie man eigentlich annehmen sollte), um Wärme aufzunehmen und abzugeben?
- Warum kann Wasser überhaupt so viel Wärme speichern?
- Warum hat Wasser eine Oberflächenspannung von 70×10^{-3}; N/m statt 7×10^{-3} N/m?
- Warum nimmt das Volumen von Wasser beim Gefrieren zu, statt weniger zu werden?
- Warum ist Wasser eine Flüssigkeit? Wasserstoff ist bei Raumtemperatur ein Gas, das bei -252,5 °C flüssig wird. Sauerstoff ist bei Raumtemperatur ebenfalls ein Gas. Es wird bei -182,97 °C flüssig. Die Verbindung von Wasserstoff und Sauerstoff müsste nach den physikalischen Gesetzen ebenfalls ein Gas sein.

Wasser ist und bleibt eine rätselhafte Substanz, die unser Leben mitbestimmt. Und es ist unsere Verantwortung, das kostbare Gut zu schützen und sauber zu bewahren.

physikalisch-naturwissenschaftlichen Beschreibung dieses Stoffes. Wenn wir nun das Wasserstoffatom einer philosophischen Betrachtung unterziehen, finden wir in ihm den Urahn des Lebens. Aufgrund der Tatsache, dass es das älteste Atom überhaupt ist, könnte man im Wasserstoffatom aus ganzheitlicher Sicht das gesamte Wissen des Universums vermuten, also das Wissen über die Entstehung der Welt. Aus dieser Perspektive betrachtet, kann das Wassermolekül mit seinen zwei Wasserstoffatomen auf eine beträchtliche »Lebenserfahrung« zurückblicken. Diese Wassermoleküle verbinden sich nun zu größeren Verbänden, die ihrerseits an die im Wasser gelösten Stoffe andocken.

Eine rätselhafte Substanz

Der Vorzug von Wasser liegt einfach darin, dass es in einem ganz breiten Temperaturintervall flüssig bleibt. Und die Hauptaufgabe des Wassers ist ja, als Lösungsmittel für die unterschiedlichsten Substanzen zu dienen. Und diese kann es eben nur erfüllen, so lange es flüssig ist. Der Gefrierpunkt von Wasser ist ja bei etwa 0 °C, da wird es fest, und der Siedepunkt ist etwa bei 100 °C, da wird es dann gasförmig. Ähnlich aufgebaute Substanzen, wie zum Beispiel das Ammoniak (NH_3), schmilzt erst bei -78 °C und siedet schon bei -33 °C. Das ist also ein sehr, sehr schmales Intervall, in dem es flüssig ist. Oder Beispiel Schwefel-Wasserstoff (H_2S), er ist sogar nur zwischen -86 °C und -60 °C flüssig, also bei Temperaturen, bei denen überhaupt nicht mit Leben zu rechnen ist. Deshalb ist das Wasser die Grundvoraussetzung für das Leben überhaupt: Zuallererst wird daher nach Wasser gesucht, wenn Astronomen neues Leben im Weltall finden möchten. Das Erstaunliche ist, und das kann man sich auch bis heute noch nicht so richtig erklären, dass die feste Form des Wassers, nämlich das Eis, leichter ist als die flüssige Form. Bei allen anderen Substanzen ist es ja eher umgekehrt. Und das hat für die Natur den Vorteil, dass, wenn Wasser gefriert, zum Beispiel in Bächen und Seen, das gefrorene Wasser, also das Eis, oben schwimmt und so den unteren Teil des Wassers vor weiterer Abkühlung schützt.

Cluster: die wässrigen Paarbeziehungen

Wassermoleküle legen ein »sozial aktives« Verhalten an den Tag. Sie scheinen eine Vorliebe für Partnertausch und Gesellschaftsspiele zu haben. Winzige Moleküle schwirren scheinbar Händchen haltend durch die Flüssigkeit. Benachbarte Einzelgänger fühlen sich sogleich ermuntert, auch mitzumachen. Im Nu fasst jeder jeden an. Wissenschaftler sprechen hier von Clusterbildung. »Cluster« ist die englische Bezeichnung für das Wort Klumpen. Lange dauert dieser Spaß aber nicht. In Sekundenschnelle lösen die ersten Moleküle ihre Beziehung und greifen bereits nach dem nächstbesten Partner, mit dem sie sofort neue Cluster bilden. Dass die Wissenschaft dem Wasser diese Geheimnisse entlocken konnte, ist an sich schon ein Wunder. Denn Wassermoleküle sind echte Winzlinge. Für einen kleinen Tropfen benötigt man die unvorstellbare Menge von 1020 Molekülen, das sind 100 000 000 000 000 000 000 (hundert Trillionen) Moleküle. Aber damit nicht genug der Schwierigkeiten. Wasser hütet seine Clustergeheimnisse wie den heiligen Gral. Unter dem optischen Mikroskop sind die Cluster nicht zu erkennen. Um diese Geheimnisse annähernd zu lüften, benötigt man wirklich raffinierte Geräte, wie zum Beispiel Spektroskope, die elektromagnetische Strahlungen aufspüren oder Röntgen-Diffraktometer, mit denen sich Interferenzphänomene nachweisen lassen, die durch Brechung des Röntgenlichts an den Kristallstrukturen verursacht wurden. Die am meisten Erfolg versprechenden Methoden liefert jedoch die Mathematik. Mithilfe von modernen Hochleistungscomputern versuchen verschiedene Wissenschaftler quantenmechanische Clustermodelle zu entwickeln, mit deren Hilfe sie das Verhalten von Wassermolekülen simulieren wollen.

Auch Großrechner kennen Grenzen

Allerdings wird den Forschern auch hier das Leben schwer gemacht. Selbst die schnellsten und leistungsfähigsten Großrechner verschlucken sich immer wieder an der Berechnung dieser Modelle. Ken Jordan war einer der ersten Wissenschaftler, der sich mit gigantischen Supercomputern an diese Modelle heranwagte. Doch selbst diese extrem leistungsfähige Anlage erlaubte ihm zum damaligen Zeitpunkt lediglich die Simulation eines Modells mit maximal acht H_2O-Molekülen. Dennoch waren die Resultate hochinteressant. Aufgrund der Computersimulation kam Jordan zu dem Schluss,

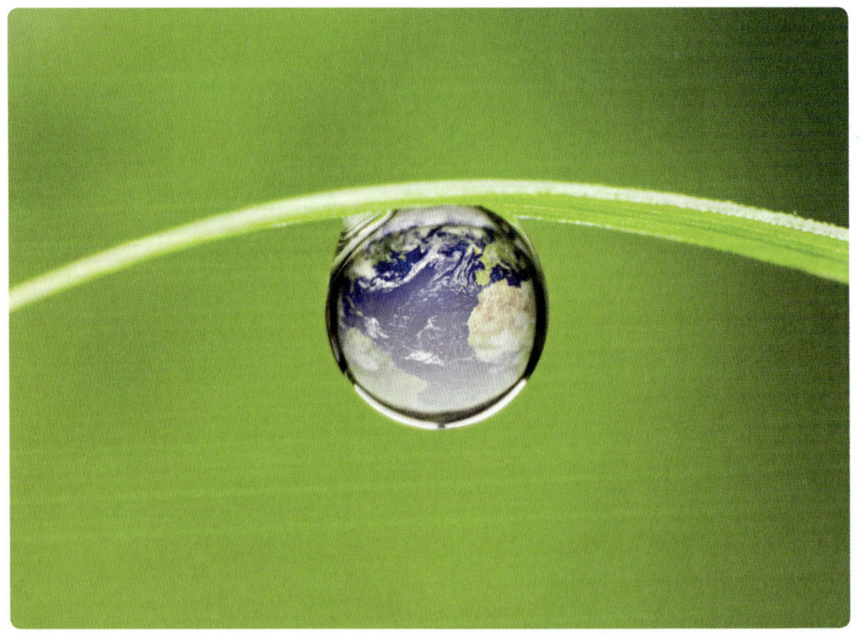

Die Welt ist auf frisches Wasser angewiesen. Jeder einzelne Tropfen ist kostbar.

dass Wassercluster ganz spezifische Signale aussenden, die von der Bewegung der Einzelmoleküle abhängig sind. Er nahm an, dass Cluster kristallähnliche Strukturen bilden müssten und dass diese kristallinen Gitternetze mit sehr hohen Frequenzen schwingen. Tatsächlich ist Wissenschaftlern inzwischen gelungen, diese Theorien in der Praxis zu bestätigen. Neueste Erkenntnisse weisen darauf hin, dass die in den Clustern enthaltenen Informationen nicht auf die räumliche Anordnung der einzelnen Moleküle zurückzuführen sind, sondern auf das ganz spezifische Schwingungsmuster der Wassermoleküle. Diese, so vermuten die Forscher, bilden durch die zeitliche Abfolge der gemeinsamen Schwingung ein dauerhaftes Informationsmuster im Wasser. Nun weiß man, dass jegliche Materie nichts anderes ist als verdichtete Schwingung. Alles was wir in unserer Welt wahrnehmen und insbesondere das, was wir mit unseren Sinnen nicht mehr wahrnehmen, schwingt. Jeder Stein, jedes Organ, jedes Lebewesen, ja jeder Planet und jedes Atom haben ein ganz bestimmtes Schwingungsmuster. Das Energiefeld, das die entsprechende Materie bildet, schwingt in einer ganz bestimmten Frequenz. Viele Wasserforscher vermuten daher, dass das Wasser alle Informationen in Clustern speichert.

Schwingungen und Homöopathie

Diese Annahme böte für einige bislang ungeklärte Phänomene eine schlüssige wissenschaftliche Erklärung. Wenn Information nämlich als Frequenz enthalten ist, ist anhand dessen auch die Wirkungsweise der homöopathischen Präparate leicht erklärbar. Da jeder Ausgangsstoff ein eigenes Schwingungsmuster besitzt, kann man sich gut vorstellen, dass mit homöopathischen Mitteln nur ein einziges Schwingungsmuster auf den Patienten übertragen werden kann. Hier treffen wir auf das Resonanzgesetz und das Gesetz der Harmonik. Eine bestimmte Schwingung (oder die Information) wird auf einen anderen Stoff (oder einen Menschen) übertragen, wenn dieser dazu in Resonanz geht. Diese Tatsache machen sich in jüngster Zeit immer mehr Wasserforscher zunutze. So mehren sich die Versuche, bei denen das Wasser verschmutzter Seen durch das Einspielen bestimmter Frequenzmuster verbessert werden soll. Im Schweizer Kanton Wallis wird z.B. ein See wegen starken Algenbefalls seit Neuestem nicht mehr mit Chemikalien behandelt, sondern mit elektromagnetischen Wellen. Zu diesem Zweck verlegte der Wasserforscher Walter Thut einen Draht quer durch den See. Über diesen Draht werden dem See nun Frequenzmuster von Sauerstoff übertragen. Da die Wissenschaftler wissen, in welcher Frequenz Sauerstoff schwingt (es ist eine sehr hohe Oktave des Tons G), ist es ihnen möglich, exakt dieses Muster aufs Wasser zu übertragen. Tatsächlich zeigte sich bereits nach kurzer Zeit ein Rückgang des Algenbefalls.

Das Gedächtnis des Wassers

Auf der einen Seite ist Wasser also ein ausgezeichnetes Medium zur Informationsübertragung, andererseits ist es leider nicht gerade wählerisch, was den Umgang betrifft. Man muss davon ausgehen, dass unser Trinkwasser eine Menge ungewünschter Schwingungsmuster enthält. Jeder Stoff, der mit dem Wasser jemals in Verbindung gekommen ist, hat das Wasser mit seinem ganz individuellen Schwingungsmuster geprägt. Und da Wasser die Fähigkeit hat, einmal eingeprägte Informationen zu speichern und diese auf lebende Organismen zu übertragen, sollten wir uns durchaus Gedanken darüber machen, mit welchen Stoffen unser Trinkwasser schon in Berührung gekommen ist. Zwar wird das Trinkwasser einem chemischen Reinigungsprozess unterzogen, bei dem Schadstoffe eliminiert werden, die Schwingungsmuster der Schadstoffe sind jedoch nicht so leicht zu beseitigen, was unlängst von einigen südkoreanischen Chemikern bewiesen wurde. Das Wasser verfügt also selbst nach der Reinigung und sogar nach der Destillation noch über die gesundheitsschädlichen Frequenzmuster.

Für Wissenschaftler interessant

Der Wasserforscher Dr. Wolfgang Ludwig sagte einmal sehr treffend: »Wasser hat ein Gedächtnis wie ein Elefant.« Manche Wissenschaftler sind der Meinung, dass man sehr viel Energie benötigen würde, um alle Informationen zu löschen. Erst wenn das Wasser starkem Druck, hohen Temperaturen (400 °C) oder starken Verwirbelungen ausgesetzt wird, kann dies geschehen. Normalerweise geht die Neuprogrammierung des Wassers ihren natürlichen Weg. Über den natürlichen Wasserkreislauf wird der verdunstete Wasserdampf mit der Energie der Sonne genährt und gleichzeitig verwirbelt. Die Clusterstrukturen lösen sich auf, und die Wassermoleküle werden gleichzeitig durch die Lichtenergie der Sonne mit neuen, Leben spendenden Informationen programmiert. Mit der Auflösung der Cluster verliert das Wasser dann auch seinen Informationsgehalt. Allerdings kommt das Regenwasser bei seiner Reise durch die verschiedenen Luftschichten und schließlich auf dem Weg durchs Erdreich wieder mit Schadstoffen in Berührung. Da Trinkwasser meist aus Oberflächenwasser gewonnen wird, fehlt der gründlich reinigende Prozess durch die verschiedensten Sediment- und Gesteinsschichten, die das Wasser filtern und reinigen.

Trinkwasser

Nur Quell- oder Mineralwässer werden aus Tiefenwasser gewonnen. Wer aber nicht das besondere Glück hat, sein Wasser direkt aus einer Quelle zu beziehen und wer auf die örtliche Trinkwasserversorgung in seinem Wohnort angewiesen ist, sollte sich darüber Gedanken machen, wie er seine Trinkwasserqualität verbessern kann. Eins steht mit Sicherheit fest: Durch den langen Weg des Wassers in den Rohren und den damit verbundenen hohen Druck geht dem Wasser die natürliche kristalline Struktur verloren. Viele Wasserforscher sind der Meinung, dass damit auch die lebensvermittelnde Eigenschaft des Wassers auf der Strecke bleibt. Die Reaktionsfähigkeit und die Lebendigkeit des Wassers gehen nach deren Ansicht verloren. Auch bei langem Transport über viele Hunderte von Kilometern verliert das Wasser sehr viel an Information und nimmt im Gegenteil

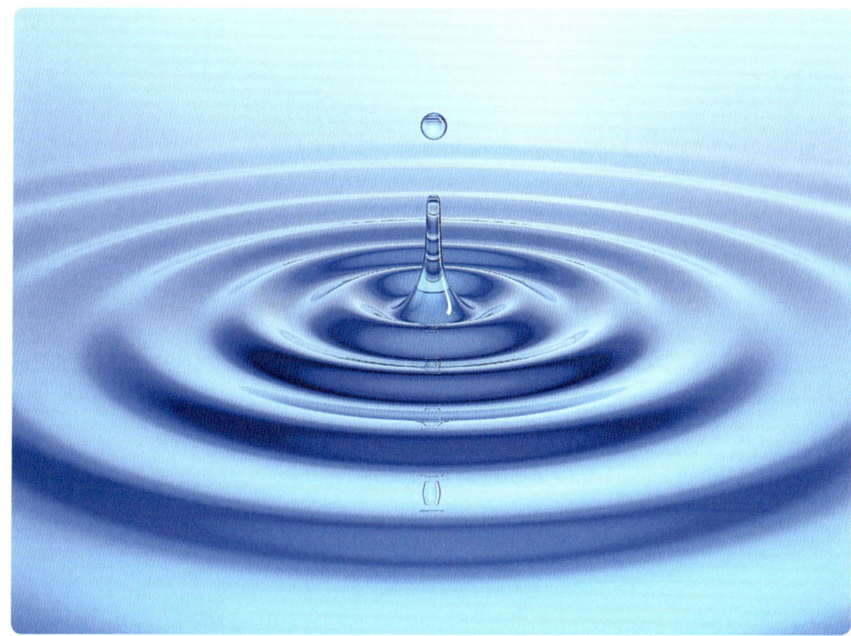

Wasser ist die Quelle der Natur. Ohne Wasser gibt es kein Leben. Wasser heilt, reinigt und belebt.

von unterwegs sehr viel fremde Information auf. So kann man in diesen Wässern mit geeigneten Geräten jede größere Starkstromleitung, starke Radio- und Fernsehsender sowie Mobilfunksender feststellen, die unterwegs passiert worden sind.

Die Seele des Wassers

Es gibt verschiedene Verfahren, die die Problematik der Wasserqualität anschaulich machen. Mehr noch: Diese wissenschaftlichen Untersuchungs- und Messmethoden lassen erahnen, dass es etwas wie eine Seele des Wassers gibt, die durch positive und hilfreiche Schwingungen aller Art, ja sogar durch Gedankenenergie beeinflussbar ist.

Die Kristallanalyse

Zu erwähnen ist zunächst die Hagalis Kristallanalyse, die detailliert Aufschluss über die in Wasserproben enthaltene Lebenskraft geben kann. Mit diesem speziellen Verfahren können alle Substanzen, wie Wasser oder Blut, ohne den Zusatz von chemischen Stoffen oder Lösungsmitteln untersucht werden. Die Kristallbilder, die aus mehreren Schritten gewonnen werden, sind aus derselben Probe jederzeit reproduzierbar und werden anschließend optisch ausgewertet. Faktoren wie Form, Randstrukturen, Dunkelfelder und Stärke der Kristalle werden bei der Begutachtung der Proben herangezogen. Eine sternförmige oder hexagonale Struktur ist ein Zeichen für eine bestmögliche Wasserqualität. Durch die einfache Darstellung

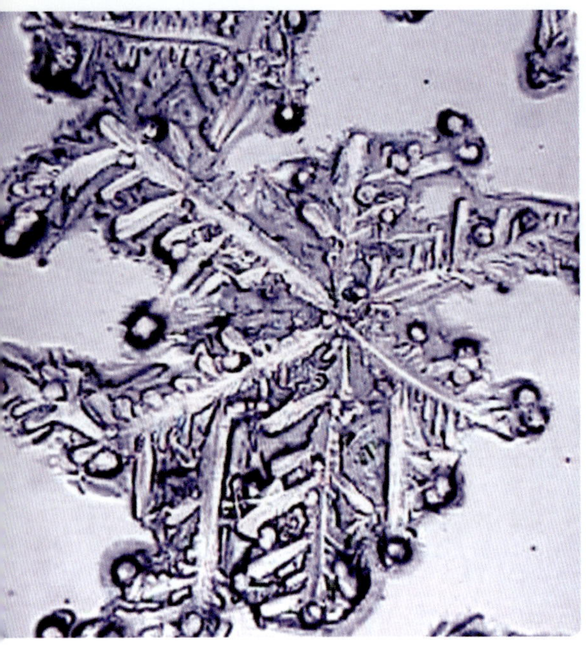

Wenn Wasser gefriert, formt es Kristalle. Es sind fragile Strukturen mit geometrischen Formen.

der Kristallstrukturen können auch Laien die Qualitätsstufen von Substanzen leicht erkennen. Zunächst destilliert man die Probe ohne Zusätze von Wasser oder sonstigen Lösungsmitteln bei niederen Temperaturen. Anschließend gewinnt der Forscher durch Veraschung und Calcination aus dem Destillatrückstand Kristallsalz. Schließlich werden Destillat und Kristallsalze vereint und auf einen Objektträger aufgebracht. Daraus werden dann die Kristallbilder entwickelt. Die Hagalis Kristallanalyse wurde von dem Mediziner und Heilpraktiker Andreas Schulz (geb. 1965) entwickelt. Er begründete in den USA ein Forschungslabor für Kristallanalyse und schließlich sein eigenes Unternehmen, die Hagalis AG, ein Labor für Qualitätsanalysen im Bereich von Lebensmitteln, Wasser und Alltagsgegenständen.

Kristalle bildlich dargestellt

In der Öffentlichkeit noch bekannter wurden die Kristallbilder von Dr. Masuro Emoto. Emoto wurde 1943 in Yokohama geboren und bekam 1992 in Tokio den Titel »Doktor der Alternativen Medizin« verliehen. Er forschte über die in Wasser enthaltenen Mikro-Cluster und über magnetische Resonanzanalyse. Zahlreiche Forschungen und Weltreisen führten ihn zur Entdeckung des nach ihm benannten Verfahrens der Kristallfotografie. Seine Bücher wurden in viele Sprachen der Welt übersetzt und sorgten nicht zuletzt in Deutschland für eine Sensation, die sowohl die »esoterische« als auch die wissenschaftliche Welt erfasste.

Die Fotos sprechen Bände

Emotos Fotografien schienen die Existenz einer unsichtbaren Welt zu beweisen. Er erforschte systematisch die Fähigkeit des Wassers, Informationen, Musik, Worte, Gefühle und Bewusstsein zu speichern. Je nach Zustand und Qualität des Wassers weisen die Wasserkristalle dann auch unterschiedliche Formen auf. Wasser in Großstädten hat z. B. meist eine matte und unregelmäßige Struktur. Wasserkristalle von lebendigem Wasser, wie Quellwasser, weisen häufig die verschiedensten Ausformungen auf, von einfachen Vierecken, Sechsecken bis hin zu feingliedrigen, glänzenden Kristallen oder Stabilität und Vitalität signalisierenden Sechsecken (Schildkrötenform).

Wasser lässt sich impfen

Die Fotografien von Dr. Masuro Emoto sprechen für sich. Die Bilder spiegeln die volle Tragweite dieser Entdeckung nicht nur rational, sondern auch emotional wider. Die Unterschiede zwischen den Kristallstrukturen von Wasser sind, je nach dem Einfluss bzw. Gedanken, mit dem man es in Berührung bringt, enorm. Wenn man etwa ein positives Wort (»Danke«) oder ein negatives (»Dummkopf«) auf einen Zettel schreibt und die Wasserproben mit der »Nachricht« impft, indem man sie auf die entsprechenden Zettel stellt, kommen völlig unterschiedliche Gebilde dabei heraus, wobei vor allem intuitiv ein erheblicher Qualitätsunterschied festzustellen ist. Bei positiven Wörtern zeigen die Kristalle die außergewöhnliche Schönheit einer perfekt geformten Schneeflocke, unter negativem Einfluss erscheint das Kristall dagegen wie entstellt oder zerfressen.

Die Qualität des Wassers

Die Untersuchungen von Schulz und Emoto zeigen, so unterschiedlich sie in der Vorgehensweise sind, doch unverkennbar in dieselbe Richtung. Zwei identische Wasserproben, die oberflächlich betrachtet, gleich aussehen und der gleichen »Quelle« entstammen, weichen bei genauerer Betrachtung (bei denen ganz unterschiedliche Versuchsanordnungen zur Qualitätsbestimmung zugrunde liegen), doch gravierend voneinander ab und belegen, dass Wasser nicht gleich Wasser ist. Es gibt enorme Qualitätsunterschiede, die für den feinfühligen Konsumenten spürbar und unter dem Mikroskop sogar deutlich sichtbar sind.

Wassertemperatur

Beim richtigen Trinken kommt es auch darauf an, die Wassertemperatur richtig zu wählen. Es sollte nicht zu kalt sein, sondern eher lauwarm.

Wasser ist nicht gleich Wasser

Wasser ist unser Lebenelixier. Wir bestehen selbst bis zu 70 Prozent aus Wasser und sind auf die tägliche Zufuhr von Wasser angewiesen. Im Handel gibt es dafür unzählige Sorten Mineralwasser, Heilwasser, Quellwasser und Tafelwasser. Studien haben jedoch gezeigt, dass Wasser für den Menschen nur dann gesund ist, wenn es möglichst natriumarm ist. Die entsprechende Angabe findet man in der Regel auf dem Etikett der Wasserflasche. Allerdings ist auch hier Vorsicht geboten. Während nämlich einige Hersteller Natrium mit Gramm pro Liter deklarieren, kennzeichnen es andere mit Milligramm pro Liter, was leicht in die Irre führen kann, wenn man sich nicht auskennt. So enthält beispielsweise ein Wasser mit 0,15 g/l mehr Natrium als ein Wasser mit 110 mg/l. Denn 0,15 Gramm entspricht 150 Milligramm. Ein Problem, das man leicht beheben kann, wenn man bei der Grammangabe das Komma einfach drei Stellen nach rechts verschiebt. Dann erhält man den Milligramm-Wert und kann vergleichen.

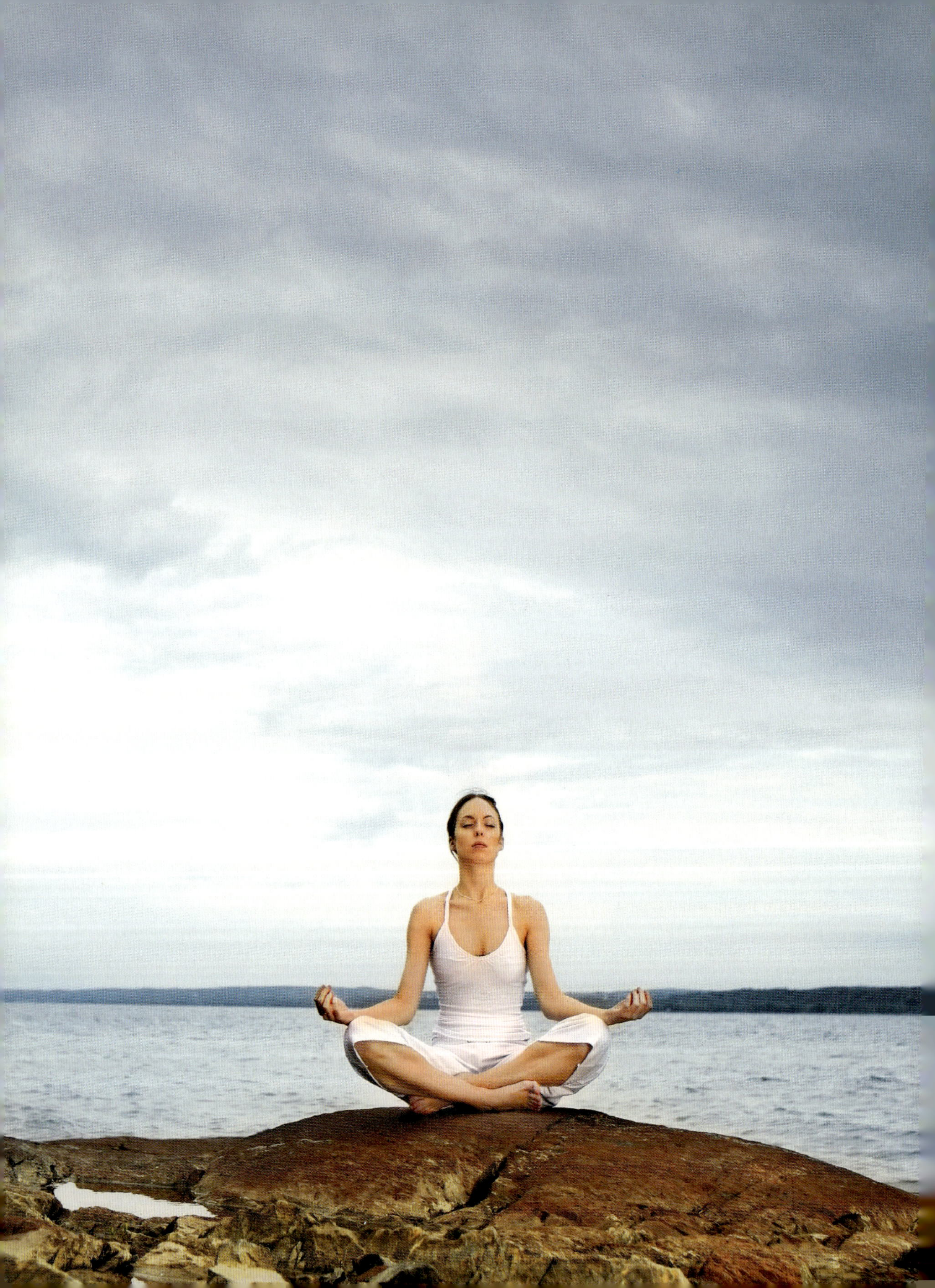

Mentaltraining – Hilfe für die Seele

Auch der Geist beeinflusst den Stoffwechsel. Wo ein Wille ist, da ist auch ein Weg. Abnehmen beginnt im Kopf.

Wie Emotionen Organe beeinflussen können

Signalübertragungen im Gehirn und durch den Körper laufen über Hormone und Nervenbahnen, gesunde Rezeptoren vorausgesetzt. Das ist der rein naturwissenschaftliche Ansatz. Es gibt aber auch einen psychologischen Aspekt, und der beeinflusst den Willen. Abnehmen beginnt im Kopf. Geistige Blockaden auflösen ist dazu der erste Schritt.

Gott ist ein Peptid (ein kleines Protein)!« Auf diesem ketzerischen Satz fußt die revolutionäre Entdeckung der kalifornischen Wissenschaftlerin Candace B. Pert, Professorin für Physiologie und Biophysik an der Georgetown Universität in den USA. Sie meint: Die chemischen Stoffe in unserem Körper bestimmen unsere Gefühle, Meinungen und Erwartungen und sogar unsere Gesundheit. Die Neuropeptide haben einen Einfluss auf unser Immunsystem und auf unsere Emotionen. »Denn der Körper ist keine geistlose Maschine – Körper und Geist sind eins.« Die These, dass unsere Emotionen Einfluss auf unsere Organe und unser Bewusstsein haben, bildet schon immer ein wichtiges Standbein in der gesamten Gesundheitslehre. Leider wurde die westliche Medizin immer mehr als reine Naturwissenschaft betrachtet, bei der Geist und Seele mehr und mehr ausgeklammert wurden. Doch Candace B. Pert ist es als Naturwissenschaftlerin gelungen, wieder eine Brücke zwischen diesen beiden gegensätzlich erscheinenden Polen zu schaffen und dies auch schwarz auf weiß zu beweisen.

Morphinrezeptoren

Dass ein enger Zusammenhang zwischen körperlichen Erkrankungen und unseren Emotionen besteht, ist eigentlich schon seit Anfang der Medizingeschichte bekannt. Aber seit der Trennung der Medizin in rein naturwissenschaftliche Bereiche und mehr psychologische Bereiche haben sich diese beiden Seiten immer weiter voneinander entfernt. Candace B. Pert ist es gelungen, diesen Bogen wieder zu schlagen. Sie entdeckte 1970 den sogenannten Opiatrezeptor. Wunderschön beschreibt sie in ihrem Buch »Moleküle der Gefühle«, wie sie zunächst ihre Vorlesungen vor lauter Professoren in schwarzen Anzügen und Krawatten hielt. Je intensiver sie forschte und je mehr Wissen sie über das Thema erlangte, desto mehr kamen eher alternative Mediziner, die in Turnschuhen, Jeans und Rollkragenpullovern in den Hörsälen saßen und ganz offen waren für diese rein naturwissenschaftlichen Erkenntnisse. All ihre Forschungsergebnisse der nächsten Jahre basieren auf der Entdeckung der Morphinrezeptoren. Der Leitgedanke ihrer Forschungsarbeit war, herauszufinden, wie es funktioniert, dass Leute, die Morphium bekommen, zum einen schmerzfrei werden und zum anderen in einen euphorischen Zustand geraten. Sie fand heraus, dass jede Zelle, manche Zellen mehr, manche Zellen weniger, sogenannte Morphinrezeptoren hat. Das sind kleine Eiweißmoleküle, die in der Zellmembran stecken. Sie funktionieren praktisch wie kleine Sinnesorgane auf den Zellen. Sie nehmen eine Information auf, nämlich die Information Morphin. Das Morphin dockt sozusagen an diesem Rezeptor an, bewirkt dann in der Zelle eine Veränderung, in diesem Fall dahingehend, dass die Menschen schmerzfrei werden und in eine euphorische Stimmung kommen.

Rezeptoren sind notwendig

Es würde also nichts nützen, wenn wir noch so viel Morphium spritzten oder einnehmen würden, wenn diese Morphiummoleküle keine Rezeptoren finden würden, die dann bewirken, dass in der Zelle diese speziellen Veränderungen stattfinden. So wäre das Morphium in uns völlig wirkungslos. Es ist also zu jedem Stoff, den wir in unseren Körper einbringen, erforderlich, dass es einen entsprechenden Rezeptor gibt, der mit diesem Stoff reagiert und dann Veränderungen in der Zelle bewirkt. Genau wie unsere fünf Sinnesorgane, die wir haben: Wir sehen, hören, riechen, schmecken, fühlen. Hier ist es genauso: Wir nehmen etwas wahr, und das führt, wenn ich jetzt etwas gesehen habe, zu einer Veränderung im Körper, ich muss darauf reagieren. Wenn ich etwas höre, muss ich darauf reagieren, ich verändere irgendetwas. Und so sind diese Rezeptoren wie kleine Sinnesorgane anzusehen, an denen irgendwelche Substanzen, wie in diesem Fall jetzt Morphin, andocken. In Folge gibt es Veränderungen im Körper, in der Zelle: Die Schmerzen gehen weg, und die Stimmung wird euphorisch.

Endorphine

Im zweiten Schritt überlegte die Wissenschaftlerin weiter: Die Natur hat uns nicht mit diesen Morphinrezeptoren versorgt, damit wir etwa Mohn anbauen, die Mohnblumenkapseln im Herbst anritzen, den Saft aus dieser Kapsel isolieren, mit dem Saft ins Labor gehen und aus ihm dann Morphium isolieren und damit unseren Körper versorgen. Nein, Candace B. Pert sagte sich, wenn die Natur uns mit solchen Rezeptoren ausgestattet hat, dann muss es auch körpereigene Substanzen geben, die mit diesem Morphinrezeptor reagieren! Und in der Tat, sie fand diese Stoffe, die Endorphine, die von unserem Körper selbst produziert werden. Es sind ebenfalls Stoffe, die uns euphorisch und schmerzfrei machen, und die, wenn man das im Labor dann mal überprüft, sogar einen 20-fach stärkeren schmerzlindernden und euphori-

Revolutionär: Die Entdeckung der Rezeptoren

Candace B. Pert fand heraus, dass es auf jeder Körperzelle, in jeder Zellmembran, bis zu 10 Millionen winziger Rezeptoren gibt. Heute sind 70 bis 80 unterschiedliche Rezeptoren bekannt, von denen man weiß, mit welchen Substanzen sie reagieren.

- Ein Morphinrezeptor ist dafür zuständig, die Information von Morphin aufzunehmen.
- Der Insulinrezeptor ermöglicht, dass das Hormon Insulin andocken kann, um die Zelle zu veranlassen – keine Information, sondern einen Stoff –, Glukose aufzunehmen.
- Andere Rezeptoren ermöglichen, dass Krankheitserreger in die Zelle hineinkommen. Ein klassischer Rezeptor ist z. B. einer, der das Grippevirus in die Zelle einlässt, der Mensch erkrankt dann an Grippe. Allerdings kam in der Wissenschaft natürlich hier der Gedanke auf, dass es nicht sein kann, dass unser Körper einen Rezeptor entwickelt, nur damit dort ein Grippevirus eindringen kann! Der Grippevirus ist ja etwas, was nicht vom Körper selbst produziert wird, sondern von außen kommt und uns eher schadet. Also hat die Wissenschaftlerin nach Substanzen gesucht, die eigentlich für diesen Rezeptor vorgesehen sind. Und was hat sie gefunden? Die Grippeviren benutzen genau den gleichen Rezeptor, den zum Beispiel auch das Hormon Noradrenalin benutzt, um an der Zelle etwas zu verändern.
- Wenn also jemand z. B. sehr viel Sport treibt und damit den guten Stress, den Eustress hat, dann schüttet sein Körper sehr viel Noradrenalin aus. Diese Noradrenalin-Moleküle besetzen diesen Noradrenalinrezeptor. Und was passiert, wenn ein Grippevirus vorbeikommt? Er findet keinen freien Rezeptor, durch den er in die Zelle eindringen kann.
- Die daraus resultierende Erkenntnis: Jeder Rezeptor ist in der Lage, auf mehrere Substanzen zu reagieren, so wie in unserem Beispiel ein Rezeptor für Grippeviren gleichzeitig auch für Noradrenalin zuständig ist. Wir können also nicht nur den Schluss ziehen, sondern dies auch wissenschaftlich beweisen: Leute, die viel Sport treiben, die sich immer aktiv halten, sind wesentlich weniger anfällig für Grippekrankheiten als andere, weil die »Gripperezeptoren« bereits durch Noradrenalin besetzt sind!

schen Effekt haben als Morphium aus der Apotheke, welches wir unserem Körper von außen zuführen. So schließt sich letztendlich der Kreis: Jeder Rezeptor ist nicht dafür gedacht, um irgendwelche Stoffe, die wir dem Körper von außen zuführen, in der Zelle aufzunehmen oder diese Information an die Zelle weiterzugeben. Sondern für jeden Rezeptor kann unser Körper eigene Stoffe entwickeln, um genau mit diesem zu reagieren. Unser Körper ist also in der Lage, eigene Schmerzmedikamente, nämlich diese Endorphine, herzustellen.

Emotionen schützen vor Krankheiten

Mitarbeiter des Instituts, in dem Pert arbeitet, fanden des Weiteren einen Rezeptor, der für das Aids-Virus zuständig ist, durch den es die Zelle befällt. Und der erste Gedanke, den Pert wiederum hatte, war, dass der Körper sicherlich keinen Rezeptor nur für das Aids-Virus erschaffen hat, damit dieses möglichst schnell und ungehindert in die Zelle eindringen kann. Pert fand ein Eiweiß, ein Peptid. Es wird im vorderen Teil des Gehirns produziert und trägt den Namen »VIP«: vasoaktives-intestinales Peptid. Es handelt sich um ein Hormon, das in unserem Körper eine Stärkung der Selbstachtung hervorruft. Menschen, die ein sehr starkes Selbstwertgefühl und Selbstachtung haben, schütten folglich sehr viel von diesem Peptid VIP aus. Dieses VIP besetzt an den Zellen genau die Rezeptoren, durch die das HI-Virus in die Zelle kommt. Und so ist es, dass Menschen mit einer sehr guten und starken Selbstachtung für das HI-Virus wesentlich weniger anfällig sind.

Gefühle zulassen

Zudem fand die Wissenschaftlerin heraus, dass Viren, die besonders die Leber befallen oder Stoffe, die speziell die Leber krank machen, die gleichen Kanäle benutzen wie ein Peptid, das bei Wut und Ärger hervorgerufen wird. Wenn wir also Wut und Ärger auch angemessen ausleben können, dann kann es passieren, dass diese Rezeptoren, die auch schädigende Einflüsse hineinlassen, alle besetzt sind und so unsere Leber schützen.

Gute Gefühle, schlechte Gefühle

Die Nieren stehen für Angst, die Lunge für Traurigkeit. Und so zeigt sich, dass es nicht nur wichtig ist, dass wir angenehme Gefühle bei uns zulassen, sondern die ganze Palette der Gefühle. Und da gehören Wut und Traurigkeit auch dazu. Wenn wir sagen, ich lebe nur meine guten Gefühle und die schlechten verdränge ich einfach, die lasse ich weg, dann werden zum Beispiel die Rezeptoren der Leberzellmembran, wenn ich die Wut und den Ärger nicht ab und zu mal richtig rauslasse, von Viren oder anderen Stoffen benutzt, die die Leberzelle schädigen. Doch wenn ich diese Wut rauslasse, dann produziert mein Körper sehr viel von diesen Wut- und Ärgerhormonen, welche in Folge die Rezeptoren in der Leber besetzen, durch die (ansonsten) die schädigenden Einflüsse auf die Leber einwirken könnten. Also, ich darf und muss auch mal unangenehme Gefühle zulassen, damit diese Neuropeptide, die diese unangenehmen Gefühle verursachen, die Rezeptoren in der Leber oder auch in anderen Organen besetzen. Und so schützt sich jedes Organ praktisch mithilfe dieser Neuropeptide, die diese Gefühle in uns hervorrufen.

Gefühlsmoleküle bestimmen unser Wohlbefinden

Neuropeptide sind also exakt die Botenstoffe, die für Stimmung und Verhalten zuständig sind. Sie stellen über chemische Kommunikationswege Verbindungen zum Immunsystem und zu jedem anderen Körpersystem her. Und das heißt auch: Neuropeptide sind nicht nur im

Gehirn, sondern auch im Darm, im Rückenmark und im Immunsystem anzutreffen. Die Gehirn- oder Neuro-Komponente ist nur ein Teil eines den ganzen Körper umfassenden Systems zur Sammlung, Verarbeitung und Übermittlung von Informationen. Neuropeptide sind sozusagen der Ausgangsstoff, der bestimmt, wie wir uns fühlen. Die Gefühlsmoleküle sind also an dem Prozess beteiligt, der einem Virus Eintritt in eine Zelle verschafft. Denn wenn wir diese Rezeptoren mit unseren eigenen Emotionen, mit unseren eigenen Neuropeptiden, nicht genügend besetzen, dann bleiben diese Rezeptoren frei, und Substanzen, die unseren Körper schädigen, sind dann im wahrsten Sinn des Wortes die Pforten geöffnet. Unsere Gemütsverfassung entscheidet also ein Stück weit darüber, ob wir krank werden oder nicht. Gefühle ausleben und erleben ist der beste Krankheitsschutz! Den Satz »In einem gesunden Körper sitzt ein gesunder Geist« kann man gut umdrehen und sagen: »Ein gesunder Geist schafft sich einen gesunden Körper!«

Auch Yogis werden krank

Dies ist ein sehr gutes Erklärungsmodell, warum viele, zum Teil erleuchtete Menschen, also Gurus oder Yogis, die sehr viele Anhänger hatten, die wirklich nur Liebe und Freude predigten, und in der Lage waren, diese unangenehmen Gefühle draußen zu lassen, an schrecklichen Nierenkrankheiten, Leberkrankheiten bis hin zum Krebs verstorben sind. Möglicherweise weil die Leberrezeptoren nicht durch Wut- und Ärger-, die Nierenrezeptoren nicht durch Angsthormone besetzt waren.

Gesundheit und Glück hängen zusammen

Gesundheit und Glück werden stets in einem engen Zusammenhang gesehen. Dies hat vermutlich damit zu tun, dass sich Körper und Gefühle nicht trennen lassen. So ist allgemein bekannt, dass jemand, der glücklich ist, viel Freude hat, seltener am Herzen, dem Organ der Freude, krank wird. Während umgekehrt der Unglückliche Viren und Bakterien Tür und Tor öffnet. Warum gerade in unserer heutigen Gesellschaft Zivilisationskrankheiten wie Herz-Kreislauf-Erkrankungen, Depressionen oder Diabetes überhandnehmen, liegt also nicht ausschließlich am ungesunden Lebensstil. Es hat auch damit zu tun, dass wir in einer Gesellschaft leben, in der wir unsere Gefühle verbergen oder gar verleugnen. Wir spielen uns selbst und anderen Glück vor, obwohl dies nicht immer der Wahrheit entspricht.

Nur positiv denken bringt nichts

Gesundheit hängt aber nicht davon ab, ob wir »glückliche Gedanken« haben, sondern wie sehr wir uns mit unseren Gefühlen identifizieren. Deswegen bringt auch positives Denken nichts, wenn es nicht dem entspricht, was wir fühlen. Mitunter kann Heilung auch durch einen Gefühlsausbruch wie Wut zum Ausdruck gebracht werden. »Entscheidend«, so die US-Wissenschaftlerin Pert, ist, »dass wir unsere Gefühle zum Ausdruck bringen, sie herauslassen, damit sie nicht weiter gären und unkontrollierte Ausmaße annehmen.« Gefühle, auch Emotionen genannt, geben uns die Energie, die wir brauchen, um etwas zu bewegen (Emotion = Beweggrund), zu verändern. Eine Energie ist eine Kraft, die imstande ist, etwas zu bewegen. Sie ist weder schlecht noch gut, sondern neutral. Gut oder schlecht wird sie nur durch unsere Bewertung. Genauso verhält es sich mit den Gefühlen. So sind Angst oder Schmerz wichtige Gefühle, um uns vor Schäden zu schützen.

Es gibt keine objektive Wirklichkeit

Da Gemütsverfassungen aber wankelmütig sind, birgt dies auch eine große Chance. Denn wir können in jedem Augenblick unseres Lebens neu beginnen und uns die Wirklichkeit erschaffen, die wir uns wünschen. Denn Wirklichkeit ist niemals objektiv, sondern das Ergebnis unserer Emotionen und der darauf folgenden Körperreaktionen. Auch Rezeptoren sind nicht unveränderlich. Selbst wenn man emotional festgefahren, auf eine bestimmte Wirklichkeit fixiert ist, gibt es immer eine biochemische Möglichkeit, das Ruder herumzureißen. Konkret bedeutet dies, dass Sätze wie »Meine Großmutter litt bereits unter Stoffwechselproblemen und Diabetes, deswegen ist es völlig klar, dass ich auch darunter leide«, eine Zellprogrammierung beinhalten, die überhaupt nicht objektiv ist. Wie bei einem Computer können wir auch unsere eigene Körper-Geist-Programmierung verändern und auf Gesundheit und Glück einstimmen.

Die Bedeutung der Rezeptoren für die Pharmazie

Die Pharmazie hat natürlich die ganze Rezeptor-Entdeckung sehr, sehr schnell aufgenommen und zum Teil umgesetzt. Klassisch ist der sogenannte Betarezeptorenblocker.

- **Die Betarezeptoren reagieren auch mit dem Noradrenalin. Wenn der Körper dieses Hormon ausschüttet, das sich vor allem am Herzen und an den Gefäßen mit diesen Rezeptoren verbindet, dann kommt es zu schnellem Puls, Blutdruckanstieg, Nervosität, Schweißausbrüchen u.v.m. Anders gesagt: Diese Menschen kommen so richtig in Stress. Nun hat die pharmazeutische Industrie eine Gruppe von Medikamenten erfunden, die diese Rezeptoren besetzen, mit denen dieses Stresshormon reagiert. Der Körper kann noch so viele Stresshormone ausschütten, man kann sogar Stresshormone per Infusion in die Vene spritzen – aber an der Pulsfrequenz, am Blutdruck oder sonst irgendwo ändert sich überhaupt nichts, weil das Noradrenalin überhaupt nicht mehr an diese Rezeptoren andocken kann. Die sind bereits durch den Betarezeptorenblocker besetzt.**
- **Auch in anderen Bereichen hat sich die Medizin die Entdeckung der Rezeptoren zunutze gemacht. So ist zum Beispiel Viagra ein Medikament, das bestimmte Rezeptoren blockiert und so die Durchblutung in bestimmten Organen sogar sehr stark fördert.**

Bei Übergewicht neu entscheiden

Ein ganz wichtiger Aspekt gerade für Übergewichtige ist, dass sie im Vergleich zu Normalgewichtigen zu einem Verhalten neigen, bei dem Entscheidungen mehr aus Gewohnheit getroffen werden. Der Übergewichtige ist also mehr ein »Gewohnheitstier« im Vergleich zu seinen schlanken Mitmenschen. Doch wenn man weiß, dass man in jedem Moment die Möglichkeit hat, sich neu zu entscheiden, sollte man versuchen, immer ein bisschen mehr von den Gewohnheiten abzurücken und Entscheidungen spontaner zu treffen. Oder sagen Sie sich in einem festgefahrenen Bereich: »Nein, heute entscheide ich mich einfach mal ganz anders!« Wenn Sie nämlich nur eine einzige Gewohnheit, wie etwa jetzt Ihr Essverhalten verändern, alle anderen Dinge aber fest eingefahren weiterlaufen lassen, kann es passieren, dass nach mehr oder weniger kurzer Zeit die alten Gewohnheiten diese einzige Veränderung wieder überwuchern und Sie rasch wieder in alte Ernährungsmuster zurückfallen. Schaffen Sie Raum für ganz neue Gefühlsmoleküle, die nach Spontaneität und Freude klingen, und öffnen Sie zugleich die Pforten für mehr Vitalität und Gesundheit! Stehen Sie zu Ihrer Überzeugung, sich ändern zu wollen, auch wenn Ihre Mitmenschen darauf unerwartet reagieren!

Wie man sich selbst heilen kann

Norman Cousins (1915–1990), US-Redakteur und Autor der Autobiografie »Der Arzt in uns selbst«, erkrankte einst an einer sehr schmerzhaften und als unheilbar eingestuften chronischen Entzündung der Wirbelsäule, die ihn weder schlafen noch sonst einen klaren Gedanken fassen ließ. Die Ärzte prognostizierten eine Überlebenschance von 1 zu 500.

- **Als belesener Redakteur wusste er aber um den starken Einfluss von negativen Gemütszuständen auf den Gesundheitszustand eines Menschen. Anstatt in das von seinen Ärzten empfohlene Krankenhaus zu gehen, quartierte er sich in einem Hotel ein: mit einem ganzen Stapel lustiger Charlie-Chaplin-Filme und witziger Bücher. Auf diese Weise gelang es ihm, sich buchstäblich gesund zu lachen.**
- **Er stellte schon nach kurzer Zeit fest, dass seine Schmerzen bedeutend nachließen, wenn er zehn Minuten lang lauthals gelacht hatte. Zudem konnte er anschließend mindestens zwei Stunden durchschlafen. In seinem Buch beschreibt er, dass durch das Lachen Endorphine ausgeschüttet wurden, die nicht nur seine Stimmung verbesserten, sondern auch Rezeptoren an den Nerven besetzten, die verhinderten, dass krank machende Stoffe weiterhin in die Zelle gelangten, und so zur völligen Heilung führten.**
- **Heute sind Lachseminare längst eine gängige Therapie zur Steigerung der Widerstandsfähigkeit des Immunsystems.**

Wo die Gefühle entstehen

Lange Zeit waren sich Neurowissenschaftler darüber einig, dass Gefühle von einem bestimmten Teil des Gehirns, dem limbischen System, kontrolliert werden. Dies, so Candace B. Pert, ist aber nur die halbe Wahrheit. Sie und ihr Team stellten nämlich fest, dass nicht nur Opiatrezeptoren, sondern auch die Rezeptoren für Neuropeptide besonders gehäuft an allen Stellen im Körper anzutreffen sind, wo Informationen von einem der fünf Sinne – Sehen, Hören, Schmecken, Riechen und Tasten – in das Nervensystem gelangen. Diese werden in der Fachsprache als Knotenpunkte oder »Hot Spots« bezeichnet. So ist das, was wir als Gefühl oder als Empfindung erleben, immer auf einen Mechanismus im neuronalen Schaltkreis zurückzuführen – und zwar im Gehirn und im Körper. Dadurch wird ein Verhalten erzeugt, an dem der ganze Mensch beteiligt ist, einschließlich aller körperlichen Vorgänge. Es ist, so Pert, immer der »KörperGeist«, der Gefühle und Verhaltensweisen abruft oder sie unterdrückt. »Jedes Gefühl wird im ganzen Organismus und nicht nur entweder im Kopf oder im Körper erlebt.«

Essen und Gefühle

Besonders stark an unsere Gefühlsrezeptoren gebunden ist unsere tägliche Ernährung. Wir essen nicht nur, weil wir Hunger haben, sondern auch aus zahlreichen anderen Gründen: Essen bedeutet unter anderem Lustbefriedigung, Belohnung, Kommunikation und hat damit auch eine wichtige soziale Komponente. Dick- und Dünndarm sind nach der aktuellen Forschung besonders stark an der Herstellung von Neuropeptiden beteiligt. So wird im Darm mehr Serotonin, unser Glückshormon, produziert als im Gehirn! Aufgabe der Neuropeptide ist es unter anderem, Informationen, die an Gefühle gekoppelt sind, auszutauschen. Sie sind dafür verantwortlich, wie wir aus dem Bauch heraus reagieren. So sind mittlerweile mehr als zwanzig Neuropeptide bekannt, die allein von der Bauchspeicheldrüse freigesetzt werden, die an der Regulation und Speicherung der Nährstoffe beteiligt sind. So können beispielsweise unangenehme Gefühle wie Nervosität, Trauer oder Einsamkeit mit Essen zum Schweigen gebracht werden. Wirft man all dies in die Waagschale, dann ist es umso wichtiger, darauf zu achten, was und wie wir essen, damit aus Lust und Freude nicht Frust und Kummerspeck entstehen.

Unser Stoffwechselprogramm

Wir von metabolic balance® wollen uns natürlich keineswegs dem Lust- und Kommunikationsmittel Essen verschließen! Deswegen haben wir auch keine Diät entwickelt, sondern ein Ernährungsprogramm, das zu jedem Stoffwechsel passt und mit dem jeder glücklich werden kann: heute, morgen und ein Leben lang. Bei metabolic balance® gibt es daher auch keine »verbotenen Nahrungsmittel«. Wer Lust auf eine Schlemmermahlzeit hat, darf dies ab der dritten Woche des Stoffwechselprogramms tun, zwar nicht täglich, aber immer wieder mal.

Zucker bewirkt kranke Gefühle

Wovor an dieser Stelle allerdings noch einmal gewarnt werden soll, ist der Zuckerkonsum, wie wir ihn heute betreiben. Zucker in seiner künstlichen Form – gemeint sind hier nicht Obst und Gemüse, sondern Lebensmittel, die reich an raffiniertem Zucker sind –, ist eine Droge. Zucker kann auch zur Abhängigkeit führen. Denn mit Schokoriegeln, Gebäck & Co. verschafft man sich nur einen schnellen und lediglich kurz anhaltenden Energie- und Wohlfühlkick, der sehr bald wieder nachlässt und nach erneuter Zufuhr verlangt. Am wenigsten braucht das unsere Bauchspeicheldrüse.

Die Kraft für Veränderung

Wenn wir einen Wunsch haben, etwa den Wunsch abzunehmen, müssen wir auch irgendeinen emotionalen Teil mit einbringen – eine Idee vom Verstand allein reicht nicht für eine Umsetzung aus. Der Körper müsste diese Idee jetzt letztendlich ausführen, aber das klappt nicht, wenn nicht die Seele, also die Emotion und die Gefühle – wenn die nicht als Motor, als Energiegeber – einen Beweggrund mit einbringt, damit das, was der Geist sich ausgedacht hat, dann tatsächlich vom Körper ausgeführt wird. Es reicht also nicht aus, wenn vonseiten des Verstandes kapiert wurde, dass es vernünftig wäre, abzunehmen. Der Verstand selbst hat viel zu wenig Kraft, irgendetwas zu verändern. Die Kraft für die Veränderung kommt aus dem emotionalen Bereich, aus dem Gefühlsbereich, und das ist auch der Bereich der ganzen Glaubenssätze, der Überzeugungen. Im Wort Emotion steckt übrigens der lateinische Wortstamm »movere«, etwas bewegen, sich bewegen. Das ist der Motor, der etwas bewegt. Da ist das Gefühl drin, und da ist das Motiv drin – alles hat den gleichen Wortstamm. Für eine Idee, einen Gedanken besteht dann die größte Wahrscheinlichkeit, auch in die Tat umgesetzt zu werden, wenn ein Gefühl die nötige Energie in Form eines Motivs (zu deutsch »Beweggrund!«) dazu beisteuert.

Dreiteilungen

In vielen Systemen wird der Mensch in die drei Bereiche Körper, Seele, Geist eingeteilt. Auch wenn wir uns das Gehirn ansehen, finden wir diese Dreiteilung (siehe Graphik). Wenn der Verstand (Blau) eine neue Idee hat, muss das Gefühl (Grün) die Energie (Motiv) geben, damit es der Körper (Lila) dann umsetzen kann. Interessant ist auch die Einteilung des Gesichts in drei Teile. Beim sogenannten »Gesichter-Lesen« können wir so viel über uns selbst herausfinden. Teilen Sie doch mal Ihr Gesicht in folgende drei Bereiche ein:

- Vom Haaransatz bis Nasenwurzel = Geist und Verstand
- Von der Nasenwurzel bis zum Nasenansatz = Gefühl
- Vom Nasenansatz bis zum Kinnende = Körper und motorische Umsetzung.

Bei der Kunst des Gesichter-Lesens lässt sich erkennen, welcher der drei Bereiche der größte, also der bestimmende ist. Es gilt: Das stärkste Prinzip herrscht, das zweitstärkste beeinflusst, das schwächste dient. Wenn Sie also anhand

Interessante Dreiteilungen

Anhand von Gehirn und Gesicht lässt sich unser Verhalten deuten.

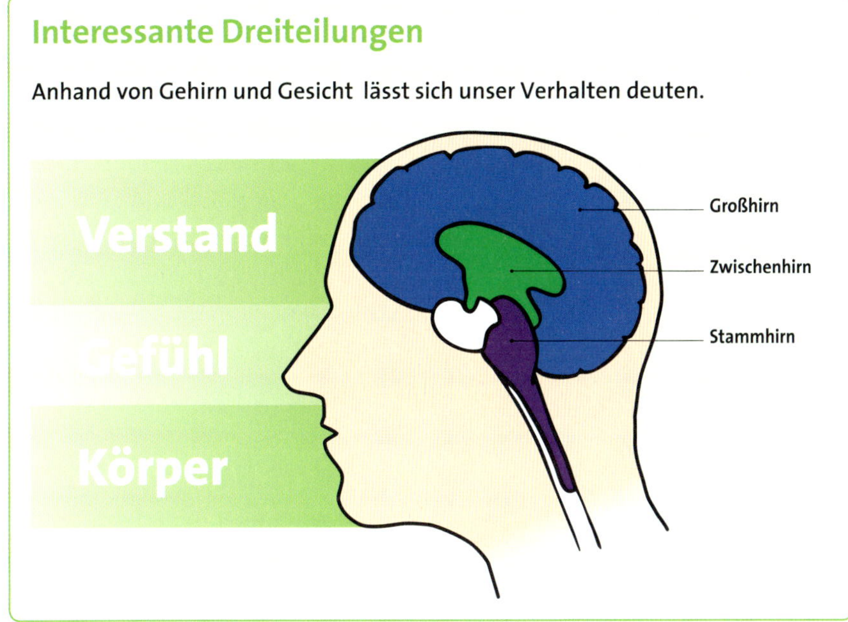

Sowohl das Gehirn als auch das Gesicht lassen sich als Dreiteilung betrachten. Sehen Sie selbst in den Spiegel und überlegen Sie, was bei Ihnen bestimmt: der Verstand, das Gefühl oder der Körper?

dieser Dreiteilung erkennen, wie Sie »ticken«, kann Ihnen dieses Modell bei der Umsetzung Ihrer Wünsche und Ziele sehr hilfreich sein! Wer bestimmt bei Ihnen? Der Verstand, das Gefühl oder der Körper? So lassen sich schon im Vorfeld gute Strategien entwickeln, weil Sie wissen, wo Ihre Stärken liegen.

Der Weg ist das Ziel!

Sie wollen gesund und schlank sein? Natürlich, denn sonst hätten Sie dieses Buch nicht bis hierhin gelesen. Jetzt heißt es: Bevor ich meine Ziele umsetze, muss ich diese Ziele erst einmal setzen, also genau formulieren, was ich eigentlich will! Machen Sie sich einen Plan, wie viel Sie genau abnehmen wollen, welchen Zeitraum Sie dafür ansetzen und mit welcher Sportart Sie dann beginnen wollen, wenn Sie es geschafft haben. Denn nur wer weiß, was er will, bekommt auch, was er will. Achten Sie dabei aber darauf, dass Ihre Ziele auch realistisch sind. So ist es z. B. völlig aberwitzig, in sechs Wochen 50 Kilogramm abnehmen zu wollen. Erlaubt und geboten ist indes alles, was Sie unterstützt: Positive Affirmationen und Glaubensformeln wirken auf Ihr Unterbewusstsein und auf Ihren Körper ein. Wie Norman Cousins, der sich durch Lachen heilte, können auch Sie sich von Ballast, Übergewicht und mancherlei Krankheit befreien, indem Sie zur richtigen mentalen Einstellung finden und eine Art »Gedankenhygiene« betreiben. Unseren Körper pflegen wir schließlich auch jeden Tag – dasselbe sollten wir auch mit unseren Gedanken tun.

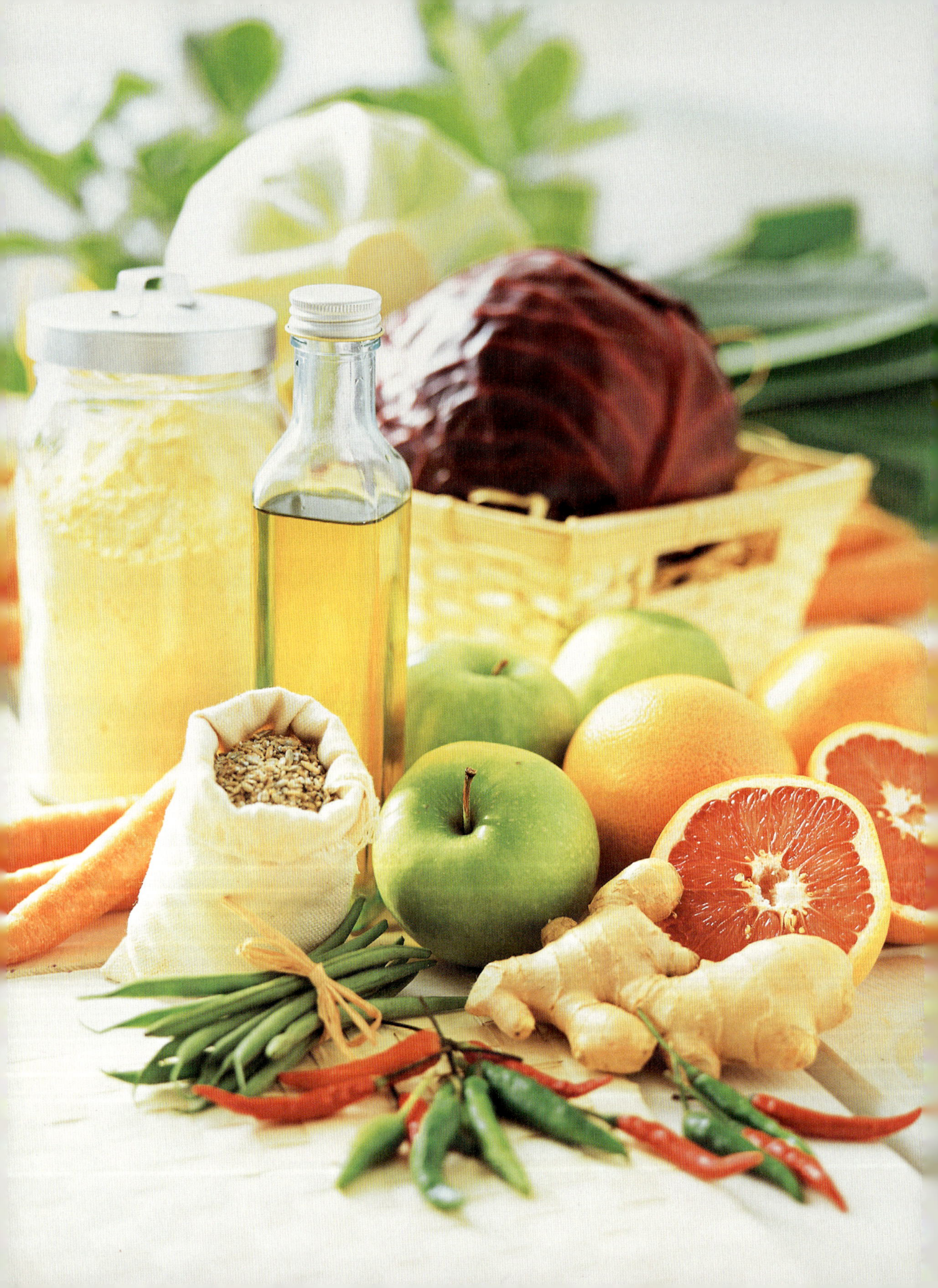

metabolic balance®
für Vegetarier

Der Verzicht auf Fleisch und Fisch lässt sich durch pflanzliche Nahrung, Milch, Milchprodukte und Eier kompensieren.

Vegetarier? So geht's metabolisch!

Sie sind Vegetarier und möchten metabolic balance® ausprobieren? Kein Problem. Auch in diesem Fall kann Ihr metabolic balance®-Berater anhand Ihrer persönlichen Angaben und Blutwerte einen individuell auf Sie zugeschnittenen Ernährungsplan zusammenstellen. Allerdings gilt dies nicht für reine Veganer, also Menschen, die sich ausschließlich von pflanzlichen Nahrungsmitteln ernähren.

Je nachdem, welche Lebensmittel Vegetarier bewusst aus ihrem täglichen Speiseplan streichen, unterscheidet man zwischen verschiedenen Formen von Vegetarismus:

- **Veganer** haben sich für die strengste Form entschieden. Sie verzichten auf alle vom Tier stammenden Lebensmittel, also Fleisch, Fisch, Eier, Milch, Käse, ja selbst auf Honig. Durch diesen Verzicht laufen sie Gefahr, bestimmte Nährstoffe, allen voran Eiweiß (Protein), Vitamin B12 sowie Mineralstoffe und Spurenelemente wie Kalzium, Eisen und Jod nicht ausreichend aufzunehmen. Bei dieser Form des Vegetarismus kann metabolic balance® nicht angewendet werden.
- **Ovo-Lakto-Vegetarier** verzichten auf Fleisch und Fisch, essen aber Eier sowie Milch und daraus hergestellte Produkte wie Käse, Joghurt, Buttermilch, Quark und andere.
- **Lakto-Vegetarier** meiden Fleisch, Fisch und Eier. Sie decken ihren Eiweißbedarf aus tierischer Sicht mit Milch und Milchprodukten.
- **Ovo-Vegetarier** dagegen verzehren weder Fleisch, Fisch noch Milch und Milchprodukte .

metabolic balance® gilt also nicht für reine Veganer, denn das A und O des Stoffwechselprogramms ist ein gesundes Verhältnis zwischen Eiweiß und Kohlenhydraten. Ovo-Lakto-Vegetarier, Lakto-Vegetarier und Ovo-Vegetarier kommen dagegen mit dem metabolic balance®-Stoffwechselprogramm gut zurecht, denn sie können ihren Eiweißbedarf mit Sojaprodukten, Pilzen, Körnern, Sprossen sowie aus Milch, Milchprodukten und/oder Eiern decken.

Eiweiß kontra Heißhunger

Eiweiß (Protein) übernimmt nicht nur wichtige Aufgaben im Stoffwechselprozess, sondern ist auch Sättigungsfaktor. Denn Abnehmen erreicht man nicht durch Hungern, sondern nur, wenn man satt wird. Auch deswegen spielt Eiweiß im metabolic balance®-Ernährungsplan eine so wichtige Rolle. Selbst die Deutsche Gesellschaft für Ernährung (DGE) gibt bis zu einer Höhe von 2 Gramm Eiweiß pro Tag und Kilogramm Körpergewicht grünes Licht. Sie empfiehlt als Mindestmenge 0,8 Gramm Eiweiß pro Tag und Kilogramm Körpergewicht. Ein 70 Kilogramm schwerer Mensch sollte also mindestens 56 Gramm Eiweiß pro 24 Stunden essen.

Low-Carb-Ernährung

Unter dem Begriff »Low-Carb-Ernährung« räumt man in den USA bereits ganz konkret Eiweißen und Fetten in der Nahrung mehr Priorität gegenüber den kohlenhydratreichen Lebensmitteln ein. Studien erbrachten nämlich den Beweis, dass eine eiweißhaltige Kost Vorteile in Bezug auf Körpergewicht und Risikofaktoren bietet. Die metabolic balance®-Ernährungspyramide, angelehnt an die LOGI-Pyramide von Prof. David Ludwig, nach Deutschland gebracht von Dr. Worm, hat auf der 1. Stufe frisches Obst, Gemüse, Salate, Roggenbrot und Pellkartoffeln. Das in der DGE-Pyramide auf der 5. Stufe stehende Öl wird bei uns bereits zur Zubereitung auf die 1. Stufe gestellt. Auf der 2. Stufe erscheinen die tierischen und pflanzlichen Eiweiße. Die Getreideprodukte, Basis der DGE-Ernährung, sind hier auf der vorletzten Ebene untergebracht. Es wird auch ab und zu ein Glas Rotwein oder Bier empfohlen. Die positiven Eigenschaften in Bezug auf Diabetes Typ 2 und koronare Herzerkrankungen von Rotwein sind allgemein anerkannt.

Auf der letzten Stufe stehen die Süßigkeiten und Softdrinks mit ihrem hohen Fructose- und Süßstoffanteil, die in sehr großem Maße den Fettaufbau fördern.

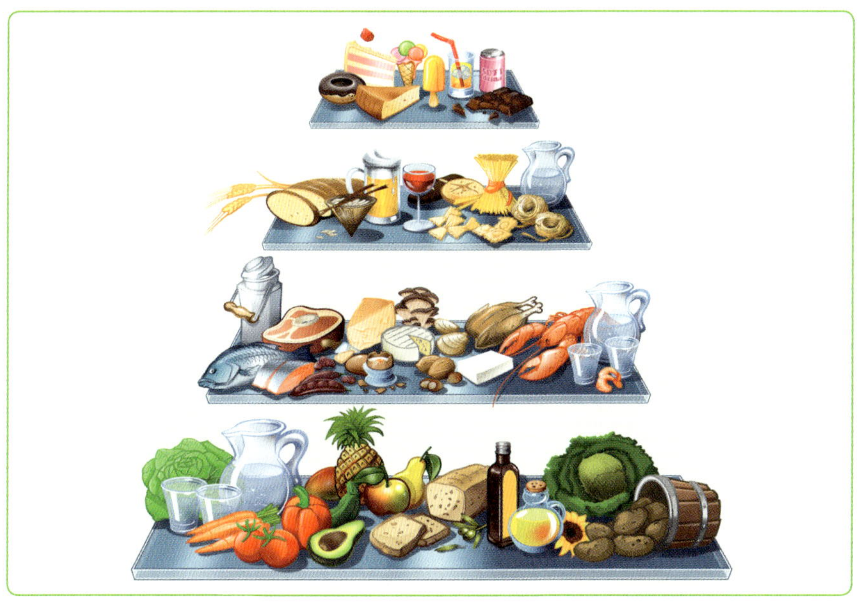

Die Pyramide zeigt, wie die tägliche Kost anteilsmäßig zusammengestellt sein sollte. Roggenvollkornbrot, Pellkartoffeln (mit Schale gekocht) und hochwertiges Öl (2 bis 3 Esslöffel pro Tag) stehen bei metabolic balance® mit auf der untersten Stufe.

Nährstoffempfehlungen von metabolic balance®

Wir von metabolic balance® haben versucht, den Empfehlungen vieler Ernährungsgesellschaften gerecht zu werden und 55 bis 60 Prozent des Energiebedarfs durch Kohlenhydrate zu decken. Nimmt man hierfür die »guten« Kohlenhydrate wie Obst, Gemüse, Salate und Vollkornprodukte, kann man diese Aufteilung nur dann einhalten, wenn die Teilnehmer 1 bis 1,5 Kilogramm Gemüse und Salate pro Mahlzeit essen, da diese Produkte kaum Kalorien enthalten. Nur unter Verwendung von Kohlenhydraten mit hoher glykämischer Last (siehe Seite 58f.), wie Nudeln, Teigwaren, Brot, Reis und Kartoffeln, ist es möglich dieser Anforderung von 55 bis 60 Prozent Energie aus Kohlenhydraten gerecht zu werden.

Wie gesund leben Vegetarier?

Grundsätzlich leben Vegetarier im Großen und Ganzen gesünder als ihre häufig fleischessenden Zeitgenossen. Wobei hier die Betonung auf »häufig« liegt. Denn natürlich ist es keine Sünde, Fleisch zu essen, doch im Übermaß, Eiweißmix (Mischung verschiedener Fleischarten, Zusatz von Sahnesaucen etc.) oder durch den übermäßigen Wurstverzehr gerät eben vieles aus den Fugen. So essen die Deutschen nach einer Statistik des Deutschen Fleischerverbandes rund 1200 Gramm Fleisch und Wurst pro Woche. Das ist selbst der Deutschen Gesellschaft für Ernährung zuviel, die nicht mehr als 300 bis 600 Gramm pro Woche empfiehlt.

Zu hoher Fleischkonsum ist nicht erwünscht

In der Tat zeigen verschiedene wissenschaftliche Untersuchungen, dass ein unkontrollierter Fleischkonsum, wie er bei uns mehr und mehr an der Tagesordnung ist, der Gesundheit schadet. So liefert zum Beispiel die EPIC-Studie (EPIC = European Prospective Investigation into Cancer and Nutrition) diesbezüglich erschreckende Zahlen. Seit 1992 untersuchte sie die Ernährungsgewohnheiten von rund einer halben Million Europäern. Das Ergebnis: Wer täglich 100 Gramm Wurst, Speck oder Schinken verzehrt, hat ein Darmkrebsrisiko, das um 70 Prozent erhöht ist. Demgegenüber haben zahlreiche internationale und auch deutsche Untersuchungen gezeigt, dass speziell die ovo-lakto-vegetarische Kost etliche gesundheitliche Vorzüge bietet, so beispielsweise:

- Durch die Kombination von pflanzlichen Eiweißen aus Gemüsearten und tierischen Eiweißen aus Eiern und Milchprodukten enthält die vegetarische Ernährung Proteine von hoher biologischer Wertigkeit.
- Da Fleisch und alle Wurstwaren in der täglichen Kost entfallen, ist die Nahrung eines Vegetariers arm an Purinen, Cholesterin und gesättigten Triglyzeriden. Dagegen ist sie reich an gesunden Phytoestrogen und essenziellen Fettsäuren.
- Die Nahrung eines Vegetariers enthält verdauungsfördernde Ballaststoffe in großer Menge.
- Vegetarische Nahrung ist reich an Kalium und arm an Natrium.

Ballaststoffe

Ballaststoffe sind langkettige Kohlenhydrate, die in unbehandelter pflanzlicher Nahrung vorkommen. Da die Enzyme des Verdauungstraktes nicht in der Lage sind, Ballaststoffe aufzuspalten, gelten sie als unverdaulich. Sie haben viele Vorteile – besonders für Menschen, die abnehmen wollen:

- Ballaststoffe werden nicht aufgenommen, liefern somit keine Kalorien.
- Ballaststoffe umgeben die Nährstoffe wie eine Schutzschicht.
- Ballaststoffe regen den Stoffwechsel und die Verdauung an, indem sie die Darmperistaltik fördern. D. h. sie dienen als Füllstoffe, halten den angedauten Speisebrei im Darm in Bewegung und unterstützen dadurch eine regelmäßige Darmentleerung. Stellvertretend für andere kann hier der Ballaststoff Zellulose genannt werden, der in Vollkornprodukten, unbehandeltem Obst und Gemüse sowie in Hülsenfrüchten enthalten ist.
- Ballaststoffe gelangen unverdaut bis zum Dickdarm und nehmen dort Flüssigkeiten und damit auch Schadstoffe auf, die dann mit ausgeschieden werden. Ein gutes Beispiel hierfür ist das in Äpfeln reichlich vorhandene Pektin, ein Ballaststoff, der Cholesterin bindet und dadurch zur Ausscheidung bringt. Wer täglich einen Apfel isst, reguliert damit zusätzlich seinen Cholesterinspiegel im Blut.

Vegetarier leben länger

»Vegetarier leben länger« – so lobte unter anderem das Deutsche Krebsforschungszentrum in Heidelberg in einer Studie von 2005 die Vorzüge der vegetarischen Kost. Menschen, die sich ovo-lakto-vegetarisch ernähren, haben deutlich weniger Gallen- oder Nierenprobleme, ihre Harnsäurewerte sind geringer, weswegen auch Gicht oder Arthritis seltener auftreten. Zudem leiden Vegetarier viel weniger an Diabetes mellitus Typ 2. Auch Herz-Kreislauf-Erkrankungen sowie Beschwerden der Verdauungsorgane wie Verstopfung sind geringer. Da Vegetarier meist nicht übergewichtig sind, haben sie in der Regel auch bessere Blut-, Leber- und Cholesterinwerte. Ebenso befindet sich ihr Blutdruck in der Regel im Normalbereich. Last but not least können auch Allergien und Hautkrankheiten wie Neurodermitis durch eine vegetarische Ernährung günstig beeinflusst werden. Da pflanzliche Nahrungsmittel fast durchweg in unserem Körper Basenbildner sind, kann es zu keiner Übersäuerung mit all ihren gesundheitlichen Nachteilen kommen. Ausnahmen bilden hier verschiedene Getreidearten, insbesondere Weizen und die daraus hergestellten Produkte, die zu starker Übersäuerung führen können. So ist ein erster ärztlicher Ratschlag von metabolic balance® bei Patienten mit Sodbrennen oder anderen Beschwerden, die auf Übersäuerung hinweisen, auf Weizenprodukte, Weißbrot,

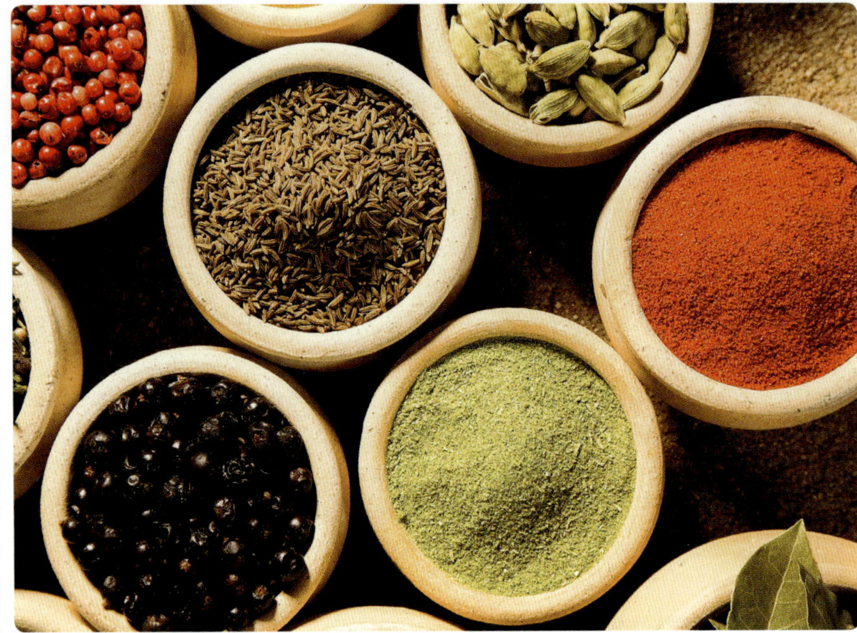

Aus dem Vollen schöpfen können Vegetarier, wenn sie Hülsenfrüchte und Gewürze auswählen. Die Vielfalt ist groß – und auch optisch ein Genuss.

Kuchen, Nudeln, also auch Spaghetti, und Pizza zu verzichten. Und 50 bis 60 Prozent der Patienten berichten dann über eine deutliche Verbesserung ihrer säurebedingten Erkrankungen.

Die Kost muss ausgewogen sein

Soweit zu den beeindruckenden Vorteilen einer vegetarischen Ernährung. Dies bedeutet allerdings keineswegs, dass alle Vegetarier diesem gesundheitlichen Vollbild entsprechen. Denn es genügt natürlich nicht, einfach nur das Fleisch wegzulassen, wenn man sich gesund ernähren will. Auch die Zusammensetzung der Lebensmittel muss stimmen, damit der Körper die Nährstoffe erhält, die er für ein intaktes Stoffwechselgeschehen braucht. Und das wiederum lässt sich durch die metabolic balance®-Blutanalyse eindeutig ermitteln, die ein jeder Teilnehmer am Anfang des Programms durchführen lässt (siehe Seite 27). So kann vegetarische Kost in den richtigen Mischverhältnissen aus Vitaminen, Mineralstoffen, sekundären Pflanzenstoffen, Ballaststoffen und Eiweiß zusammengestellt werden.

Der Kapha-Typ braucht Fleisch

Aber es gibt durchaus Menschentypen (z. B. der Kapha-Typ aus der Ayurvedamedizin), die für einen gesunden Stoffwechsel auch tierisches Eiweiß benötigen. Dies zeigt sich daran, dass diese Menschen unter konsequenter vegetarischer Kost an Gewicht zunehmen, oft an Fettstoffwechselstörungen leiden und zu Diabetes mellitus neigen! Der Kapha-Typ zeichnet sich dadurch aus, dass er eher etwas gemütlich ist, einen kleinen Bauch hat, Männer haben meistens eine Glatze, eher hängende Schultern, sind gute Verdauer, haben aber Probleme mit der Kohlenhydratverdauung. Deswegen ist es gerade für diesen Typ Mensch enorm wichtig, dass sie ab und zu auch mal etwas tierisches Eiweiß essen, um ihren Stoffwechsel richtig in Gang zu halten. Der Kapha-Typ sollte zudem seine Nahrung gut würzen, sei es bitter oder scharf, um seinen Stoffwechsel anzuregen. Süße, saure oder salzige Speisen sind für dieses Ernährungsnaturell nicht zu empfehlen. Zum Trinken eignet sich z. B. lauwarmer Ingwertee.

Proteine für Vegetarier

Wie schon erwähnt, kommt es auch für Vegetarier auf eine ausgewogene Ernährung mit der richtigen Mischung von Eiweißen, Kohlenhydraten und Fetten an. Zwar empfiehlt ein metabolic balance®-Berater nach individueller Blutanalyse den passenden vegetarischen Speiseplan für jeden Teilnehmer. Ebenso sinnvoll ist es aber, wenn man sich selbst mit pflanzlichen Eiweißträgern ein wenig auskennt und um die Möglichkeiten weiß, mit denen man den täglichen Eiweißbedarf decken kann. Wer morgens

Ein Beispiel aus der Praxis

Eine Teilnehmerin (39 Jahre), deutlich übergewichtig und mit hohen Cholesterinwerten, wurde mir von ihrem Hausarzt geschickt. Die Cholesterinwerte waren weit über 400, der Hausarzt hatte sie vor einem halben Jahr mit Statinen, einem Medikament, das den Cholesterinspiegel senken sollte, behandelt und festgestellt, dass der Wert nur um ca. 5 Prozent gesunken war.

- Er gab ihr die üblichen Ernährungsempfehlungen auf einer Ernährungsbroschüre mit, in der unter anderem stand: »Bitte essen Sie keine Eier, kein Fleisch, keinen Fisch, keine Wurst, keine Milchprodukte« – also nichts, was Cholesterin enthalten könnte.
- Die Dame sagte daraufhin zu ihrem Arzt: »Lieber Herr Doktor, alle Dinge, die auf diesem Zettel stehen, habe ich seit zwölf Jahren nicht gegessen, ich bin nämlich Vegetarierin!«
- Als ich sie dann fragte, was sie denn so überhaupt den ganzen Tag über essen würde, berichtete sie: »Viele Kohlenhydrate, vor allem viel Brot, Nudeln, Kartoffeln, Reis, natürlich auch Obst und Gemüse.« Aber diese vielen Kohlenhydrate, die nicht als Energie verbrannt werden mussten – weil die Dame sehr viel meditierte – wurden nicht zur Energiegewinnung herangezogen, sondern sofort in Fett und Cholesterin umgewandelt.
- Mit einem metabolic balance®-Ernährungsplan, den ich ihr dringend empfohlen hatte, sowie ab und zu mal ein Ei oder zumindest Milchprodukte zu essen, hatte die Patientin innerhalb von drei Wochen einen Cholesterinwert, der knapp über 200 lag, die Werte haben sich durch die Stoffwechselumstellung also um 50 Prozent verbessert!

ein Müsli isst, mittags in der Kantine einen Salat verspeist und abends vielleicht ein oder zwei Käsebrote zu sich nimmt, hat sich damit noch lange nicht optimal ernährt. Wie auch sonst in der metabolic balance®-Ernährung kommt es auch bei der vegetarischen Küche darauf an, die Proteine geschickt zu kombinieren und dabei auch nicht den Fett- und Kohlenhydratanteil aus den Augen zu verlieren. So enthalten zwar 100 Gramm Haselnüsse beachtliche 14 Gramm Eiweiß, dafür aber auch 62 Gramm Fett und 680 Kilokalorien! Das beste Verhältnis von Eiweiß, Fetten und Kohlenhydraten bieten Hülsenfrüchte inklusive Sojaprodukte und Pilze.

Hülsenfrüchte

Hülsenfrüchte wie Bohnen, Linsen oder Erbsen galten früher als »Arme-Leute-Essen« und sind auch heute noch oft verpönt. Macht man sich jedoch bewusst, welch wichtige Inhaltsstoffe in diesen Samen enthalten sind, dann erkennt man den hohen Stellenwert, den sie in der Ernährung haben können und sollten. Hülsenfrüchte liefern wichtiges hochwertiges Eiweiß und langkettige Kohlenhydrate. Diese haben den Vorteil, dass sie vom Organismus nur langsam aufgenommen werden und deshalb den Blutzuckerspiegel nicht so stark belasten. Auch B-Vitamine, Mineralstoffe und Spurenelemente wie Kalzium, Kalium und Eisen kommen in Hülsenfrüchten ebenso reichlich vor wie Ballaststoffe und sekundäre Pflanzenstoffe. Neben dieser Schatztruhe an gesunden und ausgewogenen Inhaltsstoffen enthalten Hülsenfrüchte aber auch ein paar giftige Substanzen wie Lektine und Hämagglutinine, die vor dem Verzehr unschädlich gemacht werden müssen. Durch Einweichen und Kochen können beide weitgehend abgebaut werden.

Sojabohnen

In den Supermarktregalen hat sich die aus Asien stammende Sojabohne neben Bohnen, Linsen und Erbsen einen ebenbürtigen Platz erobert – zu Recht! Denn besonders Vegetarier können von ihrem hohen Eiweißgehalt profitieren. Aber auch der Fett- und Kohlenhydratanteil sowie der Gehalt an Vitaminen und Mineralstoffen ist beachtlich. Damit nicht genug, enthält die Sojabohne außerdem pflanzliche Hormone mit östrogener Wirkung. Sojamilch, Tofu, Sojajoghurt & Co. sollten Vegetarier deshalb täglich in ihren Speiseplan einbauen.

Pilze

Pilze sind aus ernährungsphysiologischer Sicht sehr wertvoll. Sie haben kaum Kalorien, enthalten viele Ballaststoffe, viele B-Vitamine, Vitamin D und zahlreiche Mineralstoffe. Außerdem sind sie reich an wichtigen Aminosäuren. In der vegetarischen Ernährung sind besonders Austern- und Shiitakepilze hervorzuheben.

Austernpilze

Austernpilze sind kurzstielige, hellgraue, zuweilen leicht bläulich oder bräunlich aussehende muschelförmige Pilze, die bis zu 15 Zentimeter breit werden und am Hutrand leicht eingerollt sind. Sie enthalten alle essenziellen Aminosäuren, die man für eine gesunde Ernährung braucht. 100 Gramm enthalten 2,4 Gramm Protein, 0,2 Gramm Fett, Kohlenhydrate nur in Spuren und 5,9 Gramm Ballaststoffe.

Shiitakes

Die asiatischen Shiitakes heißen nach dem Shiibaum, an dem sie vorzugsweise wachsen, und dem japanischen Wort für Pilz »Take«. Shiitakes sind Ständerpilze, die einen braunen Hut haben. Sie bereichern den Speiseplan dank ihrer essenziellen Aminosäuren. Zudem sind sie reich an B-Vitaminen und Folsäure und den Spurenelementen Zink und Kalium. Ihr beachtlicher Vitamin-D-Gehalt stellt eine gute Quelle dieses Vitamins für alle Ernährungsbewussten dar.

Sprossen und Keimlinge

Vor 5 000 Jahren soll der Kaiser von China Bauern befohlen haben, Sojabohnen keimen zu lassen. Damit leistete er einen wichtigen Beitrag für die Gesundheit seines Volkes. Denn Sprossen und Keimlinge sind wahre Powerpakete. Durch das Keimen werden Kohlenhydrate ab- und umgebaut und der Vitamingehalt steigt an. Kichererbsen-, Mungobohnen- und Sojabohnensprossen enthalten Vitamin B12, das sonst nur in tierischen Nahrungsmitteln oder in milchsauer vergorenen Gemüsearten wie Sauerkraut vorkommt. Zudem weisen sie eine ganze Palette essenzieller Spurenelemente auf.

Wichtige Lebensmittel, nicht nur für Vegetarier

Eiweiß-, Fett- und Kohlenhydratgehalte* wichtiger Lebensmittel

Lebensmittel	Eiweiß	Fett	Kohlenhydrate
Dicke Bohnen (getrocknet)	25	2	40
Limabohnen (getrocknet)	14	1	30
Grüne Bohnen (roh)	2	3	3
Linsen (getrocknet)	24	1	50
Linsensprossen	9	1	19
Mungobohnensprossen (roh)	3	0	6
Sojabohnensprossen (roh)	6	1	6
Grüne Erbsen (roh)	7	0	13
Grüne Erbsen (getrocknet)	25	2	48
Kichererbsen (getrocknet)	20	4	48
Champignons (roh)	2	0	2
Shiitakes (roh)	2	0	12
Steinpilze (roh)	2	1	3

**in Gramm pro 100 Gramm Lebensmittel*

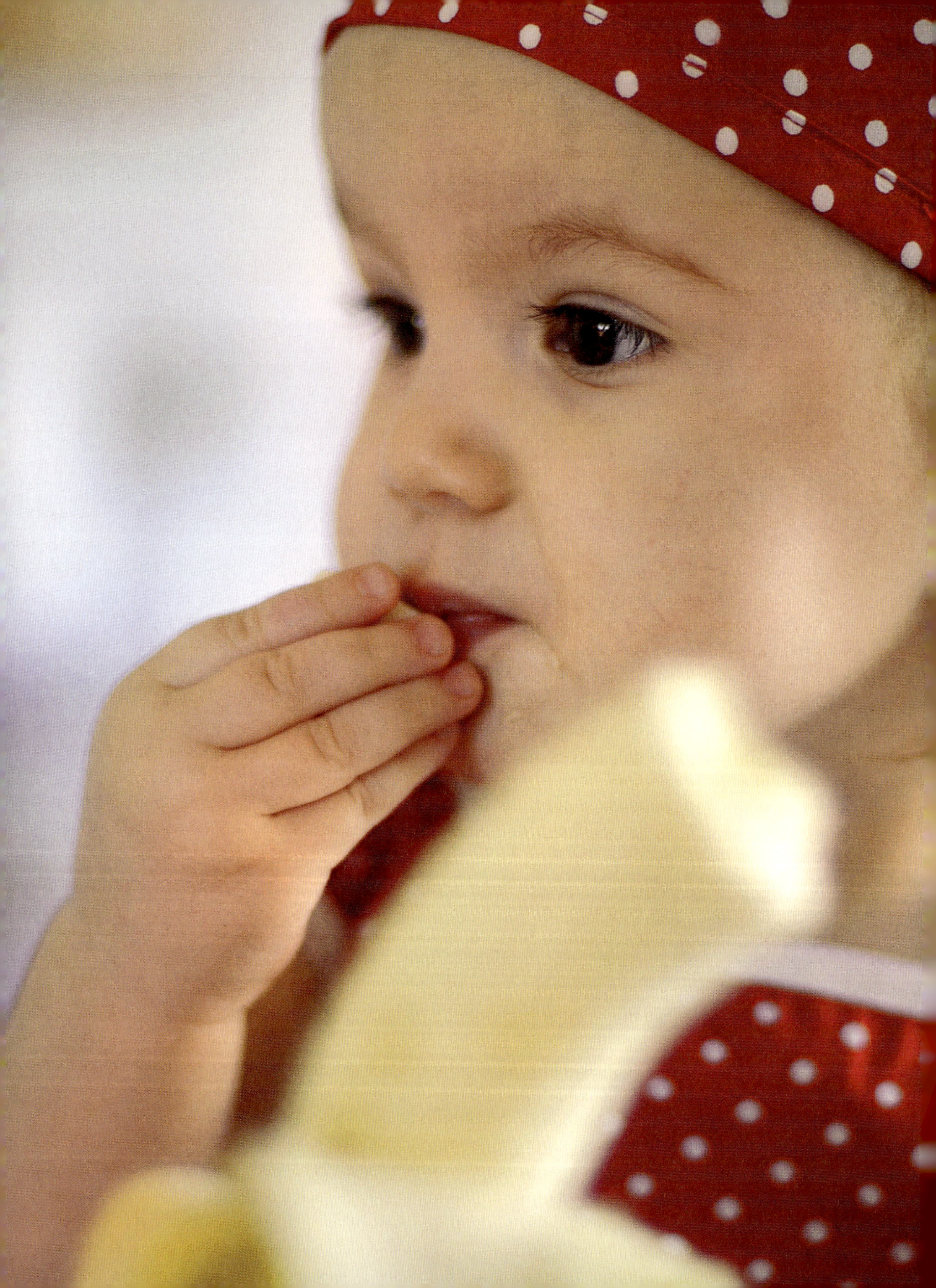

metabolic balance®
auch gut für Kinder

Schon im Säuglingsalter wird geprägt, was sich ein Leben lang manifestiert. Übergewicht ist nicht nur bei Erwachsenen ein Problem.

Richtig ernährt von Anfang an

Bei metabolic balance® wird durch gezielte Nahrungsaufnahme der Stoffwechsel in sein natürliches Gleichgewicht zurückgebracht. Dadurch wird eine naturgerechte Insulinausschüttung gefördert, über die der Hormonhaushalt gestärkt und der Stoffwechsel in Balance gehalten wird. Die damit einhergehende Gewichtsabnahme ist sozusagen nur der Nebeneffekt. Das gilt auch für Kinder.

Dicke Kinder überall!« – so lautete der Titel einer Sendung, die der WDR (Westdeutsche Rundfunk) im September 2008 ausstrahlte. Der WDR berief sich dabei auf die Ergebnisse der KIGGS-Studie (= Kinder- und Jugend-Gesundheitssurvey), die vom Robert-Koch-Institut zuvor veröffentlicht worden war. Die alarmierendste Nachricht der Studie: Seit den 1990er Jahren hat Übergewicht bei Kindern in der Altersgruppe von 0 bis 17 Jahren um 50 Prozent zugenommen! Während man bei Erwachsenen zur Feststellung von Übergewicht den Body-Mass-Index (BMI) ansetzt (siehe Seite 16), kommt man mit dieser Berechnung bei Kindern nicht so recht weiter. Neben Größe, Gewicht und Alter spielt zur Ermittlung von Übergewicht bei Kindern auch das Geschlecht eine Rolle. Außerdem wachsen Kinder ständig, was zu Schwankungen beim BMI führt. In der Fachliteratur und im Internet finden Sie Tabellen, anhand derer Sie feststellen können, ob Ihr Kind Untergewicht, Normalgewicht oder Übergewicht hat. Liegt Ihr Kind innerhalb der 90. Perzentile – d.h., gehört es aus einer Gruppe von 100 Kindern, die nach der Höhe des BMI nebeneinander aufgestellt wurden, zu den ersten 90 – dann ist es normalgewichtig. Das 91. bis 97. Kind ist übergewichtig, die letzten drei sind bereits adipös, also fettsüchtig, und sollten behandelt werden.

Soziales Umfeld und Übergewicht

Übergewicht bei Kindern hat auch etwas mit dem sozialem Umfeld zu tun. So belegte die Studie eindeutig, dass beispielsweise bei den 11- bis 13-jährigen Kindern aus wohlhabenden Familien »nur« 4 Prozent fettleibig sind. Bei Kindern aus sozial schwachen Familien sind es dreimal so viele, nämlich 12 Prozent. Das stimmt uns nachdenklich, denn in der Kindheit werden die Weichen für später gestellt.

BMI bei Kindern und Jugendlichen

90. (= Übergewicht) und 97. (= Adipositas) Perzentile des BMI für Jungen und Mädchen im Alter von 0 bis 18 Jahren

Alter (Jahre)	Jungen		Mädchen	
	BMI (90. Perzentile)	BMI (97. Perzentile)	BMI (90. Perzentile)	BMI (97. Perzentile)
0	14,28	15,01	14,12	14,81
1	18,73	19,81	18,25	19,22
2	18,01	19,14	17,92	19,03
3	17,62	18,82	17,64	18,84
4	17,54	18,83	17,54	18,85
5	17,61	19,02	17,69	19,16
6	17,86	19,44	17,99	19,67
7	18,34	20,15	18,51	20,44
8	19,01	21,11	19,25	21,47
9	19,78	22,21	20,04	22,54
10	20,60	23,35	20,80	23,54
11	21,43	24,45	21,61	24,51
12	22,25	25,44	22,48	25,47
13	23,01	26,28	23,33	26,33
14	23,72	26,97	24,05	27,01
15	24,36	27,53	24,59	27,45
16	24,92	27,99	24,91	27,65
17	25,44	28,40	25,11	27,72
18	25,91	28,78	25,28	27,76

Quelle: Kronmeyer-Hausschild et al.: Monatszeitschrift Kinderheilkunde 2001; 149:807-818

Vorbilder prägen

Auch der Vorbildcharakter der Mutter spielt eine wichtige Rolle im Zusammenhang mit dem Übergewicht der Kids. So zeigt die Studie, dass nur 4 Prozent der Kinder fettleibig sind, wenn die Mutter Normalgewicht hat. Dahingegen sind satte 22 Prozent adipös, wenn auch die Mutter übergewichtig ist! Dass dies aber nicht nur an den an dieser Stelle viel zitierten Genen liegen kann, zeigt eine weitere Studie: Auch die Korrelation zu Übergewichtigen im Freundeskreis spielt eine große Rolle. Wer dicke Freunde hat, wird auch selbst schneller dick.

Zu wenig Bewegung

Wie bei den übergewichtigen Erwachsenen kommt auch bei den übergewichtigen Kindern dem Faktor Bewegung eine entscheidende Rolle zu. Geradezu erschreckend waren die motorischen Fähigkeiten der Kinder und Jugendlichen, die im Rahmen der KIGGS-Studie untersucht wurden.

Motorische Fähigkeiten der Kinder

Bei der genannten Studie kam heraus:

- 53 Prozent der Jungen und 33 Prozent der Mädchen konnten bei einer Rumpfbeuge den Boden nicht mit den Fingerspitzen berühren.
- 86 Prozent der Jungen und Mädchen schafften es nicht, eine Minute lang auf einem Bein zu stehen.
- Unmöglich war es für 35 Prozent der Kinder, auf einem Balken zwei Schritte rückwärts zu balancieren.

Fernsehen und Computer

Selbst wer nur faul auf dem Sofa liegt, verbraucht mehr Kalorien als derjenige, der das Gleiche tut und dabei »in die Röhre glotzt« (fernsieht). Fußballspielen und Bewegung im Freien sind out, Fernsehen und Computerspiele dagegen mega-in. Die Rechnung müssen unsere 11- bis 17-Jährigen selbst bezahlen. Von den Kindern und Jugendlichen, so die Studie weiter, die pro Tag zwei Stunden fernsehen, sind rund 7 Prozent, von den die drei Stunden und mehr schauen, gar 12 Prozent adipös. Dahingegen sind von den Kindern, die nicht länger als eine halbe Stunde pro Tag fernsehen, lediglich 6 Prozent fettleibig. Der Grund dafür liegt weniger darin, dass sich die Kinder beim Fernsehen zu wenig bewegen, es ist vielmehr der Stress, der vor der Mattscheibe entsteht! Es kommt zu einer vermehrten Ausschüttung der Stresshormone, insbesondere Kortisol, was

Dicke Freundschaften

Im Rahmen der Framingham-Studie über den Einfluss des sozialen Netzwerkes auf die Entstehung und Verbreitung von Fettleibigkeit (Adipositas) über einen Zeitraum von über drei Jahrzehnten kam folgendes überraschendes Ergebnis zutage:

Dicke Freunde machen dick!

Geschwister, Partner oder unmittelbare Nachbarn üben einen weitaus geringeren Einfluss aus als enge Freunde, wenn's ums Zunehmen geht. Das Risiko, selbst ebenfalls dick zu werden, liegt laut der Studie bei einem dicken Freund bei 57 Prozent. Dicksein ist sozusagen »sozial ansteckend«. Nur gut, dass das andersherum auch der Fall sein könnte! Wer also beim metabolic balance®-Programm mitmacht, hilft so vielleicht seinem engsten Freund, auch gleich ein paar Pfunde zu verlieren!

Quelle: Christakis, N. A.: The Spread of Obesity in a Social Network over 32 Years. NEJMedicine 7/2007, Bd. 357

dazu führt, dass vermehrt Fett aufgebaut und kein Fett verbrannt werden kann. Die Kinder können bei Fernsehen und Computer nicht richtig abschalten.

Aus dicken Kindern werden dicke Erwachsene

Fasst man zusammen, dann kommt man zu folgendem Ergebnis. Kinder werden dick:

- Wenn die Mutter oder eine andere Bezugsperson übergewichtig ist.
- Wenn sie sich nicht bewegen.
- Wenn sie in ihrer Freizeit viel vor dem Fernsehgerät oder Computer sitzen.

Ein Teufelskreis setzt ein, denn wer sich wenig bewegt, wird dick, und wer dick ist, bewegt sich wenig. Spöttereien der Klassenkameraden beispielsweise im Schwimmunterricht nagen nicht nur am Selbstbewusstsein, viel schlimmer wiegt: Übergewicht macht auch Kinder richtig krank. Und so ist ein beträchtlicher Teil der Kids und Jugendlichen von heute mit Krankheiten geschlagen, die auch einen übergewichtigen Erwachsenen heimsuchen. Zu den häufigsten Problemen gehören Bluthochdruck, Gelenkprobleme und Diabetes mellitus Typ 2. Besonders dieser »Altersdiabetes« wird bei Deutschlands übergewichtigen Kindern zunehmend zu einem Problem.

Ein umfassendes Konzept muss her

Ein ganzheitliches Ernährungs- und Bewegungsprogramm kann Kindern und Jugendlichen helfen, ihr Übergewicht und ihr gesundheitliches Risiko in den Griff zu bekommen. Doch das schaffen sie natürlich nicht allein. Ein Programm wie das von metabolic balance® muss her. Hier wurde ein eigens für Kinder zusammengestellter Stoffwechsel- und Ernährungsplan entwickelt. Ideal ist es, wenn die Kin-

Achtung Fettzellen-Vermehrung!

- **Jeder Mensch besitzt rund sechs Milliarden Fettzellen. Werden die Säuglinge und Kleinkinder bis zum etwa vierten Lebensjahr überernährt, dann vermehren sich die Fettzellen rasant. In der Fachsprache nennt man dies Fettzellenhyperplasie (= Zunahme der Anzahl der Fettzellen).**
- **Einmal erworben, bleiben die Fettzellen ein Leben lang erhalten. Das bedeutet: Will man später abnehmen, dann hat man es viel schwerer als ein Mensch mit normaler Fettzellenanzahl. So verkleinern sich bei Gewichtsverlust zwar die Fettzellen, doch die Anzahl bleibt erhalten – und man nimmt, wenn man nicht aufpasst, schnell wieder zu.**

Quelle: Präadipozyten – Ein neues Modell in der Fettsuchtforschung. Journal of Molecular Medicine Vol. 58, Nr. 17, Sept. 1980

der dabei auf die Unterstützung ihrer Eltern rechnen können und diese sich dem Ernährungsplan des Kindes anschließen. Ein solches Stoffwechselprogramm für Kinder gliedert sich genau wie das der Erwachsenen in vier Phasen.

Phase 1: Vorbereitungsphase

Die erste Phase dauert zwei Tage. Der Darm wird entleert und der Körper schonend auf die Nahrungsmittelumstellung vorbereitet. In dieser Zeit sollte Ihr Kind leichte Kost wie Gemüsesuppe und Vollkornreis mit Apfelmus ohne Zucker zu sich nehmen.

Phase 2: Strenge Umstellungsphase

Die zweite Phase dauert mindestens 14 Tage. In dieser Zeit geht es vor allem darum, den Stoffwechsel Ihres Kindes auf die neue Ernährungsweise umzustellen: Ungesunde Angewohnheiten werden gegen gesunde ausgetauscht. Kindergeburtstagspartys mit Kuchen, Würstchen und Kartoffelsalat sollten in dieser Zeit gemieden werden. Ab der Phase 2 gelten spezielle Ernährungsregeln mit persönlicher Nahrungsmittelliste und exakten Mengenangaben.

Regel 1 Es gibt täglich nur drei Mahlzeiten (morgens, mittags und abends). Ihr Kind sollte nicht mehr, nicht weniger und nichts anderes essen als in seinem persönlichen Ernährungsplan vorgegeben ist.

Regel 2 Zwischen den Mahlzeiten liegen jeweils fünf Stunden Pause. Das ist wichtig, um dem Körper die Zeit für eine optimale Eiweiß- und Fettverdauung zu geben. Jedes Naschen von Süßigkeiten & Co. zwischendurch stört diesen wichtigen Stoffwechselprozess.

Regel 3 Jede Mahlzeit sollte nicht länger als 60 Minuten dauern.

Regel 4 Jede Mahlzeit beginnt mit einem bis zwei Bissen der Eiweißportion, erst dann kann man die Mahlzeit mischen.

Regel 5 Ihr Kind sollte pro Mahlzeit nur eine Art Eiweiß aufnehmen.

Regel 6 Die letzte Mahlzeit sollte spätestens um 21 Uhr beendet sein.

Regel 7 Die Mahlzeiten in der strengen Umstellungsphase werden weder mit Öl noch mit anderem Fett zubereitet, sondern wird beispielsweise Gemüsebrühe zum Garen verwendet.

Regel 8 Ihr Kind sollte täglich die errechnete Menge Wasser trinken. Diese richtet sich nach dem Ist-Gewicht Ihres Kindes, wobei die Faustregel auch hier lautet: 35 Milliliter pro Kilogramm Körpergewicht. Sie ist maßgeblich an einem rascheren Gewichts- und Fettabbau beteiligt. Außerdem darf Ihr Kind täglich drei Tassen Tee (weiß, grün, Roibusch, ohne Milch, Zucker oder Süßstoff) zu den Mahlzeiten trinken.

Regel 9 Das im Ernährungsplan vorgesehene Obst (u. a. täglich ein Apfel) sollte möglichst am Ende einer Mahlzeit verspeist werden. Dadurch wird der Blutzuckerspiegel möglichst gering gehalten, Heißhungeranfälle bleiben aus.

Tipp Das Führen eines Tagebuches kann Ihrem Kind und Ihnen dabei helfen, den Ernährungsplan besser durchzuhalten. Notieren Sie jede Hürde und wie Sie es geschafft haben, Schwierigkeiten zu umgehen. Geizen Sie auch nicht mit Lob, wenn Ihr Kind das erste, zweite oder dritte Kilogramm abgenommen hat!

Phase 3: Gelockerte Phase

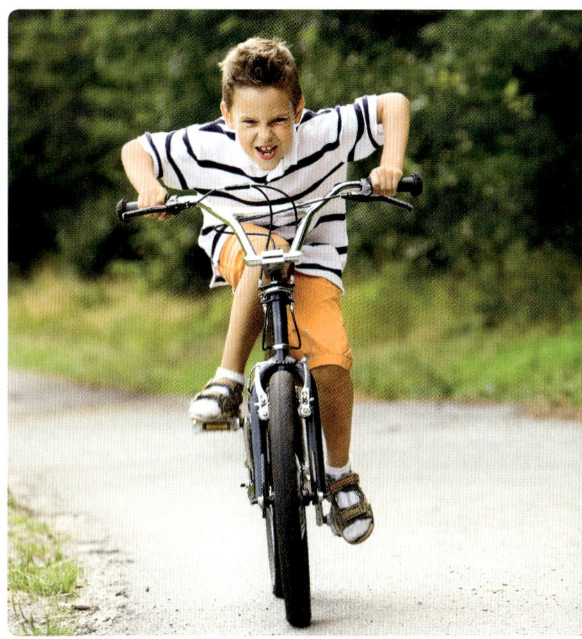

Fühlen sich Kinder wohl, kommt auch ihr angeborener Spiel- und Bewegungsdrang wieder zum Vorschein. Fahrrad fahren und Fußball spielen sind gesündere Beschäftigungen als Computerspiele.

In der dritten Phase geht es genau wie bei metabolic balance® für Erwachsene darum, Nahrungsmittel auszutesten, die bisher nicht auf der Nahrungsmittelliste standen. Wichtig ist, dass Sie dabei vorsichtig vorgehen. Verändern Sie zunächst nur einzelne Mahlzeiten, bleiben Sie aber dabei möglichst dem für Ihr Kind vorgeschriebenen Essensplan treu. Natürlich verläuft nun die Gewichtskurve deutlich langsamer nach unten oder stagniert sogar ganz. Doch es gelten weiterhin die Ernährungsregeln aus Phase 2, ausgenommen Regel 7, denn ab jetzt können die Mahlzeiten mit hochwertigem Öl zubereitet werden. Sollte es mit dem Gewicht Ihres Kindes allerdings wieder bergauf gehen, dann notieren Sie die dafür verantwortlichen Nahrungsmittel in Ihrem Tagebuch und kehren Sie für ein paar Tage zur strengen Phase 2 zurück. Auch frühere Lieblingsspeisen dürfen in dieser dritten Phase ausprobiert werden – allerdings unter genauer Beobachtung der Körperreaktionen Ihres Kindes. Denn im Vordergrund sollte stets die neu erworbene Energie und Lebenskraft stehen. Hierzu gehört auch ein leichtes Bewegungstraining **(Regel 10)**, das ab jetzt in den Tagesplan des Kindes integriert werden sollte: So kommt der Stoffwechsel richtig in Schwung.

Phase 4: Erhaltungsphase

Ihr Kind hat deutlich abgenommen, fühlt sich viel wohler als zuvor und besitzt sichtlich mehr Energie – in der Schule und in der Freizeit. Jetzt geht es darum, diesen Status aufrechtzuerhalten. Möglichst für immer! Um dies zu erreichen, ist es wichtig, auch weiterhin einen maßvollen Blick auf die Zusammenstellung der Nahrung zu haben und den im Ernährungsplan für das Kind ausgewählten Nahrungsmitteln immer wieder Priorität einzuräumen. Natürlich ist Naschen ab und zu mal erlaubt, aber es sollte wirklich nur hin und wieder und deshalb etwas Besonderes sein. Zusätzlich ist nun ein ansteigendes Bewegungsprogramm wünschenswert. Dadurch wird zusätzlich Fett abgebaut und die Lebenskraft Ihres Kindes steigt.

Exkurs: Macht Fett fett und krank?

»Fett macht fett und krank!« – Dieses Postulat der Ernährungswissenschaft hat Geschichte geschrieben. Tausende und Abertausende Verbraucher haben es vertrauensvoll übernommen und sind ins Fettnäpfchen getreten. »Der große Bluff«, nannte es Ende der 1970 er Jahre die Zeitschrift Der Spiegel und war damit eine Art Vorreiter in der Ernährungsdiskussion. »Fette Lügen« titelte die Zeitung Die ZEIT in einem Beitrag aus dem Jahr 2002. Heute weiß man, dass die Verursacher von Übergewicht und Zivilisationskrankheiten wie Schlaganfall, Herzinfarkt und Diabetes die Kohlenhydrate und nicht die Fette sind. Durch zahlreiche Studien ist mittlerweile belegt worden, dass die gefürchteten schädlichen LDL-Cholesterin-Blutwerte umso schlechter werden, je fettärmer und kohlenhydratreicher sich Menschen ernähren. Es ist ein Zuviel an Stärke, die dazu führt, dass der Körper die überschüssigen Kohlenhydrate in Fett umwandelt und in Fettdepots anlegt.

Die neue Fettsicht

Seit Jahren setzen wir von metabolic balance® uns für einen neuen Ansatz der Ernährungsdiskussion in puncto Fettanteil in der Ernährung ein. Unser Fazit stützt sich auf zahlreiche Untersuchungen:

- **Es gibt keinen bewiesenen Zusammenhang zwischen Fettkonsum und Übergewicht!**
- **Es gibt keinen bewiesenen Zusammenhang zwischen Fettkonsum und Risiko für Herzinfarkt, Schlaganfall oder koronare Herzerkrankung!**

Tatsächlich zeigen und zeigten Studien immer wieder, dass Menschen mit fettreduzierter Kost nur mäßige Erfolge im Abspecken verbuchen konnten. In der auf Seite 65 ausführlich beschriebenen Studie wurden 40 übergewichtige Patienten mit erhöhten Blutfettwerten über 12 Wochen mit zwei unterschiedlichen Diäten behandelt. Die erste Diät bestand aus 59 Prozent Fett und 600 Milligramm Cholesterin, die zweite nur aus 24 Prozent Fett und 140 Milligramm Cholesterin. Die Teilnehmer der ersten Gruppe verloren während dieser Zeit 10 Kilogramm, reduzierten die Triglyzeride um 51 Prozent und verbesserten das HDL-Cholesterin um 13 Prozent! Die Teilnehmer der zweiten Gruppe verloren während dieser Zeit 5 Kilogramm, reduzierten die Triglyzeride um 19 Prozent und verschlechterten das HDL-Cholesterin um 1 Prozent!

Gute Fette sind gesund

Im Unterschied zur Deutschen Gesellschaft für Ernährung (DGE), die in ihrer Ernährungspyramide noch heute einen Anteil von mehr als 55 Prozent Kohlenhydraten gegenüber 30 Prozent Fetten propagiert, setzen wir uns für die modifizierte LOGI-Pyramide ein (low glycemic index = niedriger Blutzuckeranstieg, siehe Seite 191). Anstelle von stärkehaltigen Getreideprodukten, Nudeln und Reis bilden hierbei Obst, Salate und stärkefreies Gemüse – mit guten Fetten und Ölen zubereitet – die Basis der Ernährung. Denn es sind die guten Fette, die auch beim metabolic balance®-Ernährungsplan eine überaus wichtige Rolle spielen. Aus vielen Untersuchungen weiß man heute:

Wird Fett hauptsächlich in Form von ungesättigten Fettsäuren konsumiert, wie sie z. B. in Oliven- und Rapsöl oder in Fischarten mit hohem Linolensäureanteil enthalten sind, dann verbessern sich die Fett- und Zuckerwerte. Ungesättigte Fettsäuren können sogar beim Abnehmen helfen. Im Unterschied zu Kohlenhydraten stabilisieren sie den Blutzuckerspiegel und bremsen den Appetit auf Süßes. Zusätzlich versorgen sie den Körper noch mit viel Energie. Und das Beste: Ungesättigte Fettsäuren regen den Körper dazu an, Katecholamine zu produzieren. Das sind Substanzen, die den Appetit auf Fetthaltiges senken. Und das kann sich im Ergebnis sehen lassen: Die richtigen Fette machen nicht fett, sondern gesund, vital und schlank!

Gute Fette fördern die Gesundheit

So wie sich kein Zusammenhang zwischen Fetten und Übergewicht feststellen lässt, so gibt es auch keinen Zusammenhang zu Krankheiten. Dies belegt unter anderem eine groß angelegte US-Untersuchung der Nurses Health Study der Harvard Medical School in Boston bei rund 76 000 Krankenschwestern, die 14 Jahre lang beobachtet wurden. Im Ergebnis konnte keine Verbindung zwischen Fettverzehr und Herzinfarkt festgestellt werden. Wurden dagegen besonders viel Kohlenhydrate konsumiert, dann verdoppelte sich die Herzinfarktrate.

Nach Meinung der Wissenschaftler

Eine Expertenkommission der beiden wichtigsten Weltorganisationen für Gesundheit (WHO) und Ernährung (FAO) hat im Herbst 2009 im Karger Verlag, Basel, ihre Ergebnisse zum Thema »Fett und Fettsäuren in der Ernährung des Menschen« zusammengefasst und ist nach Durchsicht von allen wichtigen und großen Studien zu diesem Thema zu folgendem Ergebnis gekommen: Erhöhte Fettzufuhr ist kein Risikofaktor für Herzinfarkt, dies gilt auch für die Zufuhr von gesättigten Fettsäuren!

Mit Bedacht wählen

In Sachen Fett ist sicher noch nicht das letzte Wort gesprochen. Fest steht aber, dass Fett viel besser ist als sein Ruf. Ernährungsstrategien, die auf eine streng fettreduzierte Kost zugunsten von Kohlenhydraten abzielen, sind nicht mehr zeitgemäß und von zahlreichen Studien vielfach widerlegt worden.

Zurück zur Natur

Unsere nun ebenfalls schon jahrelange metabolic balance®-Erfahrung zeigt auch, dass wir mit unserem Ernährungsplan Erfolg haben. Denn der orientiert sich am steinzeitlichen Stoffwechsel des Menschen, an der frühen Zeit der Jäger und Sammler. Es gehört zum genetischen Programm des Menschen, ausreichend Fette zu sich zu nehmen. Es gehört aber nicht zum Programm, Schokoriegel, Pommes frites und Pizza im Übermaß zu verzehren, denn die kommen in freier Wildbahn nicht vor!

Ganzheitlicher Ansatz

Eine Stoffwechselkur, die darauf abzielt, den Insulinspiegel zu normalisieren und gute Fette aufzunehmen, weist den Weg in ein gesundes Leben.

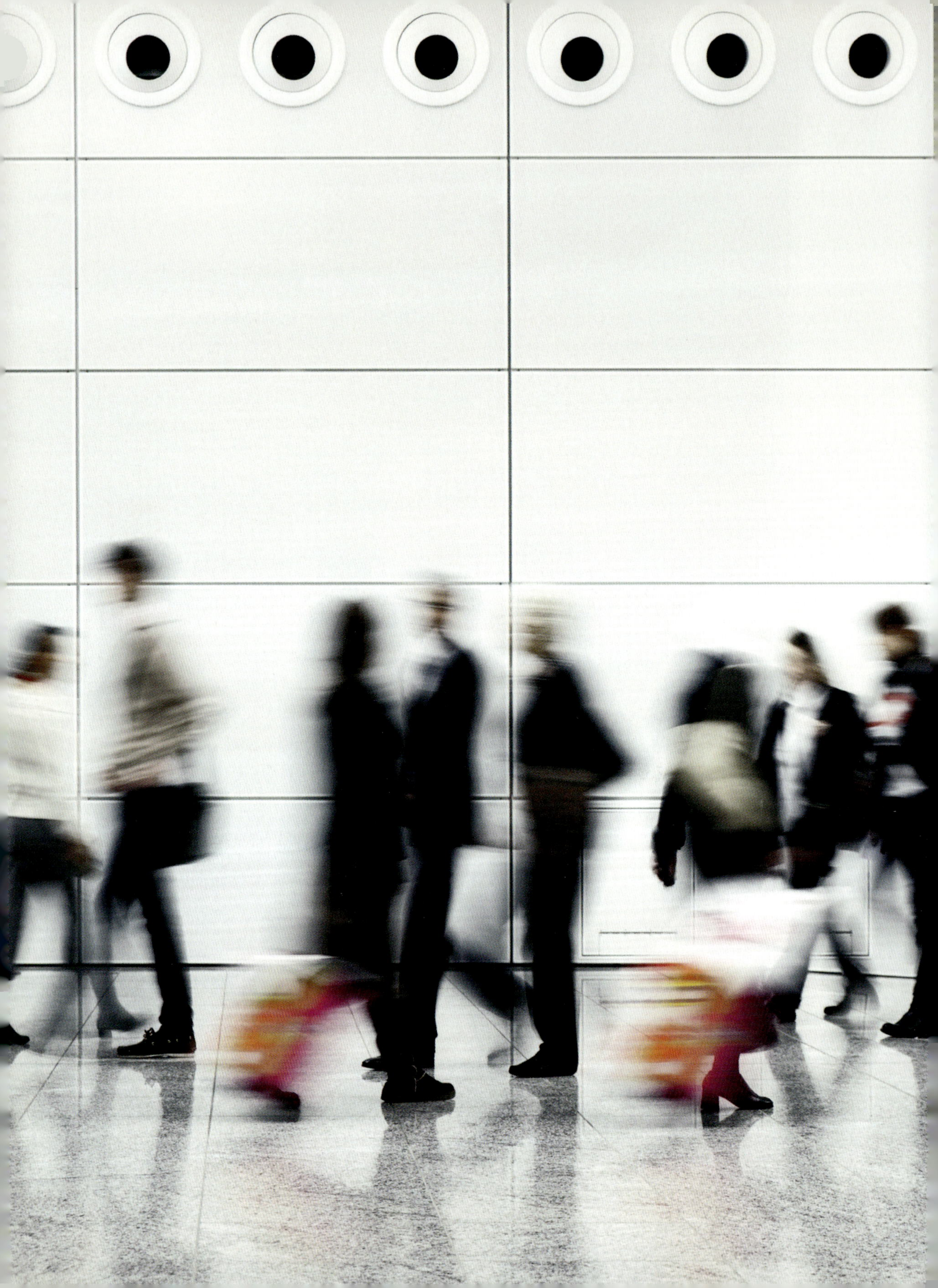

Der **Stoffwechsel** ist **krank** – ernährungsbedingt

Unser Körper muss mit dem zurechtkommen, was wir essen. Übergewicht und daraus abgeleitete Krankheiten sind seine Antwort.

Wohlstandskrankheiten nehmen zu

Wir leben in paradiesischen Foodzeiten, in einem Schlaraffenland. Doch anstatt uns daran zu laben, macht es uns krank. Denn wir wissen nicht, welche Früchte verboten sind! Zugegeben, es ist auch reichlich schwer, aus dem permanenten Überangebot und den nimmermüden Ratschlägen der Werbung das Richtige auszuwählen. Zudem bewegen wir uns zu wenig.

Für viele Menschen in unserer modernen, hektischen Zeit ist es vielfach praktischer, eine Fertigpizza aus der Tiefkühltruhe zu holen und ausgepackt in den Backofen zu schieben, als sich Gedanken darüber zu machen, welches Gericht sie frisch kochen könnten. Wir sagen dagegen: Auch für gesunde Kost muss man nicht stundenlang in der Küche stehen. Viele leckere Gerichte à la metabolic balance® sind auch genauso schnell zubereitet wie eine Pizza im Backofen braucht, bis sie knusprig ist! Fast Food, Light-Produkte und die vielerlei gepriesenen Cerealien machen unserem Stoffwechsel auf Dauer das Leben zur Hölle. Viele Kalorien, hohe Energiedichte, beachtlicher Eiweißmix, Lebensmittel mit hoher glykämischer Last und womöglich künstlichen Süßstoffen lassen uns zu einem Volk von Diabetikern, Herz-Kreislauf-Erkrankten, Rheuma- und Gichtgeplagten werden. Alle, aber auch wirklich alle Stoffwechselerkrankungen sind ernährungsbedingt – und müssten nicht sein!

Metabolisches Syndrom

Seien Sie ehrlich zu sich selbst und schauen Sie sich kritisch im Spiegel an, auch von der Seite: Zeigen sich da etwa gut gepolsterte Bauchringe? Messen Sie mal Ihren Taillenumfang, so wie es richtig gemacht wird: Legen Sie ein Maßband locker unter die dünnste Stelle unterhalb des Rippenbogens und oberhalb des Beckenkammes an. Atmen Sie bei der Messung dann entspannt aus. Ist Ihr Taillenumfang über 80 Zentimeter (Frauen) bzw. über 94 Zentimeter (Männer), haben Sie ein sogenanntes Bauchfett-Übergewicht, das als Risikofaktor für weitere Krankheiten gilt, die vielfältig sind und im schlimmsten Fall in einem Metabolischen Syndrom münden können. Das Metabolische Syndrom, jenes »tödliche Quartett« aus hohem Blutdruck, erhöhten Blutfettwerten, Übergewicht und Insulinresistenz, gilt als der größte Risikofaktor für Gefäß- und Herz-Kreislauf-Erkrankungen. Dabei spricht man be-

Kriterien des Metabolischen Syndroms

Die »International Diabetes Federation« (IDF) spricht von einem Metabolischen Syndrom, wenn der Taillenumfang und zwei weitere Kriterien außerhalb der Norm sind:

	Männer	Frauen
Adipositas (Fettleibigkeit)	Taillenumfang >94 cm	Taillenumfang >80 cm
HDL-Cholesterin	<40 mg/dl	<50 mg/dl
Triglyzeride	≥150 mg/dl	
Blutdruck	≥130/85 mm/Hg	
Nüchtern-Blutzucker	≥110 mg/dl	

Das Metabolische Syndrom und seine Folgen

Übergewicht und Bewegungsmangel lassen mehrere Symptome gleichzeitig auftreten. Wird das Metabolische Syndrom nicht behandelt, drohen Folgekrankheiten.

Metabolisch

- Diabetes mellitus Typ 2
- Fettstoffwechselstörungen
- Arterieller Bluthochdruck
- Herz- und Gefäß-Krankheiten
- Gicht
- Störungen der Leber und der Gallenblase
- Krebsgeschwüre
- Zystenbildung an den Eierstöcken

Statisch

- Schlafapnoesyndrom
- Hypoventilationssyndrom
- Verschiedene Formen der Arthrose
- Rückenbeschwerden
- Venenentzündungen, offene Beine
- Chronische Durchblutungsstörungen
- Hautinfektionen, wunde Stellen
- Erhöhtes Operationsrisiko

Psychiatrisch

- Depressionen
- Neurotische Entwicklungen
- Selbstmordrisiko

Sozial

- Isolation, Vereinsamung
- Diskriminierung (z. B. bei der Arbeit)
- Verminderte Körperhygiene
- Einschränkung im Sexualleben

reits dann schon von einem Metabolischen Syndrom, wenn drei der vier Diagnosekriterien erfüllt sind. Problematisch ist dabei, dass die Entwicklung der einzelnen Krankheiten zeitlich oft unterschiedlich abläuft. Nicht selten wird so lediglich die einzelne Erkrankung gesehen. Die Gefahr wird oft unterschätzt. Denn abgesehen vom »Rettungsring« um die Hüften merken Betroffene oft lange Zeit nichts. Diabetes Typ 2 wird beispielsweise häufig erst relativ spät diagnostiziert, sodass dann die Gefäße schon deutlich geschädigt sein können. Deswegen ist es so wichtig, in jedem Lebensalter sein eigenes Gewicht und Körperfett kritisch im Blick zu behalten. Fast immer sind zu viele Pfunde auf der Waage der Anfang des Metabolischen Syndroms.

Kontrovers diskutiert

Welche Symptome beim Metabolischen Syndrom das größte Gewicht ausmachen, wird zurzeit von verschiedenen Fachgesellschaften kontrovers diskutiert. So definiert die Weltgesundheitsorganistion (WHO) das Metabolische Syndrom primär als eine Kohlenhydratstoffwechselstörung, die durch gestörte Glukosetoleranz und Insulinresistenz gekennzeichnet ist, und zu der noch zwei Faktoren wie Bluthochdruck und erhöhte Blutfettwerte kommen müssen. Die International Diabetes Federation (IDF) sieht dagegen das übergewichtige Bauchfett als Hauptursache an. Hinzukommen müssen auch hier zwei weitere Faktoren aus den Kriterien von Seite 211, um von einem Metabolischen Syndrom sprechen zu können.

Wenn die Blutbahnen verstopfen

All unsere Körperzellen sind von einer Doppel-Lipidschicht umhüllt. Es handelt sich dabei um eine wasserunlösliche Doppelwand mit verschiedenen Türen, sogenannten Rezeptoren. Durch diese Türen gelangen die Nahrungsbausteine in die Zelle. Doch die Türen sind nur geöffnet, wenn in der Zelle auch ein Nahrungsbedarf besteht. Das bedeutet: Zu viel des Guten bleibt außen vor. Die Zelltüren schließen sich, die überschüssigen Nahrungspartikel gelangen nicht mehr hinein. Stattdessen kreisen Eiweiße, Fette, Kohlenhydrate & Co. umher und lagern sich in den Blutgefäßen an. Je öfter dies geschieht, umso enger werden die Blutbahnen – bis sie schließlich verstopfen.

Abhilfe durch richtige Ernährung

Soweit sollte man es eigentlich nicht kommen lassen. Aber selbst dann, wenn die Diagnose »Metabolisches Syndrom« bereits gestellt wurde, gibt es für viele Betroffene die Möglichkeit, den Stoffwechsel wieder in Harmonie zu bringen. Mit dem metabolic balance®-Programm konnten schon zahlreiche Patienten ihr Stoffwechselgeschehen wieder in gesunde Bahnen lenken. Nicht nur dass die Pfunde wie von selbst von den Hüften schmelzen, auch Bluthochdruck und erhöhte Blutfettwerte lassen sich wieder normalisieren. Ja, sogar ein bestehender Diabetes Typ 2 kann mit dieser Ernährungsform so beeinflusst werden, dass man auf Medikamente verschiedener Art verzichten und ein ganz normales Leben führen kann.

Was viele metabolic balance®-Anwender besonders erfreut: Auch Lebenslust, Energie und Vitalität steigen durch die metabolic balance®-Ernährung spürbar an. Viele berichten von ungeahnten Kraftressourcen, die sie jetzt wieder nutzen können. Und das ist keine Einbildung, sondern verhält sich tatsächlich so. Man könnte es so ausdrücken: Die körperliche Entmüllung in Zellen, Blutbahnen und Blutgefäßen führt auch zu einer Regenerierung auf geistig-körperlicher Ebene. Man fühlt sich erfrischt und ist bereit für so manches Projekt, für das man früher einfach zu müde und erschöpft gewesen wäre. Und man hat wieder Spaß an Bewegung.

Ansatz von metabolic balance®

Eine Ernährung nach metabolic balance® behebt das Metabolische Syndrom über die vier folgenden Faktoren:

- Lange Sättigungsphasen
- Normalisierung des Insulinspiegels
- Normalisierung des Hormonstoffwechsels
- Gesundung des gesamten Stoffwechsels.

Die Verbesserungen des Stoffwechsels durch einen normalisierten Insulinspiegel sind im Blut messbar. Auch der Säure-Basen-Haushalt kommt wieder ins Lot. Denn diese Ernährungsform vermeidet einen Eiweißmix, der zu einem Eiweißüberhang im Körper führen kann, und enthält zudem vermehrt basenbildende Nahrungsmittel, die übersäuerte Körper wieder ins Lot bringen. Enthält die Kost zu wenig Basenbildner und Mineralien – wie meist bei übergewichtigen Menschen – holt sich der Körper die Mineralien aus den Knochen und Gelenken. Es kommt zu Arthrose und Osteoporose. Zudem: Entzündungen entstehen in einem sauren Milieu. Ein ausgeglichener Säure-Basen-Haushalt bedeutet also auch weniger Entzündungen.

Folgen eines normalisierten Insulinspiegels

Das Ziel einer Ernährung nach metabolic balance® sind lange Sättigungsphasen zwischen den Mahlzeiten, um den Insulinspiegel zu normalisieren und dadurch den gesamten Stoffwechsel des Körpers gesund werden zu lassen. Dadurch verändern sich auch die Blutparameter, der Schlaf wird besser. DHEA, Melatonin und HGH, die wichtigsten Anti-Aging-Hormone, steigen an.

Adrenalin, Kortison, Cholesterin, Triglyzeride ▼

Fettabbau, DHEA, Melatonin, HGH ▲

Korrekte Selbstregulierung (= Gesundheit)
Physisches und psychisches Wohlbefinden steigen

Adipositas ist extremes Übergewicht

Adipositas (lat. Adeps = fett) bedeutet Fettleibigkeit oder Fettsucht. Es handelt sich dabei um ein sehr starkes Übergewicht, das das normale Maß an Körperfett bei Weitem übersteigt. Eine solche Fettleibigkeit liegt nach Angaben der WHO (Weltgesundheitsorganisation) ab einem Body-Mass-Index von 30 vor. Übergewicht entsteht langsam, aber kontinuierlich.

Eine im medizinischen Sinne behandlungsbedürftige Fettleibigkeit (Adipositas) lässt sich nicht nur auf den ersten Blick optisch feststellen, sondern auch durch verschiedene Messgrößen ermitteln.

Verschiedene Messgrößen

Der Body-Mass-Index (siehe Seite 16) ist eine international anerkannte Messgröße, um Übergewicht zu definieren. Er wird als Körpermassenzahl bezeichnet und berechnet sich aus dem Körpergewicht geteilt durch das Quadrat der Körpergröße. Er ist altersabhängig und gibt Auskunft über das Risiko, an den Krankheiten des Metabolischen Syndroms zu leiden. Die Messung des Taillenumfanges (siehe Seite 210) sowie das Verhältnis von Taillen- zu Hüftumfang geben ebenso Auskunft über ein krankhaftes Übergewicht. Bei dem Taillen-Hüft-Verhältnis (WHR = waste to hip ratio) kann man sehr gut sehen, ob bei der Fettverteilung ein androider Typ (WHR >0,88) oder gynoider Typ (WHR <0,88) vorliegt. Das Fett ist beim männlichen »Apfeltyp« im Bauchbereich verteilt, ist weicher und leichter abbaubar, das Risiko für Gefäßprobleme ist hier allerdings weitaus höher. Der weibliche »Birnentyp« hat sein Fett mehr auf den Hüften und Oberschenkeln, wo es fester und schwerer mobilisierbar ist und weniger als Risikofaktor gilt. Mithilfe der bioelektrischen Impedanzmessung (BIA) erhält man sehr gut Werte für die drei Hauptbestandteile des Körpers: Fett, fettfreie Masse und Wasser. Handelsübliche Fettwaagen bestimmen über die Messung des elektrischen Widerstands zwischen zwei Polen (z. B. zwischen beiden Fußsohlen) den Wasseranteil der Körperanteile, die im Messstrom liegen, und berechnen daraus den Fettanteil. Bei der BIA-Messung wird ebenfalls der Widerstand gemessen, hier aber mit vier Elektroden, zwei an den Hand- und zwei an den Fußgelenken. Gleichzeitig wird hier eine nied-

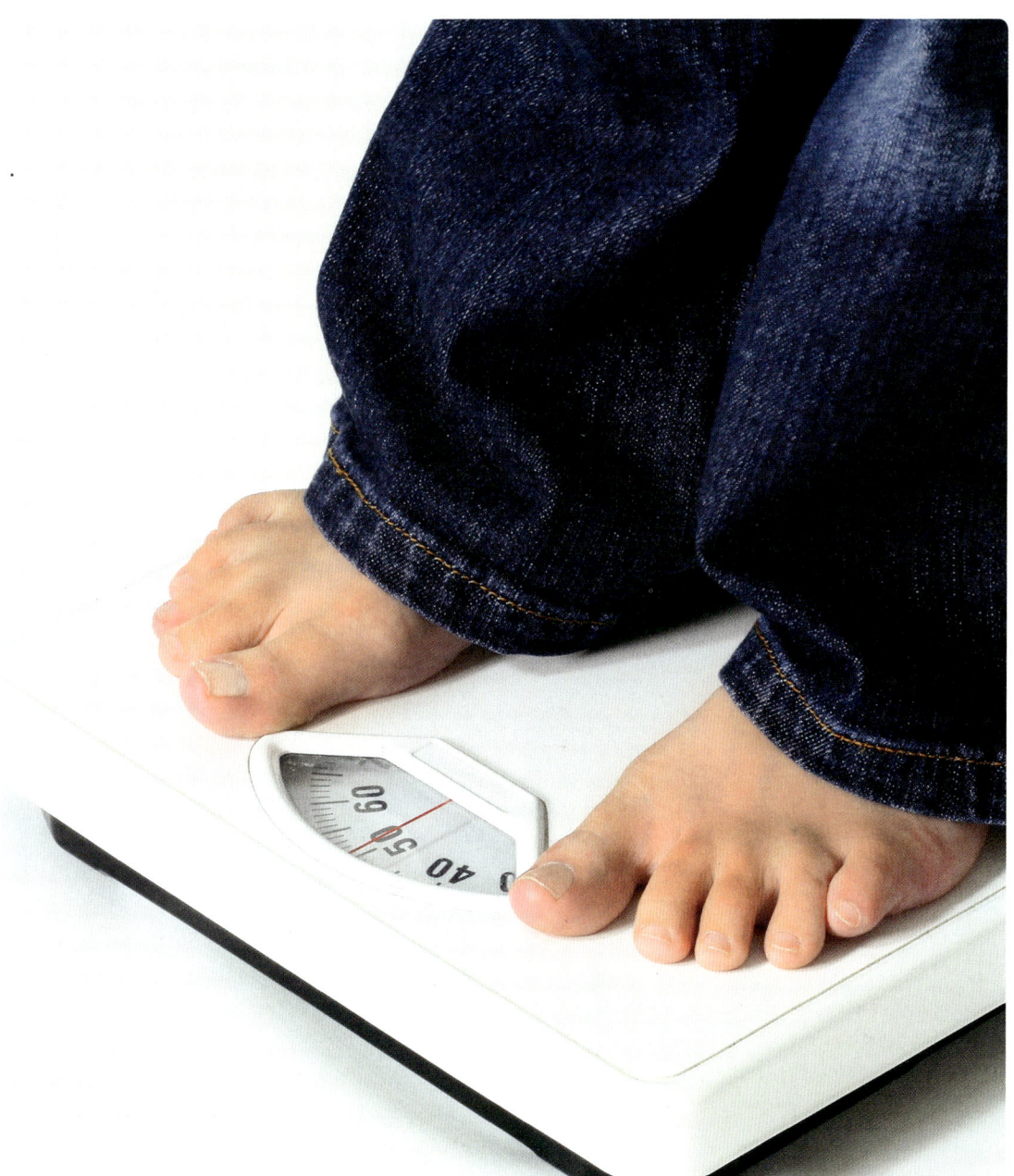

Frei nach dem griechischen Gelehrten Hippokrates : »Eure Nahrung soll eure Medizin sein«, kann eine Ernährung à la metabolic balance® zu einer Gesundheitsvorsorge für das ganze Leben werden.

rige Wechselspannung angelegt, die in den drei Hauptbestandteilen unterschiedlich fließt. Durch Messung von Impedanz und Phasenverschiebung ergeben sich, einfach durchführbar, sehr gut reproduzierbare Werte für Fett, fettfreie Masse und Wasser, die auch für wissenschaftliche Zwecke genutzt werden können.

Weltweit auf dem Vormarsch

Auf der Europäischen Ministerkonferenz der WHO in Istanbul vom November 2006 wurde das Problem von Übergewicht und Adipositas in Deutschland und Europa als ernst zu nehmender gesundheitlicher Faktor festgehalten. Dabei stellte sich heraus, dass mehr als 50 Prozent der Erwachsenen übergewichtig sind, wobei jeder Fünfte, also 10 Prozent, ausgesprochen übergewichtig, das heißt adipös ist. Häufige Folgeerkrankungen, so das Ergebnis der Konferenz seien vor allem: Diabetes mellitus Typ 2, Fettstoffwechselstörungen, Bluthochdruck, Gicht, Arteriosklerose und bestimmte Tumorerkrankungen wie Dickdarmkrebs, Prostatakrebs und Brustkrebs nach der Menopause (der letzten Regelblutung bei Frauen). Damit wurde das Problem zwar erkannt und anerkannt, doch herrschte Unschlüssigkeit darüber, wie man darauf in Zukunft reagieren könne, da Adipositas hauptsächlich als »Marktversagen« zu werten sei. Lebensmittel mit hoher Energiedichte, passive Unterhaltung wie übermäßiges Fernsehen, Autofahren und eine Fülle an arbeitserleichternden Geräten seien heute überall verfügbar. Das Problem: »Die Güter würden erfolgreich vermarktet, im Übermaß konsumiert und erbringen hohe Gewinne.« Adipositas sei »so auch eine Konsequenz wirtschaftlichen Wachstums und Erfolgs«. Deswegen, so forderte die Konferenz im Ergebnis, sei es sozusagen geboten, Eingriffe in den Markt vorzunehmen. Besonders Verbrauchergruppen wie Kinder und Jugendliche gelte es, beispielsweise durch Einschränkung der Werbung zu schützen. Ebenso wichtig sei es, etwas für die Prävention zu tun und eine Entwicklung von heute noch Normalgewichtigen zu zukünftigen Übergewichtigen zu verhindern.

Einheitliche Kennzeichnung der Lebensmittel

Doch bisher ist nicht viel geschehen. Die Ampelkennzeichnung, bei der die Inhaltsstoffe Fett, gesättigte Fettsäuren, Zucker und Salz durch die drei Ampelfarben Rot, Gelb und Grün in ihrem Gehalt bewertet werden, ist stark umstritten. Eine Kennzeichnung, dass ein Lebensmittel schlecht sei, nur weil es Fett enthält, ist eben nur die halbe Wahrheit. Ein anderes als gut zu bezeichnen, weil es fettarm ist und im Gegenzug dafür eine Fülle von Zusatzstoffen und vielleicht Zucker enthält, bringt uns nicht weiter. Ganz im Gegenteil. Es besteht außerdem die Gefahr, dass die Lebensmittelhersteller großen Einfluss auf die Vergabe der Ampelfarben ausüben werden und so vorwiegend industriell hergestellte Produkte mit Zusatzstoffen, Aroma- und Geschmacksverstärkern als empfehlenswert eingestuft und natürliche Produkte schlechter ausgezeichnet werden.

Die Ampelkennzeichnung

Die Ampel soll dazu dienen, die Nährwerte eines Lebensmittels zu kennzeichnen. Bei ihr stehen die Farben Rot (hoch), Gelb (mittel) und Grün (niedrig) für den Anteil an Fett, Zucker und Salz, die in 100 Gramm des jeweiligen Lebensmittels bzw. in 100 Milliliter des entsprechenden Getränkes enthalten sind. Bei dem hier gezeigten Modell von foodwatch wären zudem die Kalorien mit aufgeführt. Durch die Ampelkennzeichnung soll also gezeigt werden, was in den Produkten steckt. Noch ist diese Kennzeichnung nicht amtlich.

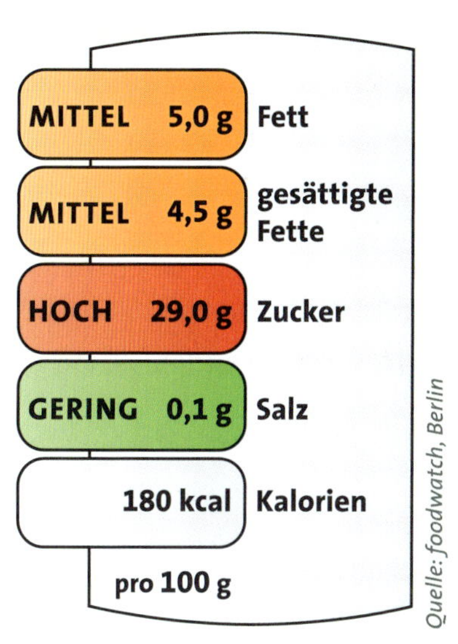

Noch hat das Europäische Parlament nicht über die Einführung einer solchen Ampelkennzeichnung entschieden.

Viel sinnvoller wäre unsere Forderung, eben in diese Ampelkennzeichnung auch die glykämische Last (siehe Seite 58f.) mit aufzunehmen, weil die regelmäßige Aufnahme von Nahrungsmitteln mit hoher glykämischer Last viel schneller zu Übergewicht und zum Metabolischen Syndrom führt.

Verantwortung übernehmen

Wir von metabolic balance® sind daher der Meinung, dass jeder Mensch die Verantwortung für sich selbst und seine Gesundheit übernehmen muss. Für Mütter, die für ihre Kinder sorgen müssen, wiegt diese Last der Verantwortung noch viel schwerer. Nur durch die richtigen Informationen, gesunden Menschenverstand und ein gutes Bauchgefühl gelingt es uns heutzutage, in dem Ernährungsdschungel die richtigen Waren einzukaufen. Wenn dies gelingt, dann ändert sich das Verhältnis von Nachfrage und Angebot, und wir können hoffen, dass die Industrie wieder gesündere Lebensmittel anbietet. Wir arbeiten daran, dies ist unsere Vision (siehe auch Seite 22), machen Sie mit!

Etiketten vor dem Kauf lesen

Etikettenlesen gehört im Supermarkt einfach dazu, auch wenn es aufwendig ist. Denn nur wer gut informiert ist, kann sich und seine Familie heutzutage gesund ernähren. Nebenbei kann man natürlich auch auf das Haltbarkeitsdatum achten, um möglichst frische Ware mit nach Hause zu nehmen.

Herz-Kreislauf-Erkrankungen

Ein Drittel der Kosten im Gesundheitswesen haben ihre Ursachen in der Fehlernährung. Jeder zweite Bundesbürger stirbt an einer Erkrankung des Herz-Kreislauf-Systems. Diese sind die größten Kostenverursacher für das Gesundheitssystem. So die erschreckende Bilanz einer allgemein ungesunden Lebens- und Ernährungsweise. Abhilfe kann eine gesunde Lebensweise schaffen.

Ob Arteriosklerose, Durchblutungsstörungen, Bluthochdruck oder koronare Herzerkrankungen – sie alle werden durch die gleichen Risikofaktoren begünstigt, und könnten umgekehrt durch die gleichen Präventionsmaßnahmen abgewendet werden.

Arteriosklerose

Unter Arteriosklerose (umgangssprachlich Arterienverkalkung), versteht man eine Verhärtung der Arterien. Bei dieser krankhaften Veränderung der Gefäße kommt dem »schlechten« LDL-Cholesterin eine Schlüsselrolle zu. Bei einem Überangebot wird es von Makrophagen in den Gefäßen aufgefressen und in die Gefäßwände transportiert, lagert sich dort unter der Intima (Gefäßinnenschicht) ab und führt zu Entzündungsherden. Bei diesem Prozess oxidiert das LDL-Cholesterin zunächst, es wird ranzig. Ausgelöst wird dies durch radikale Sauerstoffmoleküle, wie wir sie durch Rauchen oder durch Stress im Blut entwickeln. Das oxidierte LDL-Cholesterin ist dann wie ranzig gewordenes Fett. Es wird von den Makrophagen aufgefressen. Die mit diesem aufgefressenen LDL-Cholesterin gefüllten Makrophagen lagern sich dann unter der Intima ab. Dies ist ein ganz wichtiger Aspekt bei der Arterieosklerosebildung. Dadurch kommt es zu sogenannten Plaques. Die Folge: Die Gefäßwand wird härter und enger. Dadurch können die Arterien ihre Aufgabe, sauerstoffreiches Blut vom Herzen in den gesamten Körper zu leiten, immer weniger gut erfüllen. Diese Plaques können aufbrechen und zerfallen, so werden kleine Bruchstücke davon mit dem Blut fortgespült, die dann im weiteren Gefäßverlauf zu Verstopfungen (Embolien) führen können. Im schlimmsten Fall können diese Plaques so groß werden, dass sie direkt an ihrer Entstehungsstelle Gefäße verschließen, wodurch es ebenfalls zu einem Herzinfarkt oder Schlaganfall kommt. Schuld an diesem De-

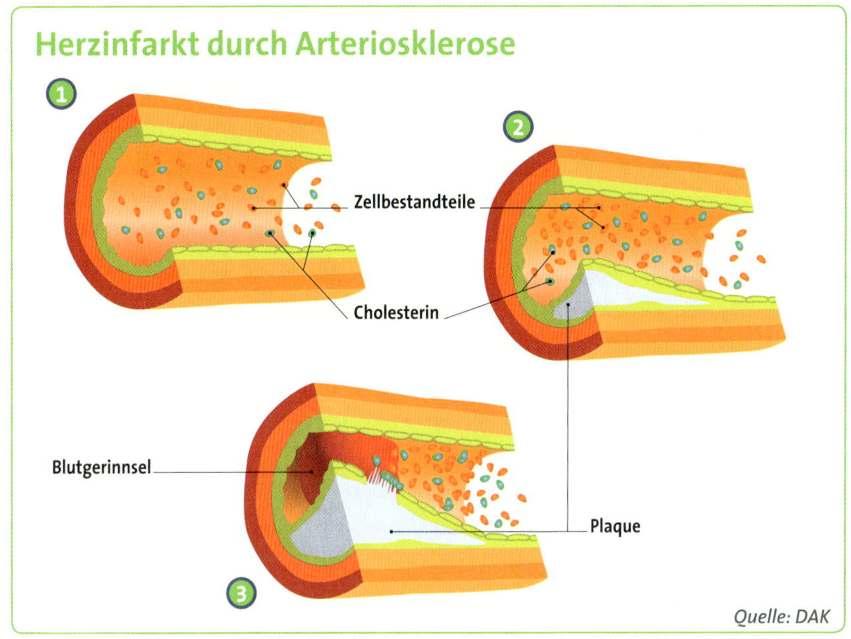

1 Normales Blutgefäß mit glatter Gefäßwand. 2 Ablagerungen aus Cholesterin und Zellbestandteilen in der Gefäßwand (Plaque). Sie wölbt sich in das Gefäßinnere vor und engt es ein. 3 Einriss einer Plaque und vollständiger Verschluss des Gefäßes durch ein Blutgerinnsel.

saster sind unser Schlaraffenland und die damit verbundene ungesunde Ernährungs- und Lebensweise. Überernährung, Übergewicht und zu wenig Bewegung, aber auch Nikotin, Alkohol und Schlafmangel sind die Risikofaktoren von Arteriosklerose. Eine Erkrankung, die schleichend vor sich geht und oft jahrzehntelang unbemerkt bleibt. Erst durch einen Angina-pectoris-Anfall, Herzinfarkt oder Schlaganfall werden die Betreffenden auf ihre Erkrankung aufmerksam – und dann kann es oft zu spät sein.

Durchblutungsstörungen

Durchblutungsstörungen betreffen meistens den unteren Körperbereich und sind fast immer eine Folge von Arteriosklerose. Es handelt sich dabei um eine besondere Form der Gefäßverengung, die sich von der Bauchschlagader bis hin zu den Fußarterien erstrecken kann. In Ruhe ist die Durchblutung der Beine meist noch ausreichend. Mit zunehmender Bewegung reicht die Versorgung der Muskeln mit Sauerstoff nicht mehr aus, sodass es zu Schmerzen beim Gehen kommt. Ein sehr gutes Maß für die Schwere der Verengung ist dabei die Wegstrecke, die noch schmerzfrei zurückgelegt werden kann. Die sogenannte Schaufensterkrankheit, bei der die Betroffenen aufgrund von Schmerzen in den Unterschenkeln immer wieder zum Stehenbleiben gezwungen sind, ist eine solche arteriosklerotische Durchblutungserkrankung. Nach einigen Minuten im Stehen haben sich dann die schlecht durchbluteten Muskeln wieder erholt, der Schmerz lässt nach, und der Spaziergänger kann wieder ein paar Schritte bis zum nächsten Schaufenster gehen. Ebenso gehören Beschwerden beim Treppensteigen in dieses Krankheitsbild. Im fortgeschrittenen Stadium kann das schlecht durchblutete Gewebe absterben. Dann besteht Wundbrandgefahr, und eine Amputation ist nicht mehr zu verhindern.

Erste Anzeichen beachten

Arterielle Durchblutungsstörungen galten lange Zeit als Männerkrankheit. Heute sind auch Frauen zunehmend betroffen. Als Risikofaktoren gelten hier neben einer ungesunden Ernährungsweise Übergewicht sowie die Kombination aus Rauchen und Pille. Erste Anzeichen dieser Erkrankung machen sich durch kalte Füße, Prickeln in den Zehen und Wadenschmerzen bei längerem Gehen bemerkbar.

Bluthochdruck

Jeder vierte Deutsche leidet unter erhöhtem Blutdruck (Hypertonie) und weist Messwerte ab 140 mmHG zu 95 mmHG auf. Dabei gibt der erste Wert den oberen, den systolischen Wert an, der den höchsten Druck in den Arterien anzeigt, und zwar dann, wenn das Blut durch die Kontraktion des Herzes ausgeworfen wird. Der zweite Wert, der untere, der diastolische Wert, herrscht dann, wenn das Blut in den Herzmuskel eingesaugt wird. Zwei Drittel der Zeit einer Herzaktion sind die Ansaugphase, also die Niedrigdruckphase, ein Drittel ist die Phase, in der das Blut dann herausgepumpt wird.

Übergewicht als Ursache

Hauptursache von Bluthochdruck ist Übergewicht. Denn wer zu viel wiegt, produziert auch zu viel Insulin. Das führt dazu, dass

- der Körper mehr Salz und damit mehr Flüssigkeit zurückhält. Diese erhöhte Flüssigkeitsmenge bewirkt einen höheren Druck in den Gefäßen. Hier setzt eine Blutdruckbehandlung mit wassertreibenden Mitteln ein (Diuretika), die dem Körper mehr Wasser entzieht und dadurch den Blutdruck senkt.
- die Produktion der Stresshormone Adrenalin und Kortisol erhöht wird, die jedes für sich ebenfalls den Blutdruck erhöhen. Hier wirken die Betarezeptorenblocker, die es den Stresshormonen unmöglich machen, mit dem Herzen zu reagieren, weil die entsprechenden Rezeptoren durch den Betablocker bereits besetzt sind (siehe Seite 183).
- in den vergrößerten Fettzellen vermehrt Angiotensinogen, ein Gewebshormon, produziert wird, aus dem über Angiotensin-1 das Angiotensin-2 wird (siehe Kasten Seite 221). Diese Substanz hat den stärksten Effekt auf die Engstellung der Blutgefäße. Sie reagiert mit den AT-1-Rezeptoren der Gefäßmuskulatur, und es kommt zu einer Verengung der Blutgefäße mit hohem Blutdruck.
- sich mit der Zeit die Arterien zunehmend verengen und ihre Elastizität verlieren.

Aufgrund der aufgeführten Punkte leiden Übergewichtige doppelt so häufig an erhöhtem Blutdruck wie Normalgewichtige. Siehe dazu auch den nebenstehenden Kasten »Medikamente gegen Bluthochdruck«.

Medikamente gegen Bluthochdruck

Die Entstehung von Bluthochdruck läuft anhand des Renin-Angiotensin-Systems ab. Bei Bluthochdruck verengen sich die Gefäße unter anderem durch die in den Nieren produzierte Substanz Angiotensin-2. Sie wird in mehreren Stufen erzeugt.

- Zunächst fördert das in den Nieren gebildete Enzym Renin die Umwandlung von Angiotensinogen aus den Fettzellen in Angiotensin-1.
- Dieses Angiotensin-1 wiederum wird durch das Enzym ACE (Angiotensin-Converting-Enzyme) aktiviert und wandelt sich um in Angiotensin-2.
- Wenn nun Angiotensin-2 entstanden ist, dann bindet es sich an die AT-1-Rezeptoren der Gefäßmuskulatur und bewirkt, dass diese sich zusammenzieht.

In der Abbildung stehen die beteiligten Enzyme auf der linken Seite, während auf der rechten Seite die entsprechenden Medikamente stehen, um Bluthochdruck zu unterbinden. Es handelt sich um Renininhibitoren für den ersten Syntheseschritt sowie um die sogenannten ACE-Hemmer für den zweiten Syntheseschritt. Beim dritten Schritt greift die Medikamentengruppe der Sartane ein; es sind AT-1-Antagonisten: Sie blockieren die Rezeptoren, so dass das Angiotensin-2 keine Verbindung mit diesen Rezeptoren eingehen kann. Dadurch kommt es nicht zu der Gefäßkontraktion.

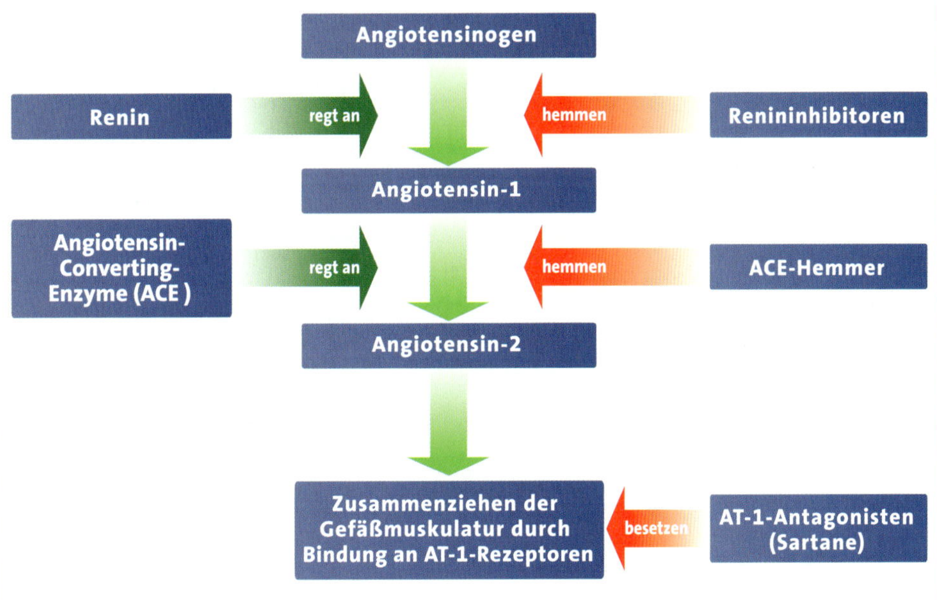

Salz – ja bitte!

Kritische Stimmen behaupten, dass der Genuss von zu viel Salz (Natriumchlorid) gesundheitsschädlich sei. Bluthochdruck, Herz- und Nierenerkrankungen, erhöhtes Risiko für einen Schlaganfall und Osteoporose werden oft in einem Atemzug mit zu viel Salzgenuss genannt.

- Patienten, die Entwässerungstabletten nehmen, sollten nach Ansicht der Schulmedizin am besten ganz auf Salz und Sole verzichten.
- Naturheilkundige Mediziner empfehlen oft das Gegenteil, vorausgesetzt, Sie verwenden natürliches Meersalz, Ursalz oder Kristallsalz.
- Das übliche Haushaltssalz, das ursprünglich nur für industrielle Zwecke hergestellt worden ist, sollten Sie ganz aus der Küche verbannen! Denn der übermäßige Verzehr von raffiniertem Salz kann tatsächlich gesundheitsschädlich sein!
- Verwenden Sie natürliche Salze oder Sole und trinken Sie täglich am besten drei Liter hochwertiges (Quell)-Wasser. Und vor allem: Verbannen Sie raffiniertes Salz aus Ihrer Küche!
- Salz galt noch vor wenigen 100 Jahren als wertvolles Gewürz, Städte und Länder sind reich geworden nur durch den Salzhandel. Nur reiche Personen konnten sich dieses Gewürz leisten. Arme Leute waren oft »salzlos« ohne Energie und richtigen Schwung.
- Das beste Mittel gegen zu niedrigen Blutdruck ist ausreichend Salz in der Ernährung! Nur wenige Patienten mit hohem Blutdruck sind empfindlich gegenüber Salz, einige bekommen sogar bessere Werte, wenn sie wieder gesundes Salz zu sich nehmen.

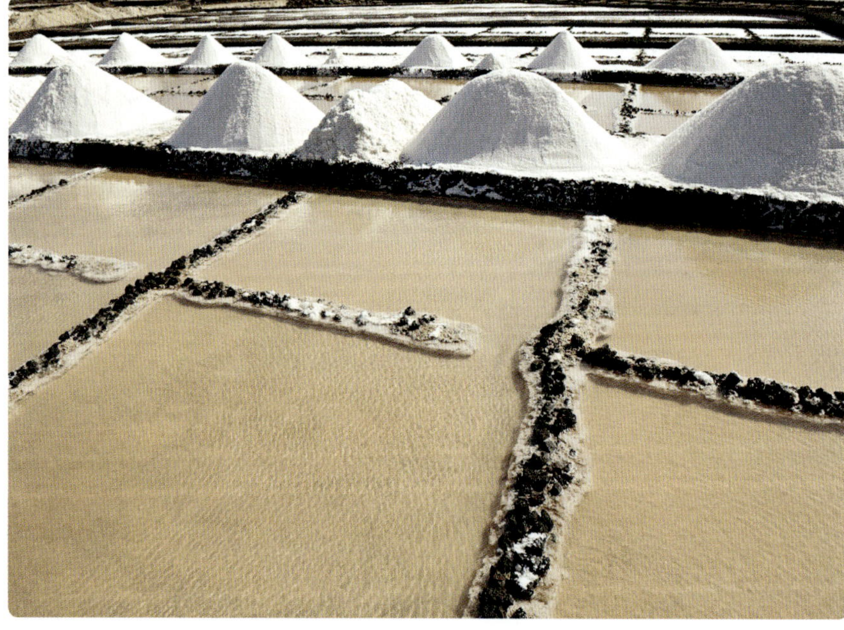

Salinen dienen der Salzgewinnung aus Meerwasser. Riesige Becken werden geflutet und das Salz nach dem Verdunsten des Wassers eingesammelt.

Bleibt lange unerkannt

Wie bei den Durchblutungsstörungen erkennt man auch einen erhöhten Blutdruck in den ersten Jahren oft überhaupt nicht. Meist wird Bluthochdruck durch eine Routineuntersuchung festgestellt. Häufig wird er aber von den Betroffenen auf die leichte Schulter genommen. Dabei ist hoher Blutdruck sehr gefährlich und kann auf die Dauer zu Gefäßkrämpfen und Verschlüssen und im Extremfall zu Herzinfarkt und Schlaganfall führen. Die beste Medizin liegt in einem Abbau von Übergewicht sowie in einem regelmäßigen Bewegungstraining.

Herzrhythmusstörungen

Unter einer Herzrhythmusstörung versteht man jede Abweichung von der normalen Herzschlagfolge. Dies kann sich in einer Unregelmäßigkeit äußern, dadurch, dass sogenannte Extrasystolen einfallen, die aus der Herzkammer entstehen, sogenannte Kammerextrasystolen oder ventrikuläre Extrasystolen. Es kann sich aber auch durch plötzlich länger anhaltende Pausen auswirken. Diese Kammerextrasystolen oder längere Pausen sind sehr gefährlich. Anders dagegen sind Herzrhythmusstörungen, die nur die Herzfrequenz betreffen. Da kann es zu einer Tachykardie kommen, bei der eine Schlagfolge von 150 bis 200 pro Minute erreicht werden kann. Die Herzleistung fällt dabei ab, weil nicht mehr genügend Zeit vorhanden ist, das Herz für jeden Schlag genügend mit Blut zu füllen. Bei erniedrigter Herzfrequenz, der Bradykardie, kann der Herzschlag bis auf Werte um 25 Schläge pro Minute absacken. Dann besteht die Gefahr eines Kreislaufzusammenbruchs, weil ebenfalls nicht genügend Blut in den Kreislauf gepumpt wird.

Herzschrittmacher wird nötig

Wenn die Herzschlagfolge unter eine Frequenz von ca. 40 geht, kann es sein, dass der Patient mit einem Herzschrittmacher versorgt werden muss, auch bei Herzrhythmusstörungen, bei denen zu lange Pausen auftreten. Wenn eine Pause zwischen zwei Herzschlägen länger als 2 oder 4 Sekunden dauert, kann es sein, dass der Patient ganz kurz sogar ohnmächtig wird. Herzrhythmusstörungen sollten nicht auf die leichte Schulter genommen werden, sondern es sollte ein Arzt zurate gezogen werden.

metabolic balance® bei Herz-Kreislauf-Erkrankungen

Da Herz-Kreislauf-Erkrankungen größtenteils sogenannte Wohlstandserkrankungen sind, kann man durch vorbeugende, aber auch therapeutische Maßnahmen wie eine individuelle Stoffwechselernährung dafür sorgen, Blutdruck und Blutfette im grünen Bereich zu halten, und damit das Risiko für Arterienverkalkung senken. Hierzu gehört eine gesunde Ernährung wie die von metabolic balance®, die den Stoffwechsel ins Gleichgewicht bringt und damit für einen gesunden Körper und einen gesunden Geist sorgt.

Diabetes mellitus – die »Zuckerkrankheit«

Diabetes mellitus ist eine Stoffwechselerkrankung, die mit einem chronisch erhöhten Blutzuckerspiegel einhergeht. Mit ihr steigt das Risiko, weitere Krankheiten zu bekommen. Die häufigste Ursache zur Entstehung des Diabetes mellitus Typ 2 ist Übergewicht mit der daraus entstehenden Insulinresistenz. Immer mehr Menschen erkranken weltweit daran.

Nach jedem Essen mit Kohlenhydraten (siehe Seite 54) steigt der Blutzuckerspiegel an. Die Bauchspeicheldrüse schüttet daraufhin das Hormon Insulin aus, um den Zucker in die Körperzellen zu transportieren. Durch den hohen Insulinspiegel kommt es kurze Zeit später zu einem Blutzuckerabfall – und nachfolgendem Heißhunger (siehe Seite 59). Mit schnell aufnehmbaren Kohlenhydraten ist der Blutzuckerabfall zwar am schnellsten zu korrigieren, doch dies lässt wiederum auch den Insulinspiegel ansteigen. Durch die ständige Insulinausschüttung entsteht ein erhöhter Insulinspiegel, zunächst nur nach den Mahlzeiten, aber bald auch während der nahrungsfreien Zeit. Dies bedeutet, dass die Zellen ständig mit Glukose (= Zucker) gefüllt werden. Die Bauchspeicheldrüse produziert dafür immer mehr Insulin, bis es zur Insulinresistenz kommt – bei der der Körper ein Vielfaches an Insulin verbraucht, um einen gesunden Blutzuckerspiegel zu erhalten – sowie zur Erschöpfung der Bauchspeicheldrüse. Kann die Bauchspeicheldrüse nur wenig oder gar kein Insulin produzieren oder sind die Zellen resistent gegenüber dem Insulin, so führt das zu einem Anstieg des Blutzuckerspiegels.

Zwei Typen

Erstes Anzeichen eines Diabetes ist oft der Drang, sehr häufig zur Toilette zu gehen, um Wasser zu lassen. Denn die Nieren scheiden vermehrt Zucker aus, und dafür benötigen sie viel Wasser. Es ist der sogenannte »honigsüße Durchfluss«, da der Urin süßlich schmeckt. Es gibt zwei Arten von Diabetes, die sich in ihrem Erscheinungsbild voneinander unterscheiden.

Diabetes Typ 1

Diabetes Typ 1, auch juveniler oder jugendlicher Diabetes genannt, entwickelt sich bereits

Unterschied Diabetes mellitus Typ 1 und Typ 2

	Typ 1	Typ 2
Charakteristika	Jugendlich, insulinabhängig	Im Alter, nicht insulinabhängig
Körperform	fast immer schlank	über 90 Prozent sind übergewichtig
Insulinproduktion	erheblicher Mangel	anfangs erheblich zu viel
Insulinbedarf pro 24 Stunden	ca. 36–40 I.E.	>60–120 I.E.
Familiäre Belastung	gering	ausgeprägt
Ursache	meist Entzündungen der Bauchspeicheldrüse	falsche Ernährung

in der Kindheit, Jugend oder dem frühen Erwachsenenalter. Dieser Form liegt immer eine Entzündung der Bauchspeicheldrüse zugrunde. Es kann aber auch passieren, dass unser Körper aus bisher unbekannten Gründen plötzlich Antikörper gegen die Insulin produzierenden Zellen der Bauchspeicheldrüse bildet und diese zerstört. Wenn die Bauchspeicheldrüse zu wenig oder kein Insulin mehr produziert, dann handelt es sich um einen Diabetes Typ 1. Für diese Patienten ist von außen zugeführtes Insulin lebenswichtig und die Basis der Behandlung.

Diabetes Typ 2

Im Unterschied zum Typ-1-Diabetiker, dessen Bauchspeicheldrüse zu wenig oder gar kein Insulin produziert, stellt die Bauchspeicheldrüse eines Typ-2-Diabetikers zunächst zu viel Insulin her. Trotzdem können auch hier die Körperzellen nicht mehr genügend Glukose aus dem Blut aufnehmen. Der Grund: Sie sind resistent, d.h. unempfindlich gegen Insulin geworden. Dadurch wird die Bauchspeicheldrüse dazu veranlasst, immer mehr und mehr Insulin herzustellen. Es kommt zu einer Überforderung oder Erschöpfung der Bauchspeicheldrüse, und die Insulinproduktion lässt nach oder wird ganz eingestellt. Es herrscht ein Insulinmangel.

Immer mehr Betroffene

In Deutschland leidet fast jeder zehnte Bundesbürger an Diabetes. Tendenz steigend! Hinzu kommen die vielen übergewichtigen Kinder und Jugendlichen – die potenziellen Diabetiker von morgen. Allein für die Behandlung der »Zuckerkrankheit« werden bis zum Jahr 2010 etwa 40 Millionen Euro ausgegeben werden müssen. Schätzungen der Burda-Stiftung zufolge wird rund ein Drittel der jährlichen Krankenkassenausgaben von 157 Millionen Euro durch Übergewicht, Fehlernährung und Bewegungsmangel verursacht. Das sind unvorstellbare Summen und unvorstellbare Risiken, die einfach nicht sein müssten. Im Deutschen Gesundheitsbericht 2008 wurden zum Diabetes folgende Angaben gemacht: Im Jahre 2001 waren 6,9 Prozent der deutschen Bevölkerung wegen einer »Zuckerkrankheit« in Behandlung. Sieben Jahre später, 2008, lag die Zahl bei 9 Prozent, eine Steigerung um 30 Prozent in dieser kurzen Zeit. Bei einer Einwohnerzahl von ca. 80 Millionen bedeutet das, dass 7,2 Millionen Deutsche an Diabetes erkrankt sind! 5 Prozent also 360 000 davon sind Typ-1-Diabetiker, die wirklich auf Insulin angewiesen sind. Der Rest, 95 Prozent = 6,84 Millionen, sind Typ-2-Diabetiker, die ihren Diabetes durch Überernährung erworben haben. 90 Prozent der Typ-2-Diabetiker sind übergewichtig oder adipös mit einem BMI von über 25! Aus Daten der AOK Hessen geht hervor, dass 1,9 Millionen Diabetiker im Jahr 2004 bereits mit Insulin behandelt wurden. Mehr als 1,5 Millionen davon waren Typ-2-Diabetiker, die besser mit einer guten Ernährungsumstellung behandelt worden wären.

Insulin extern zuführen

Insulin, das aus verschiedenen Aminosäuren bestehende Hormon aus der Bauchspeicheldrüse (siehe Seite 102), ist lebensnotwendig. Wenn es nicht mehr im Körper produziert werden kann oder die Zellen nicht mehr in der Lage sind, auf Insulin anzusprechen (Insulinresistenz), muss es von außen zugeführt werden. Allerdings kann Insulin – als Ersatz für das körpereigene – nicht in Tablettenform eingenommen werden, da es als Eiweiß von der Magensäure aufgelöst werden würde. Daher muss Insulin anders zugeführt werden: mithilfe von Spritzen, Pens, Pumpen bzw. Sprühfläschchen zum Inhalieren. Wobei »I.E.« als Maß für die Wirkdosis von Insulin die Abkürzung für »Internationale Einheit« ist. 1 I.E. Insulin entspricht einer Menge von 0.042 Milligramm. Die meisten Insuline enthalten 40 oder 100 I.E. Insulin in 1 Milliliter Flüssigkeit.

Welche Insulintherapie ist die beste?

Eine »beste« Insulintherapie gibt es nicht. Insuline unterscheiden sich nach ihrer Stärke, der Zeit ihres Wirkungseintritts und der Wirkungsdauer: Es gibt kurz wirkendes Insulin (Normalinsulin), Langzeitinsulin bzw. Verzögerungsinsulin (Depotinsulin), Mischinsulin und Insulinanaloga. Art und Dosis des Insulins hängen von den jeweiligen Ernährungsgewohnheiten und den sportlichen Aktivitäten ab. Das Normalinsulin wird vor jeder Mahlzeit gespritzt, das Verzögerungsinsulin ein- bis zweimal täglich, meist mittags und/oder vor der Nachtruhe, sehr selten morgens. Mischinsuline bestehen aus kurz wirkendem Insulin plus Verzögerungsinsulin. Insulinanaloga sind im Gegensatz zu den anderen Insulinen nicht mit dem des Menschen identisch (Humaninsulin),

Blutwerte im Überblick

Wer gesund bleiben will, sollte wissen, wie seine Blutwerte sind. Denn schon lange bevor sich Diabetes manifestiert, deuten die Blutzucker- und die Blutfettwerte darauf hin, dass sich die Krankheit schleichend entwickelt. Man spricht dann von einem »Prä-Diabetes«.

Normalwerte

Bei einem gesunden Menschen ist in diesen Bereichen alles normal:

Blutzuckerwerte	
Nüchtern	60–110 mg/dl (3,3–6,1 mmol/l)
Eine Stunde nach dem Essen	>110–125 mg/dl (6,1–6,9 mmol/l)
Nach einem sehr kohlenhydratreichen Essen	bis zu 140 mg/dl (7,8 mmol/l)

Blutfettwerte	
Triglyzeride	<175 mg/dl

Prä-Diabetes

In der Diabetes-Frühphase deuten folgende Werte auf eine beginnende »Zuckerkrankheit« hin:

Blutzuckerwerte	
Nüchtern	>110–125 mg/dl (6,1–6,9 mmol/l)
Gelegenheits-Blutzucker (zwei Stunden nach einer Mahlzeit)	140–199 mg/dl (7,8–11 mmol/l)

Blutfettwerte	
Triglyzeride	>175 mg/dl

Erhöhte Triglyzeridwerte (über 175 mg/dl) sind der früheste Hinweis auf einen beginnenden Diabetes auch bei noch normalen Werten für Blutzucker.

Diabetes

Die Diagnose Diabetes gilt als gesichert bei:

Blutzuckerwerte	
Nüchtern-Blutzucker bei zweimaliger Testung	≥ 126 mg/dl (7,0 mmol/l)
Gelegenheits-Blutzucker (im Verlauf des Tages gemessen)	≥ 200 mg/dl (11,1 mmol/l)

Fazit Sobald Ihre Werte die eines Gesunden überschreiten, sollten Sie im Sinne einer Prävention Ihren Lebensstil unbedingt ändern.

Ein Fallbeispiel

Eine 65-jährige Patientin, die seit 10 Jahren an Diabetes-Typ-2 litt, wurde von ihrem Hausarzt in eine diabetologische Schwerpunktpraxis geschickt, weil sie durch den hohen Verbrauch an Insulin sein Budget überlastet hatte.

Ihr Status im April 2008 war

Größe: 1,58 Meter, Gewicht: 172 Kilogramm, BMI: 68! Sie hatte 34 Kilogramm in den letzten 2 Jahren zugenommen wegen steigender Insulinmengen.

Die Ausgangswerte

Blutzucker nüchtern: 190 mg/dl
Blutzucker nach der Mahlzeit: 215 mg/dl
Blutzucker max: 517 mg/dl
Blutzucker min: 180 mg/dl
HbA1C-Wert: 12,2 mg%
Kreatinin: 2,11 mg/dl
Gesamt-Cholesterin: 236 mg/dl
Triglyzeride: 723 mg/dl
Blutdruck: 210/100 mmHg

Die Diagnosen

Diabetes Typ-2, diabetische Polyneuropathie (Schädigungen an verschiedenen Nerven mit möglichen Folgeerkrankungen wie Harninkontinenz, Störungen des Bewegungsapparates inkl. diabetischer Fuß), Fettstoffwechselstörung, koronare Herzerkrankung (KHK), Bluthochdruck, Niereninsuffizienz, Schilddrüsenfunktionsstörung, Depressionen.

Die eingenommenen Medikamente

Normalinsulin 4 x 25 I.E. vor den Mahlzeiten, Depotinsulin morgens 46 I.E., abends 40 I.E. (insgesamt 186 I.E.), Ramipril (ACE-Hemmer gegen Bluthochdruck), Lasix (sorgt für vermehrte Wasserausscheidung), Allopurinol (hemmt die Umwandlung von Purinen in Harnsäure, die zu den Gichtsymptomen führt), Euthyrox (Schilddrüsenhormon), Sortis (Statin, hemmt die körpereigene Produktion von Cholesterin) sowie verschiedene Antidepressiva.

Ihr Status mit metabolic balance®

Seit Mai 2009 hatte sie unter der Ernährungsumstellung nach metabolic balance® 42 Kilogramm abgenommen und nur noch 98 I.E. Insulin verbraucht, zu den drei Mahlzeiten 28/20/32 I.E. Normalinsulin, abends 18 I.E. Langzeitinsulin, die Zuckereinstellung war stabil, der HbA1C-Wert war bis auf 6,9 mg% zurückgegangen!

sondern Kunstinsuline, bei denen bestimmte Eiweißbausteine ausgetauscht sind, um auch nach dem Essen gespritzt werden zu können. Der Arzt entscheidet daher von Fall zu Fall.

Unterzuckerung und Überzuckerung

Ein normaler Blutzuckerwert liegt bei 90 bis 120 mg/dl. Alles, was darunter oder darüber liegt, bezeichnet man als Unterzucker (Hypoglykämie) bzw. Überzucker (Hyperglykämie). In beiden Fällen handelt es sich um eine krankhafte Entgleisung des Stoffwechsels.

Unterzuckerung (Hypoglykämie)

Sinkt der Blutzuckerwert unter 90 mg/dl, spricht man von Unterzucker. Wenn er unter 40 bis 50 mg/dl fällt, treten typische Beschwerden wie Kopfschmerzen, Nervosität, Müdigkeit mit häufigem Gähnen, Blässe, Heißhunger, Herzklopfen, ein Kribbeln an verschiedenen Körperstellen sowie leichte Konzentrationsschwäche auf. Bei einer Unterzuckerung werden wichtige Organe nicht mehr ausreichend mit Glukose versorgt, das kann auch ein Zittern am ganzen Körper, Schweißausbrüche oder Unruhe auslösen. Die Gründe für eine Unterzuckerung können vielfältig sein. Hat man etwa zu wenig gegessen oder sich sportlich zu stark betätigt, kann dies bereits zu einer Unterzuckerung führen. Aber auch eine versehentliche Überdosierung von Insulin oder orale Antidiabetika können den Zuckerspiegel in den Keller jagen.

Erste Hilfe bei Unterzuckerung

Eine Unterzuckerung kündigt sich meist durch Heißhunger (oft auf Süßes) an. Dann sollte man ein bis zwei Plättchen Traubenzucker oder acht Stück Würfelzucker essen. Auch 200 Milliliter eines zuckerhaltigen Getränkes eignen sich als Erste Hilfe bei einer Unterzuckerung. Jede körperliche Aktivität sollte sofort eingestellt werden. Stattdessen sollte man ein belegtes Brot essen, um eine erneute Unterzuckerung zu vermeiden. Sehr schwere Hypoglykämien wie Bewusstlosigkeit sind in der Regel selten, da der Körper durch die Freisetzung von Glykogen, dem Speicherzucker, die Stoffwechselentgleisung meist selbst wieder in den Griff bekommt.

Überzuckerung (Hyperglykämie)

Eine Stoffwechselentgleisung in die andere Richtung stellt das größere Problem dar. Liegt der Blutzucker nüchtern über 110 mg/dl beziehungsweise über 180 mg/dl nach einer Mahlzeit, spricht man von Hyperglykämie. In diesem Zustand steht nicht genügend Insulin zur Verfügung. Einem solchen Anstieg des Blutzuckers liegen meist Ernährungsfehler wie zu reichliches und üppiges Essen zugrunde. Nicht selten wurde auch versäumt, auf die Medikamenteneinnahme zu achten. Aber auch Stresssituationen, Krankheit oder eine Infektion können zu einem erhöhten Blutzuckerspiegel führen. Mögliche erste Symptome sind oft erhöhte Urinproduktion mit Zuckerausscheidung, starker Durst, Müdigkeit, Schlappheit, aber auch extreme Bauchschmerzen können auftreten. Azetongeruch beim Ausatmen, Benommenheit, schwere Atmung, Übelkeit und Erbrechen sind hingegen bereits Hinweise auf ein nahendes diabetisches Koma. Typ-1-Diabetiker können bereits ab einem Blutzuckerwert von über 300 mg/dl ins »ketoazidotische Koma« fallen. Hier wird, weil keine Glukose in die Zellen gelangt, Fett zu Ketonkörpern abgebaut, die den Körper stark übersäuern. Die Betroffenen verströmen Azetongeruch und hyperventilieren, um Kohlendioxid abzuatmen. Hier herrscht »absoluter Insulinmangel«. Typ-2-Diabetiker haben im »hyperosmolaren Koma« Blutzuckerwerte von über 800 mg/dl, da sie an einem »relativen Insulinmangel« leiden. Das führt dazu, dass noch mehr Zucker und damit auch Wasser über die Nieren ausgeschieden wird und vermehrt Flüssigkeit aus den Zellen, auch aus dem Gehirn, ins Gefäßsystem gelangt. Hier führt der intrazelluläre Flüssigkeitsverlust zum Koma.

Erste Hilfe bei Überzuckerung

Bei einer Überzuckerung muss man sofort soviel Wasser wie möglich trinken. Der hohe Blutzuckerspiegel hat den Körperzellen sehr viel Wasser entzogen. Falls man es zuvor versäumt hat, nimmt man nun sofort seine Medikamente ein. Sinkt der Blutzuckerspiegel danach nicht ab, so ist sofort ein Arzt zu fragen. Wichtig: Patienten mit diabetischem Koma müssen schnellstmöglich ins Krankenhaus eingeliefert werden, denn die Folgen können tödlich sein.

HbA1c – das Langzeitgedächtnis

Bei länger dauernder Überzuckerung (Hyperglykämie) geht die Glukose eine Verbindung mit Hämoglobin, dem roten Blutfarbstoff, ein. Es entsteht verzuckertes Hämoglobin, das sogenannte HbA1c. Der HbA1c-Wert zählt zu den wichtigsten Parametern in der Diabetestherapie. Er gibt Auskunft über den durchschnittlichen Blutzuckerspiegel der vergangenen acht bis zehn Wochen. Aus diesem Grund wird der HbA1c-Wert häufig auch als »Blutzuckerlangzeitgedächtnis« bezeichnet. Ziel der Diabetesforschung war bislang, den HbA1c-Wert so nahe wie möglich an die Werte von Nichtdiabetikern anzupassen. Die Verzuckerung des Blutes, also der HbA1c-Wert bei Nichtdiabetikern, liegt bei etwa 4 Prozent bis 6 Prozent, bei Typ-2-Diabetikern bei 6,5 Prozent bis 9 Prozent. Lange Zeit waren sich Diabetesforscher darüber einig, dass eine Senkung des HbA1c-Wertes ausschließlich positive Effekte auf die Therapie haben würde. Eine gute Blutzuckereinstellung konnte in der Tat sogenannte diabetesbedingte Folgeerkrankungen erheblich reduzieren. Zahlreiche Studien belegen, dass ein über längere Zeit erhöhter HbA1c-Wert die Augen, Nerven und Nieren schädigt. Bei einer Senkung des HbA1c-Wertes konnte das Risiko für diese Folgeerkrankungen erheblich reduziert werden. Daher versuchte man in der medikamentösen Einstellung, dem HbA1c-Wert von Gesunden so nahe wie möglich zu kommen. Doch dieser Therapieansatz wurde kürzlich durch gleich zwei Studien infrage gestellt. Die Auswertung der groß angelegten ACCORD (Action to Control Cardiovascular Risk in Diabetes)-Studie zeigt, dass es durch die radikale Senkung des HbA1c-Wertes in Richtung Nichtdiabetiker (<6) bei den Versuchspersonen zu einem 20-prozentigen Anstieg der Sterberate gekommen ist, was die US-Behörden ver-

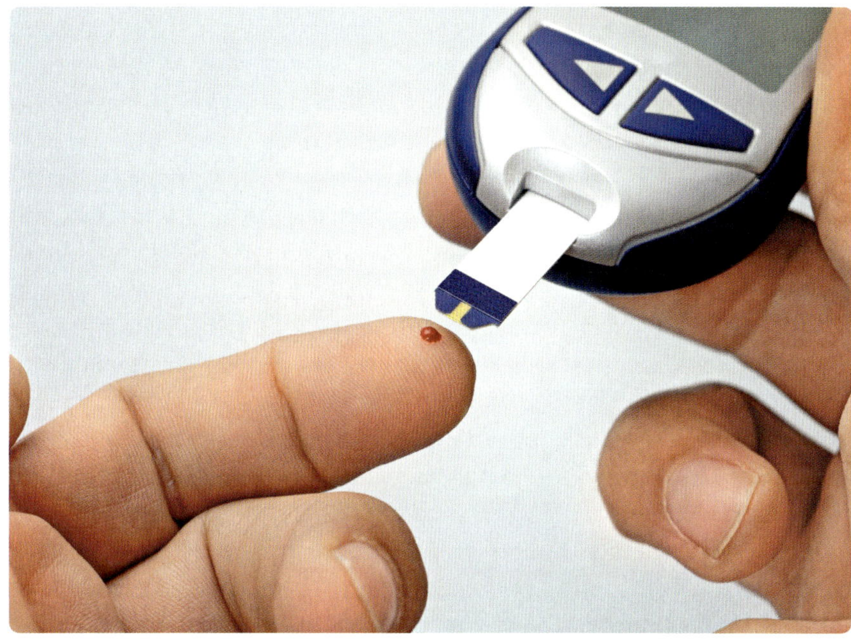

Die Selbstkontrolle des Blutzuckers gehört für Diabetespatienten zum Alltag. Ein Tropfen reicht aus, um den Teststreifen zu benetzen.

anlasste, einen von drei Therapie-Armen der ACCORD-Studie vorzeitig zu beenden. Unterdessen gibt die American Diabetic Association den Rat, keine aggressive Senkung des HbA1c-Wertes zu erzwingen und stattdessen eine sanfte Senkung und Einstellung von 7 Prozent zu erzielen. Auch die NICE-SUGAR-Studie (Normoglycaemia in Intensive Care Evaluation and Survival Using Glucose Algorithm Regulation), durchgeführt in 42 Krankenhäusern in Australien, Neuseeland und Kanada, kam zu ähnlichen Resultaten: 6104 Diabetiker wurden dazu in zwei Gruppen aufgeteilt. 3054 wurden sehr intensiv kontrolliert (Zielwert für Blutzuckerwerte lag zwischen 81 bis 108 mg/ dl). 3050 wurden ganz normal eingestellt (Zielwert niedriger als 180 mg/dl). Zwischen beiden Gruppen ergaben sich nach 90 Tagen signifikante Unterschiede bei schweren Unterzuckerungen von 206 in der ersten und nur 15 in der zweiten Gruppe (6,5 Prozent:0,5 Prozent) und bei den Todesfällen mit 829 zu 751 (27,5 Prozent:24,9 Prozent). Aufgrund dieser Studie und der Ergebnisse der ACCORD-Studie muss die Empfehlung gegeben werden, die Einstellung des Blutzuckerwertes nicht zu streng vorzunehmen!

Die Insulinresistenz

Bevor es zur eigentlichen Diabetes-Erkrankung kommt, gibt es sogenannte Vorboten. Der Körper wandelt die Kohlenhydrate vermehrt in Fett um (siehe Seite 125), die Blutfettwerte (Triglyzeride) steigen an. Häufig kommt es zum Metabolischen Syndrom (siehe Seite 210f.) und zu einer Insulinresistenz, bei der die Zellwände nicht mehr auf Insulin ansprechen und folglich keinen Zucker mehr zur Energiegewinnung in ihr Inneres lassen. Um diese Insulinresistenz verstehen zu können, knüpfen wir an die Ausführungen zur Zelle an (siehe Seite 144) und schauen uns die Zellmembran genauer an.

Die Zellwand im Fokus

Normalerweise hat das Hormon Insulin die Aufgabe, den Transport der Glukose aus dem Blut in die Zellen zu gewährleisten. Glukose als wasserlösliches Molekül würde aber an der aus einer doppelten Fettschicht bestehenden Zellmembran abprallen wie ein Regentropfen an einem Ölmantel. Hier ist also ein bestimmtes Transportprotein erforderlich, welches der Glukose den Durchtritt durch die Zellmembran ermöglicht und sie zu den Kraftwerken der Zellen, den Mitochondrien, bringt. Diese »Glukosetransporter« arbeiten nur, wenn genügend Insulin im Blut vorhanden ist. Bei einer Insulinresistenz funktioniert dieser Ablauf nicht mehr richtig. Es werden zu wenig dieser Transportproteine produziert, die noch dazu nicht aktiviert werden, so dass die Betreffenden die drei- bis vierfache Menge Insulin benötigen, um den Zucker doch noch mit Gewalt in die Zellen zu befördern.

Transportproteine für Glukose

Bleibt die Frage, wie denn das Insulin an der Zellwand erkannt wird, damit der ganze Transportvorgang ablaufen kann. Dazu hat die Natur ganz spezialisierte Rezeptoren geschaffen (siehe Seite 180), die nur mit dem Insulin kommunizieren können. Man kann sich das wie ein Schloss mit seinem passenden Schlüssel vorstellen. In unserem speziellen Fall ist das Insulin der Schlüssel. Und die spezialisierten Rezeptoren sind die Insulinrezeptoren, die nur mit dem Schlüssel Insulin geöffnet werden können, um Glukose einzulassen. Ca. 20 000 solcher Schlösser befinden sich auf den Zelloberflächen von gesunden Personen. Insulin lockt die Glukosetransporter (in der Fachsprache GLUT genannt) aus dem Zellinneren zur Membran, um hier die Glukose aufzunehmen und in die Mitochondrien zu transportieren (siehe nebenstehende Abbildung). Nach jeder Mahlzeit steigt sofort der Insulinspiegel, damit die Schlösser der hungrigen Zellen für die Glukose geöffnet werden. Beim Typ-1-Diabetiker kann die Bauchspeicheldrüse nicht genügend Insulin produzieren, der Blutzuckerspiegel steigt an, und trotzdem verhungern die Zellen, weil keine Glukose aufgenommen werden kann. Beim Typ-2-Diabetiker ist es ganz anders, die Zellen sind bereits übervoll mit Glukose: Sie sind satt und brauchen keinen Zucker mehr. Die Insulinrezeptoren werden bei diesem Typ Diabetes auf etwa ein Viertel reduziert; die Betroffenen haben nur noch ca. 5 000 dieser Schlösser.

Spezialisierte Transportproteine für Glukose

Man unterscheidet verschiedene Glukosetransporter je nachdem, in welche Zellen der Zucker gebracht werden soll. Mittels des einzigen insulinabhängigen Glukosetransporters GLUT-4

Spezialisierte Transportproteine für Glukose

Das Hormon Insulin löst einen Reiz auf das Glut-4 aus, das Glukose-Transportprotein Nummer 4. Die unterschiedlichen Aufgaben der Transportproteine sind:

GLUT-1 bringt Glukose in die roten Blutkörperchen (Erythrozyten) und in die Endothelzellen (diese kleiden als dünne Schicht alle Gefäße des Herz-Kreislauf-Systems aus).

GLUT-2 versorgt die Beta-Zellen der Bauchspeicheldrüse sowie Leber und Nieren mit Glukose.

GLUT-3 stellt den Transport von Glukose in das zentrale Nervensystem und in andere Gewebe sicher.

GLUT-4 ist insulinabhängig. Dieses Glukosetransportmittel bringt den Zucker in die Muskulatur, das Herz und das Fettgewebe.

GLUT-5 ist zuständig für den Fruktosetransport aus dem Darm in die Darmzellen. Bringt auch Glukose in die Spermatozoen.

GLUT-6 versorgt die weißen Blutkörperchen (Leukozyten), Hirn und Milz mit Glukose.

GLUT-8 transportiert Glukose in die Zellen der Geschlechtsorgane.

GLUT-10 wirkt zudem an der Leber und der Bauchspeicheldrüse.

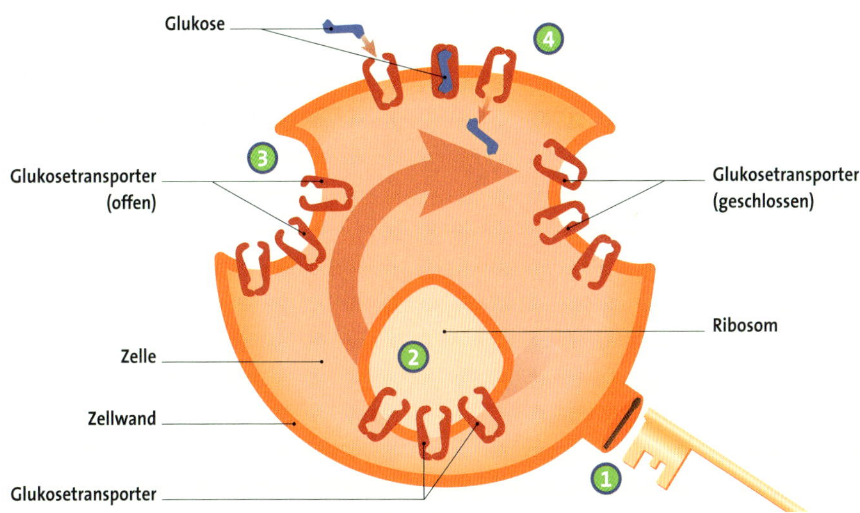

Insulin löst einen Reiz aus ①, der die Zelle veranlasst, aus ihrem Inneren das spezifische Transportmolekül für Glukose (GLUT-4) ② mit der Zellwand verschmelzen zu lassen ③, damit die Glukose aufgenommen und in das Zellinnere geleitet werden kann ④.

Insulinresistenz ermitteln – zwei Ansätze

HOMA-Index

HOMA steht für »homeostasis model assessment« und wird meist nur in spezialisierten Praxen durchgeführt. Dafür multipliziert man nach 12 Stunden Nahrungskarenz des Patienten dessen Wert des Nüchtern-Insulins (µu/ml) mit dem seines Nüchtern-Blutzuckers (mmol/l) und teilt das Ergebnis durch 22,5. Bei Werten über 4,65 ist eine Insulinresistenz gesichert.

- Prof. Gerald M. Raven, Spezialist für Metabolisches Syndrom und Insulinresistenz an der Universitätsklinik der Stanford Universität in Kalifornien, teilte in einer Studie 208 gesunde Personen nach ihrer Insulinresistenz in drei Gruppen ein. Als Gruppe eins 69 Personen mit einer geringen Insulinresistenz (Homa-Index <4,4), als Gruppe zwei 69 Personen mit einer mittleren Insulinresistenz (HOMA-Index 4,4 bis 7,8) und als Gruppe drei 70 Personen mit einer deutlichen Insulinresistenz (HOMA-Index höher als 7,8). Bei Nachuntersuchungen nach vier bis elf Jahren wurde geprüft, ob folgende Krankheiten aufgetreten waren: Bluthochdruck, Krebskrankheit, koronare Herzkrankheit, Diabetes oder Schlaganfall. Die Zahlen waren erschreckend, denn in der dritten Gruppe erhielten 27 der insgesamt 70 Patienten entsprechende Diagnosen, was nahezu eine 50-prozentige Krankheitsquote anzeigt. Dagegen gab es in der ersten Gruppe keinen Teilnehmer, der an einer dieser fünf Krankheiten litt. Und in der zweiten Gruppe erhielten zehn von den 69 Teilnehmern eine Diagnose.

Einfaches Punktesystem

Das Ergebnis nach Punkten dieses Insulinresistenz-Checks ist dem HOMA-Index gleichzusetzen, ohne dabei das Nüchtern-Insulin bestimmen zu müssen.

Insulinresistenz-Check	Wert	Punkte
Body-Mass-Index (BMI)	>26	1
Body-Mass-Index (BMI)	>30	2
Blutdruck (mm/Hg)	>140/90	2
Nüchtern-Blutzucker (mg/dl)	>110	1
oder Nüchtern-Blutzucker bei bestehendem Diabetes	>100	2
Triglyzeridwerte (mg/dl)	>230	1
Gesamt-Cholesterin (mg/dl)	>230	1

Auswertung

0 Punkte = Eine Insulinresistenz ist unwahrscheinlich.

1–3 Punkte = Es besteht der Verdacht auf das Vorliegen einer Insulinresistenz.

4–8 Punkte = Es ist ziemlich sicher, dass eine Insulinresistenz vorliegt.

wird ermöglicht, dass Glukose in die Fett-, Herz- und Muskelzellen aufgenommen werden kann. GLUT-4 kann seine Arbeit aber nur dann richtig erledigen, wenn ausreichend Insulin vorhanden ist, denn es ist auf dessen Stimulation angewiesen. Insulin fördert zudem den Einbau dieser Transportproteine in die Zellmembran.

Die Fettzellen im Visier

Es gilt heute als ziemlich gesichert, dass die Hauptursache für eine Insulinresistenz in den stark vergrößerten Fettzellen liegt, die Diabetes-Patienten fast immer im Vorstadium aufweisen. Dort wird vermehrt TNF-a (Tumornekrosefaktor-a, ein Botenstoff des Immunsystems, der Entzündungen verursacht), hergestellt, das die Produktion dieses Transporteiweißes vermindert, so dass diese wenigen Transportproteine nur wenig Glukose in die Zellen transportieren können. Damit aber noch nicht genug, gleichzeitig wird auch das Hormon Adiponektin, welches das gebildete Transporteiweiß aktiviert, bei vollen Fettzellen nur noch in geringen Maßen produziert. Dadurch wird die Wirkung des Insulins zusätzlich abgeschwächt, so dass der Zucker im Blut immer weiter ansteigt. Übergewichtige haben nachweislich einen geringeren Adiponektin- und einen höheren TNF-a-Spiegel als ihre schlankeren Zeitgenossen. Dies ist von der Natur aus gesehen eigentlich eine sinnvolle Einrichtung, um den wertvollen Brennstoff Glukose nicht in die bereits mit Glukose übervollen Zellen zu transportieren, sondern Energiedepots in Form von Glykogen- und Fettspeichern anzulegen.

Diabetes erhöht Herzinfarktrisiko

Jeder Diabetiker, so heißt es, ist genauso gefährdet, einen Herzinfarkt zu erleiden, wie derjenige, der bereits einen hatte. Und das hat seinen Grund. Dass Herz-Kreislauf-Erkrankungen die Todesursache Nummer 1 in Deutschland sind, ist bekannt. Was viele aber nicht wissen: Hinter vier von fünf Herzinfarkten verbirgt sich als Ursache ein Diabetes mellitus. Risikofaktoren wie Übergewicht, Bluthochdruck und Fettstoffwechselstörungen führen zu einer Gefäßverkalkung und wirken sich bei Menschen mit Diabetes mellitus und jenen, die sich im Vorstadium dieser Krankheit befinden, hoch potenzierend aus. Die Arteriosklerose (siehe Seite 218) beschleunigt sich dann um ein Vielfaches.

Das Blut wird »dicker«

Diabetes greift in hohem Maß das Herz und die Herzkranzgefäße an. Es kommt zu einer Schädigung der Blutkörperchen und der Gerinnbarkeit, in deren Folge das Blut »dickflüssiger« wird. Die Thrombozyten (Blutplättchen) lagern sich an den Gefäßwänden ab. Verschlimmert wird das Ganze noch zusätzlich durch den hohen Insulinspiegel. Denn er setzt die Fähigkeit unseres Körpers herab, Blutgerinnsel selbst wieder aufzulösen, er hemmt also die sogenannte Fibrinolyse. Bei der Fibrinolyse wird das Gebilde Fibrin, also der Blutpfropf, wieder in die flüssige Form Fibrinogen aufgelöst. Ein Enzym, das diese Auflösung beschleunigt oder in Gang setzt, ist das Plasminogen. Es wird durch den Plasminogen-Aktivator aktiviert und durch ein

Fruktose bei Diabetikern: eine Alternative zu Glukose?

Der oftmals ausgesprochene Rat, Diabetiker sollten statt Glukose besser Fruktose aufnehmen, ist zu hinterfragen. Denn Menschen, die statt Glukose Fruktose verzehren, werden schneller dicker und bauen wesentlich mehr Fett auf als andere. Das erklärt sich mit dem Stoffwechsel der beiden Zuckerarten. Während überschüssige Glukose, die ja dank Insulin in die Muskel- und Fettzellen geschleust wird, nach der Energiebereitstellung in Glykogen umgewandelt und in der Muskulatur und in der Leber gespeichert wird und erst viel später in Fett umgebaut wird, wenn alle Glykogenspeicher voll sind (also viele Zwischenschritte durchläuft, bis Fett aufgebaut wird), verhält es sich mit Fruktose etwas anders. Fruktose wird insulinunabhängig insbesondere in die Leberzellen geschleust. Zudem gibt es keine besonderen Speicher für Fruktose im Körper. Das bedeutet, dass Fruktose sofort, wenn genügend Glukose vorhanden ist, für den Fettaufbau verwendet wird (und nicht verbrannt wird). Und Übergewicht führt zur Insulinresistenz. Ein Teufelskreis setzt ein.

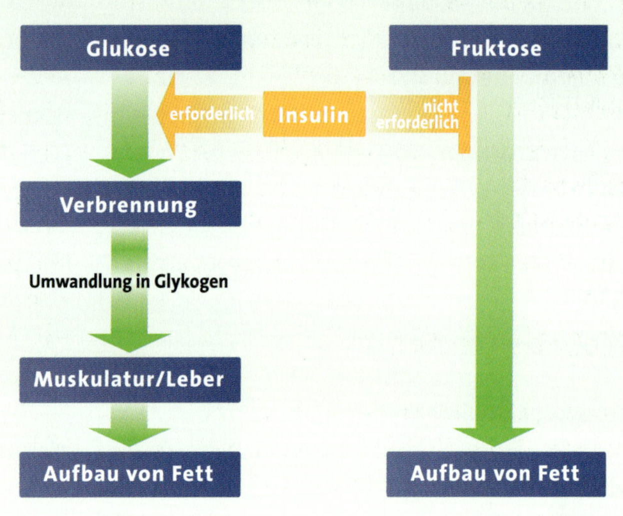

weiteres Enzym, den Plasminogen-Aktivator-Inhibitor, gehemmt. Und dieser Inhibitor wird durch Insulin aktiviert. Ein hoher Insulinspiegel senkt folglich die Fähigkeit, dass der Körper selbst wieder Fibringerinnsel auflösen kann. Bei Diabetes mellitus sprechen Mediziner deshalb häufig auch von einem präthrombotischen (= vorthrombotischen) Zustand, ein Zustand bei dem die Patienten häufig Thrombosen und Embolien erleiden.

Wenn das Herz eines 40-Jährigen 30 Jahre älter ist

Was bedauerlicherweise häufig auch nicht in Diabetiker-Berichten steht, ist, dass 40-jährige Diabetiker und 50-jährige Diabetikerinnen dasselbe Risiko haben, einen Herzinfarkt zu erleiden wie 70-jährige Nichtdiabetiker. Diabetikerinnen nach den Wechseljahren sind sogar besonders gefährdet, da jetzt ihr Hormonschutz wegfällt.

Spätschäden bei Diabetes

Als Folge des Diabetes können viele verschiedenartige Nerven gleichzeitig erkrankt sein. Man spricht daher von einer diabetischen Polyneuropathie. Einerseits verursachen die Durchblutungsstörungen eine Sauerstoffmangelversorgung der Nerven, andererseits können auch Abbauprodukte des Zuckers die Nervenbahnen direkt schädigen, indem sie sich dort anlagern und die Nervenstränge anschwellen lassen. Prinzipiell können das willkürliche und das unwillkürliche Nervensystem davon betroffen sein. Unterschieden werden ebenfalls die schmerzende und die gefühllose Nervenschädigung. Mögliche Folgeerkrankungen reichen von Impotenz, Gesichtslähmung bis hin zu Störungen des gesamten Bewegungsapparates.

Diabetischer Fuß

Zu den gefürchteten Erkrankungen der diabetischen Neuropathie zählt auch der diabetische Fuß. Die Füße sind besonders häufig von der diabetischen Neuropathie betroffen, denn je länger die Nervenbahnen sind, umso mehr Angriffsfläche bieten sie. Weil auch die diabetische Neuropathie schleichend beginnt und anfangs kaum Symptome verursacht, sind Vorsorgeuntersuchungen und auch die tägliche Selbstuntersuchung der Füße sehr wichtig. Ihr Arzt kann mit verschiedenen Untersuchungsmethoden feststellen, ob bereits eine diabetesbedingte Nervenschädigung an Ihren Füßen besteht. Er prüft das Vibrationsempfinden mit einer speziellen Stimmgabel und testet auch den Berührungssinn und das Temperaturempfinden. Viele Patienten leiden auch unter stärkeren Nervenschmerzen an den Beinen, ausgelöst durch eine hohe Berührungsempfindlichkeit. Schon das bloße Zudecken mit der Bettdecke kann dann starke Schmerzen verursachen. Weil bei einer Nervenschädigung auch Taubheitsgefühle eintreten können, bei denen man in manchen Organen überhaupt keine Schmerzen mehr fühlt, ist bei der diabetischen Neuropathie das Risiko des plötzlichen Herztodes erhöht, denn manche Patienten haben bei einem Herzinfarkt keine Schmerzen und können so auf die ersten Warnsignale eines sich ankündigenden Herzanfalls gar nicht reagieren. Bei einem diabetischen Fuß kann das bedeuten, dass Druckstellen nicht als Schmerzen empfunden werden und es rasch zu Wunden und Wundbrand kommen kann, was von den Patienten nicht wahrgenommen wird.

Aktuelle Studien

Zur regelrechten Pandemie hat sich die Neuerkrankung an Diabetes mellitus Typ 2 entwickelt: Gesundheitsbehörden gehen davon aus, dass 2025 etwa 380 Millionen Fälle weltweit zu verzeichnen sein werden. Neben medikamentöser Behandlung legen Mediziner großen Wert auf die Umstellung der Ernährung, wobei bisher strittig war, welche Kost für übergewichtige Menschen, die neben Diabetes auch noch Herz-Kreislauf-Erkrankungen riskieren, die gesündeste sein könnte. Auf die segensreiche Wirkung einer kohlenhydratarmen Ernährung weisen nun zwei Studien hin, die in Neapel, Italien, und vom Institut für angewandte Telemedizin (IFAT) des Herz- und Diabeteszentrums NRW in Bad Oeynhausen vorgenommen wurden.

IFAT: Kohlenhydratarme Ernährung

Die italienische Studie untersuchte und verglich vier Jahre lang die Auswirkungen einer kohlenhydratarmen Mittelmeerkost und einer fettreduzierten Ernährung an 215 übergewichtigen Patienten, die gerade die Diagnose Diabetes mellitus Typ 2 erhalten hatten. Den Studienteilnehmern gemein war, dass sie bisher nicht mit anithyperglykämischen Medikamenten, die unter anderem die Kohlenhydrataufnahme im Darm verzögern und insulinspiegelsenkend sind, behandelt worden waren. Die Studienleiter fanden heraus, dass die Patienten, die sich fortan mediterran, mit weniger Kohlenhydraten ernährten, sehr viel schneller abnahmen und einen stabileren Blutzuckerspiegel hatten, als die Patienten, die sich nur fettärmer ernährten. Bei der ersten Gruppe sanken die Risikofaktoren für Herz-Kreislauf-Erkrankungen, und die zusätzliche Medikation konnte zurückgefahren werden. Die Italiener empfehlen aufgrund dieser Ergebnisse, bei der Behandlung von Diabetes mellitus Typ 2 am besten zweigleisig zu fahren: Neben der üblichen Medikation scheint ihnen nicht eine fettreduzierte, sondern eine kohlenhydratarme Kost ein probates Mittel zu sein, um den Blutzuckerwert zu stabilisieren.

SMART: Vergleich DGE und LOGI

Zu ähnlichen Ergebnissen kam die deutsche Studie, die ihr Augenmerk jedoch hauptsächlich auf Gewichtsabnahme und Herz-Kreislauf-Erkrankungen legte. In dieser SMART-Studie (schlank mit angewandter Telemedizin), durchgeführt im Herzzentrum Nordrhein-Westfalen

SMART-Studie

Die Versuchsteilnehmer wurden nach zwei verschiedenen Richtlinien ernährt.

Diätform	Proteine	Fett	Kohlenhydrate
DGE	15 %	<30 %	>55 %
LOGI	25 %	>35 %	<40 %

Ausgewählte Ergebnisse der Teilnehmer nach 1 Jahr

Diätform	Taillenumfang	Blutdruck	Triglyzeride	Proinsulin
DGE	-4,7 cm	-1/2 mmHg	-0,04 mg/dl	-2,2 uU/ml
LOGI	-6,9 cm	-5/3 mmHg	-0,1 mg/dl	-5,0 uU/ml

Quelle: Frisch, Zittermann: A randomized controlled Trial. Cardiovascular Diabetology 2009, 8;36

Zinkmangel erhöht Herzinfarkt-Risiko bei Diabetikern

In einer sogenannten Follow-up-Studie in Finnland untersuchte man über einen Zeitraum von sieben Jahren 1 059 Diabetes-Typ-2-Patienten. Dabei stellte man fest, dass ein Zinkmangel das Herzinfarktrisiko deutlich erhöht. Besonders fatal: Diabetiker verlieren über den Urin vermehrt Zink. Und brauchen dieses gerade besonders. Denn das wichtige Spurenelement ist an zahlreichen Stoffwechselreaktionen beteiligt. So ist es unter anderem wichtig für den Insulin- und Blutzuckerstoffwechsel. Zink ist am Aufbau von Eiweißstrukturen aus Aminosäuren beteiligt. Und es ist für viele Vorgänge im Gehirn und der Bauchspeicheldrüse unersetzlich. Eine ausreichende Versorgung mit zinkreichen Lebensmitteln wie Meeresfrüchten, Leber oder Rindfleisch ist für Diabetiker daher besonders wichtig. Zinkexperten empfehlen darüber hinaus eine tägliche Zufuhr von 5 bis 15 Milligramm.

in Bad Oeynhausen, wurden 200 Übergewichtige (BMI>27) in 2 Behandlungsgruppen geteilt. Eine Gruppe (N = 100) wurde über 12 Monate nach den Vorgaben der DGE (Deutsche Gesellschaft für Ernährung) betreut, die andere, ebenfalls 100 Teilnehmer, bekam ihr Essen nach den Richtlinien der LOGI-Methode (siehe Seite 191). Alle 3 Monate wurden Ernährungsprotokolle erstellt, wobei klar wurde, dass die Vorgaben der DGE nicht eingehalten werden konnten. Es ergaben sich im Durchschnitt in der DGE-Gruppe nur ca. 7 bis 11 Prozent mehr Kohlenhydrate, 4 bis 8 Prozent weniger Fett und 2 bis 3 Prozent weniger Eiweiß! Die Kalorienanzahl war in beiden Gruppen gleich. Trotz dieser geringen Unterschiede hatte die LOGI-Gruppe nach 1 Jahr etwas mehr Gewicht abgenommen (5,8 Kilogramm im Vergleich zu 4,3 Kilogramm). Deutlichere Unterschiede ergaben sich nach einem Jahr beim Bauchumfang sowie bei Blutdruck, Triglyzeriden und Proinsulin, einer Vorstufe von Insulin, deren Vorhandensein Auskunft über die Menge des ausgeschütteten Insulins gibt. Für uns von metabolic balance® nicht unerwartet, war das gefährliche LDL-Cholesterin in der DGE Gruppe deutlicher angestiegen (0,06) als in der »fettreich« ernährten LOGI-Gruppe, beim »guten« HDL-Cholesterin gab es nur geringe Unterschiede zugunsten der LOGI-Methode. Diese Untersuchung, die durch weitere Studien in ihren Ergebnissen bestätigt werden konnte, sollte Anlass dazu geben, die bisherigen Empfehlungen der Nährstoffverteilung gründlich zu überdenken. Die moderneren Empfehlungen können dann aus der Ecke der »Außenseitermethoden« wieder herausgeholt werden.

Konsequenz zahlt sich aus

Im Energiegehalt unterschieden sich die Diäten nicht. Die Mitglieder beider Gruppen nahmen wöchentlich an einem Schulungsprogramm in Sachen Ernährung teil und wurden telefonisch bei ihrem Diätprogramm unterstützt und beraten. Bei beiden Gruppen konnten nach zwölf Monaten Gewichtsabnahmen, Verringerung des Bauchumfangs sowie eine Verbesserung zahlreicher metabolischer Parameter verzeichnet werden. Allerdings purzelten die Pfunde in der Gruppe, die sich kohlenhydratarm ernährte, wesentlich stärker, der Bauch wurde schneller flach, und der Blutdruck sank deutlicher. Auch die Werte von Risikofaktoren für eine Herz-Kreislauf-Erkrankung, Triglyzeride, HDL-Cholesterin und der systolische Blutdruck, verbesserten sich auffällig. Trotz dieser Ergebnisse, die einer kohlenhydratarmen Ernährungsweise den Vorrang geben, weisen die Wissenschaftler darauf hin, dass die strikte Einhaltung der Diät eine große, wenn nicht sogar größere Rolle spielt als die Zusammensetzung der einzelnen Komponenten der Diät.

metabolic balance® optimal für Typ-2-Diabetiker

Wir haben mit dem Stoffwechselprogramm metabolic balance® ein ganzheitliches Ernährungskonzept entwickelt, das die Besonderheiten jedes Einzelnen berücksichtigt. Nicht nur zahlreiche Übergewichtige und Bluthochdruck-Patienten, auch viele Diabetiker konnten schon dank metabolic balance® ihr Übergewicht abbauen und ihre Krankheit in gesunde Bahnen lenken. Viele dieser Patienten müssen heute weder Insulin spritzen noch Medikamente schlucken und Broteinheiten zählen. Häufig reicht die konsequente Umstellung auf eine dem Individuum angepasste Ernährungsform aus, um aus einem Kranken einen gesunden und vitalen Menschen zu machen.

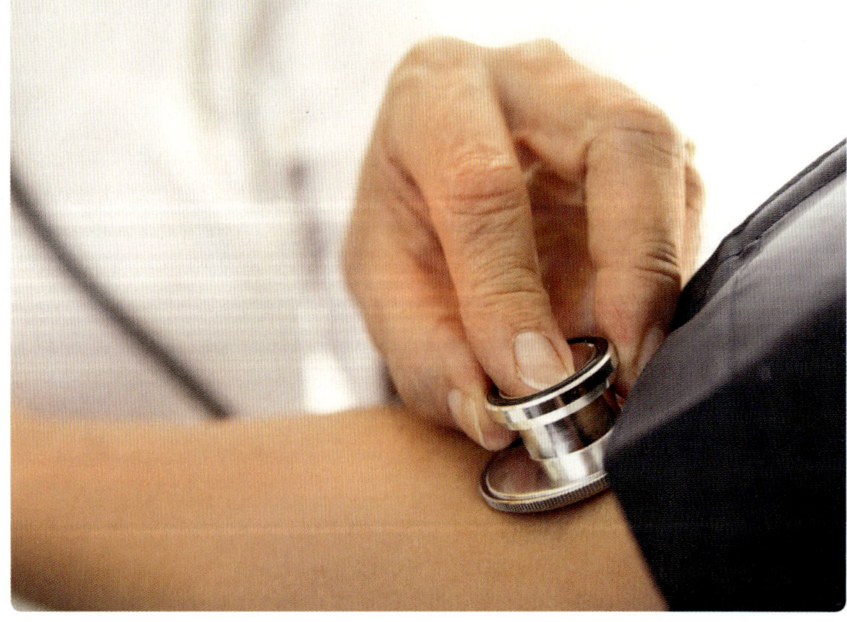

Um den Blutdruck zu messen, legt der Arzt sein Stethoskop auf die Ader, die in der Armbeuge verläuft, und hört die Strömungsgeräusche des Blutes ab.

Diabetes mellitus

Starke Schwankungen im Blutzuckerspiegel lassen sich durch die Auswahl der Kost vermeiden. Bevorzugt werden jene Lebensmittel, die lange Sättigungsphasen bewirken.

Kritische Stoffe: Lebensmittel mit hoher glykämischer Last

Lebensmittel mit niedriger glykämischer Last	Lebensmittel mit hoher glykämischer Last
Pellkartoffeln	Kartoffelchips, Kartoffelpüree, Pommes frites, gebratene Kartoffeln
Vollkornteigwaren	helle Nudeln, Pasta
Äpfel, Grapefruits, Mangos, Papayas	Bananen, Feigen, Rosinen
rohe Möhren	Pastinaken, Mais
Roggenvollkornknäckebrot Roggenvollkornbrot	Baguette, Croissants, Weißbrot, Brötchen (Semmeln) Kuchen, Gebäck
Vollmilch	Kakaogetränke
Erdnüsse	Traubenzucker
Mineralwasser Kräutertee	Fruchtsaftgetränke, Sportlergetränke, Bier, Cola, Limonaden

Info: Mehr zum Thema glykämische Last steht auf Seite 58f.

Broteinheiten ade

In der konventionellen Diabetes-Ernährungstherapie spielen Broteinheiten (BE) eine wichtige Rolle. Dabei entspricht 1 BE 10 bis 12 Gramm Kohlenhydraten. Entsprechende Ernährungspläne beruhen auf der Berechnung von Broteinheiten. Denn diese müssen mit der Insulingabe genau abgestimmt werden. Kohlenhydrate führen zu einem Anstieg des Blutzuckerspiegels, während Insulin ihn senkt. Im Gegensatz zu den Kohlenhydraten haben Fette und Eiweiße kaum einen Einfluss auf den Blutzuckerspiegel. Diabetiker können bei ihrer Ernährung auf Umrechnungstabellen aus Büchern, Broschüren oder dem Internet zurückgreifen, in denen angegeben wird, wie viele Broteinheiten in verschiedenen Lebensmitteln enthalten sind. Eine Berechnung der Broteinheiten ist aber bei einer Ernährung nach den metabolic balance®-Grundregeln (siehe Seite 31f.) nicht notwendig, da die Lebensmittelauswahl darauf ausgelegt ist, den Blutzuckerspiegel grundsätzlich niedrig zu halten.

Rheuma – unangenehm zu jeder Zeit

Sie kommen morgens nur mühsam aus dem Bett, weil Ihre Gelenke schmerzen, steif und geschwollen sind? Dabei sind Sie noch gar nicht alt! Das müssen Sie auch nicht, denn es ist ein weitverbreiteter Irrtum, dass Rheuma nur bei älteren Menschen vorkommt. Rheuma kann in jedem Alter auftreten, auch Kinder sind betroffen. Häufig kommt es aber schon ab dem 35. Lebensjahr zu ersten Beschwerden.

Rheuma (griech. rheo = ich fließe) ist keine eigenständige Krankheit, sondern der Oberbegriff für rund 400 verschiedene rheumatische Beschwerden mit ziehenden und reißenden Schmerzen im Bereich des Stütz- und Bewegungsapparates.

Rheumatoide Arthritis

Die häufigste Form aller rheumatischen Erkrankungen ist die rheumatoide Arthritis, auch chronische Polyarthritis genannt. Weltweit sind rund 21 Millionen Menschen betroffen, in Deutschland sind es etwa 800 000 Erwachsene. Zwei Drittel davon sind Frauen. Meist tritt die Erkrankung zwischen dem 35. und 45. Lebensjahr auf. Außerdem steigt die rheumatoide Arthritis mit zunehmendem Alter an. So ist bei Frauen zwischen 55 und 64 Jahren sowie bei Männern zwischen 65 und 75 Jahren die höchste Neuerkrankungsrate zu verzeichnen.

Gelenke schmerzen

Die Krankheit kündigt sich meist plötzlich mit Schmerzen in den kleinen Finger- oder Zehengelenken an. Aber auch Hand-, Knie-, Schulter-, Fuß- und Hüftgelenke können betroffen sein. Besonders stark werden bei einer rheumatoiden Arthritis die Handwurzelknochen und Fingergrundgelenke in Mitleidenschaft gezogen. Oft schwellen die Gelenke an und fühlen sich heiß an. Mitunter kann auch eine Rötung hinzukommen. Die Symptome sind morgens stärker als am Abend. Die Krankheit verläuft in Schüben, zwischen denen einige Wochen bis Monate liegen können. Meist lassen die Schmerzen zwischen den Schüben stark nach. Doch handelt es sich dabei um einen trügerischen Ruhezustand. Denn wer nichts dagegen unternimmt, muss damit rechnen, dass im Laufe der Zeit immer mehr Gelenke betroffen werden. Bewegungsunfähigkeit und Invalidität können dann die Folgen sein.

Rheumaknoten

Typische Kennzeichen einer rheumatoiden Arthritis sind die sogenannten Rheumaknoten. Das sind feste Schwellungen, die in der Fettschicht unter der Haut liegen. Diese sind meistens nicht druck- oder berührungsempfindlich. Rheumaknoten findet man fast immer an den Greifseiten der Finger und der Daumen, was recht unangenehm ist, weil es das Greifen und Tragen von Gegenständen erschwert und damit den Alltag zuweilen recht anstrengend machen kann. Auch im Bereich des Ellenbogens, an der Fußsohle oder der Achillessehne können Rheumaknoten auftreten und damit den Bewegungsdrang einschränken – vor allem wenn die Achillessehne am Fuß betroffen ist. In seltenen Fällen können auch Ohren, Augen, Bauchdecke und Lunge von rheumatoiden Schwellungen in Mitleidenschaft gezogen sein.

Einteilung von rheumatischen Beschwerden

Je nach Ursache wird Rheuma in verschiedene Gruppen eingeteilt, so beispielsweise in:

- Gelenk- und Wirbelsäulenerkrankungen wie Arthrose
- entzündlich rheumatische Erkrankungen wie Arthritis
- Weichteilrheumatismus wie Fibromyalgie oder
- Stoffwechselerkrankungen wie Gicht.

Neben der Erkrankung des Bewegungsapparates können auch Körperorgane von Rheuma betroffen sein, da Rheuma eine Erkrankung von Bindegewebsstrukturen ist. In diesem Fall unterscheidet man:

- rheumatische Augenentzündungen wie Regenbogenhaut- oder Lederhautentzündung
- rheumatische Rippenfellentzündung
- rheumatische Herzbeutel-, Herzklappen- oder Herzmuskelentzündungen
- rheumatische Entzündungen der Nieren
- rheumatische Entzündungen des Darms
- rheumatische Entzündungen der Gefäße
- rheumatische Entzündungen der Nerven
- rheumatische Entzündungen des Gehirns

Bei Schmerzen oder Schwellungen eines oder mehrerer Gelenke kann der Arzt die Diagnose bei der ersten Untersuchung in der Regel noch nicht sicher stellen. Erst wenn die Ergebnisse einer Reihe spezieller Labor- und Röntgenuntersuchungen vorliegen, kann man sicher sein, ob man an Rheuma erkrankt ist oder nicht.

Relevante Kriterien

Nach dem »American College of Rheumatology (ACR)« von 1987 gelten für die Diagnose einer rheumatoiden Arthritis diese Kriterien:

- Morgensteifigkeit in mindestens einem Gelenk für mindestens eine Stunde pro Tag über mindestens sechs Wochen
- Gelenkentzündungen mit Schwellung in mindestens drei verschiedenen Gelenkregionen
- Gelenkentzündungen an Hand- oder Fingergelenken über mindestens sechs Wochen
- Beidseitige Gelenkentzündungen derselben Gelenke beider Körperhälften über mindestens sechs Wochen
- Rheumaknoten
- Nachweis von Rheumafaktoren im Blut
- Radiologische Veränderungen der Gelenke.

Der Rheumafaktor

Zur Rheuma-Diagnose gehört auch der sogenannte Rheumafaktor (RF). Darunter versteht man Antikörper (Immunglobulin G), die der Körper gegen die körpereigene Gelenkschleimhaut bildet. Bei rund der Hälfte aller Patienten mit rheumatoider Arthritis ist dieser Faktor erhöht. Aber: Nicht jeder, der einen hohen Rheumafaktor im Blut hat, leidet auch unter Rheuma. Dies ist bei gesunden Menschen unter 50 Jahren bei rund 10 Prozent der Fall, bei 70-Jährigen sogar bei bis zu 15 Prozent. Als gesund gilt, wer 10 bis 20 Internationale Einheiten pro Milliliter (IU/ml) im Blut aufweist. Über zu niedrige Rheumafaktorwerte muss man sich übrigens keine Sorgen machen, sie sind medizinisch nicht von Belang. Zu hohe RF-Werte können neben rheu-

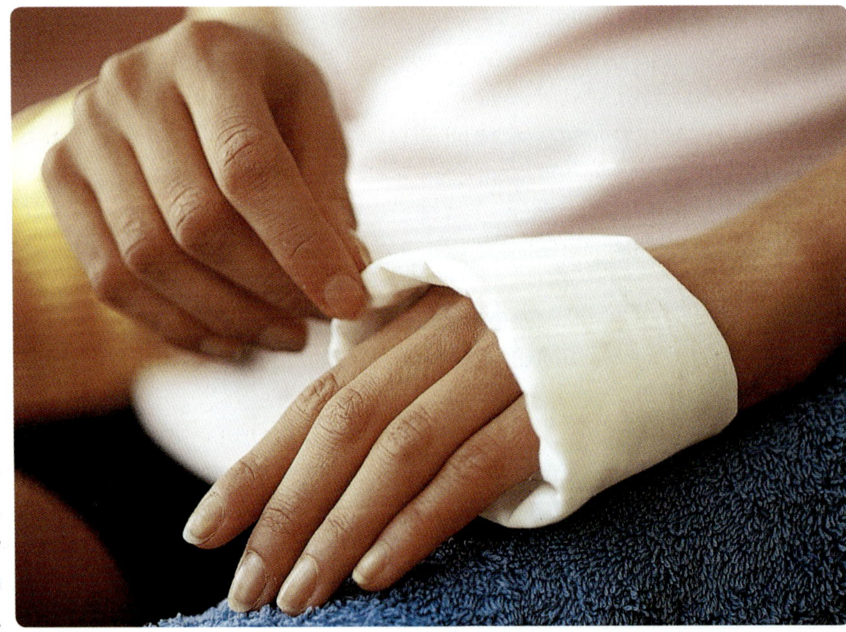

Von einer Arthritiserkrankung spricht man, wenn mindestens vier der sieben oben aufgelisteten Kriterien erfüllt sind.

matoiden Erkrankungen auch ein Hinweis unter anderem auf chronische Leberentzündung (Hepatitis), Leberzirrhose, Virus- und Parasiteninfektionen sowie eine Entzündung der Herzinnenhaut sein. Deswegen sollten zu hohe RF-Werte immer durch eine medizinische Untersuchung abgeklärt werden.

Botenstoff TNF-a

Ein wichtiger Faktor für die Entstehung von rheumatischen Beschwerden ist der Tumornekrosefaktor (TNF-a). Dieser Botenstoff, der vorwiegend in den vergrößerten Fettzellen produziert wird, hat vielfältige Funktionen im Immunsystem und ist insbesondere einer der wichtigsten Vermittler entzündlicher Reaktionen bei Gelenkentzündungen. Hier helfen die modernen Medikamente gegen Rheuma, die TNF-a-Blocker, welche die Wirkung dieses Stoffes im Immunsystem gezielt unterbinden und dadurch sehr effektiv rheumatische Entzündungen blockieren können. metabolic balance® setzt hier ursächlich etwas früher ein. Es verkleinert die Fettzellen und vermindert dadurch die Produktion von TNF-a. So kommt es allein durch richtige Ernährung zu einer Verbesserung der rheumatischen Beschwerden.

Einfluss der Ernährung

Wer einmal an einer chronisch-entzündlichen Erkrankung des Bewegungsapparates litt, hat sein Leben lang damit zu tun – so glaubte man bisher. Doch wir von metabolic balance® sehen das nicht so determiniert. Denn gerade die Stoffwechselkrankheit Rheuma hat viel mit falscher Ernährung zu tun. So weist umgekehrt eine moderne Ernährungstherapie große Heilungserfolge bei Rheuma auf. Wirkt die Nahrung zu sauer und enthält sie zu wenig Ballaststoffe, bindet der Körper Giftstoffe zwischen den Zellen in Fett- und Bindegewebe. Oft bilden auch Gelenkspalten ein solches Zwischenlager. In seinem Versuch, den Überschuss an Säuren selbst zu neutralisieren, entzieht der Körper Knochen und Knorpeln zusätzlich die dazu notwendigen Mineralstoffe, die zur Herstellung basischer Substanzen nötig sind. Die Folgen: degenerative Gelenkveränderungen, Entzündungen wie Arthritis sowie rheumatische Erkrankungen.

Arachidonsäure im Visier

Aufgrund zahlreicher Studien ist heute bekannt, dass bestimmte Fettsäuren, die in bestimmten Lebensmitteln vorkommen, maßgeblich am Entzündungsprozess beteiligt sind. Zu nennen ist hier vor allem die Arachidonsäure, ein Stoff, aus dem viele Entzündungsmediatoren hergestellt werden wie z. B. Prostaglandine, Leukotriene und Thromboxane. Sie wird in jedem tierischen Organismus aus der Linolsäure, der essenziellen Omega-6-Fettsäure, synthetisiert oder über die Nahrung aufgenommen und ist eine Art Ursubstanz für Stoffe, die Entzündungen verursachen oder unterhalten. Rheumatiker sollten deshalb auf eine möglichst arachidonsäurefreie Kost achten. Einen besonders hohen Anteil an Arachidonsäure haben Schweineschmalz, Schweineleber, Schweinefleisch, Eigelb und Thunfisch. Wenig Arachidonsäure besitzen Kalbfleisch, Huhn, Camembert und Kuhmilch. Völlig frei von Arachidonsäure sind dagegen Kartoffeln, Obst, Gemüse, Nüsse, Sojaprodukte und pflanzliche Öle, die viel Omega-3-Fettsäuren enthalten.

Geringer Bedarf

Ernährungswissenschaftlichen Untersuchungen zufolge liegt der Bedarf des menschlichen Körpers an Arachidonsäure bei mageren 0,1 Milligramm pro Tag. Diese Mengeneinheit wird bei einer fleischreichen Ernährung um ein Vielfaches überstiegen. Sie beträgt unglaubliche 200 bis 400 Milligramm pro Tag. Verantwortlich hierfür sind auch Nahrungsmittel mit einem hohen Gehalt an Omega-6-Fettsäuren, weil diese Fettsäure im Körper zu Arachidonsäure umgebaut wird. Kein Wunder, dass der Arachidonsäurespiegel in den Körperzellen ansteigen muss. Hinzu kommt, dass im Unterschied zu anderen Fettsäuren die Arachidonsäure kaum zur Energiegewinnung verwendet wird. Lediglich 10 Prozent davon werden zu Wasser und Kohlendioxid oxidiert.

Omega-3-Fettsäuren

Eine positive Wirkung bei Entzündungen haben vor allem Omega-3-Fettsäuren, da sie die Produktion der Entzündungsmediatoren vermindern. Sie werden aus der Alpha-Linolensäure im tierischen Organismus hergestellt, die besonders wertvollen Substanzen sind die Eicosapentaensäure (EPA) und die Docosahexaensäure (DHA) (siehe Seite 63). Omega-3-Fettsäuren sind besonders reichhaltig in Wildfisch wie Lachs, Makrele oder Hering enthalten. Daneben können auch Antioxidanzien wie die Vitamine C, E und das Spurenelement Selen die Entzündungsreaktionen positiv beeinflussen. Bemerkenswert ist, dass die Arachidonsäure ein Abbauprodukt der Linolsäure ist, aus der die Omega-6-Fettsäuren entstehen. So kann also ein Zuviel an diesen mehrfach ungesättigten Fettsäuren eine Verschlechterung von Rheuma verursachen. Das ideale Verhältnis für die Aufnahme durch die Nahrung ist das Verhältnis von Omega-3- zu Omega-6-Fettsäuren von 1:3.

Alkohol schadet

Ausgesprochen schädlich für Rheumatiker ist Alkohol, da er die Harnsäureausscheidung über die Nieren hemmt und eine merkliche Verstärkung der rheumatischen Beschwerden zur Folge haben kann.

metabolic balance® bei Rheuma

Wenn Sie sich für die Stoffwechselumstellung nach metabolic balance® entschieden haben, wird Ihr Ernährungsberater Sie nach möglichen Vorerkrankungen fragen. Leiden Sie beispielsweise an einer Rheumaform, dann wird Ihr individueller Ernährungsplan ganz automatisch nur Lebensmittelempfehlungen enthalten, die sich positiv auf Ihre Stoffwechsellage

Rheuma

Bei Rheuma ist eine vitalstoffreiche, naturbelassene Kost mit einer guten Fettzusammenstellung angesagt. Sie sollte arm an Zucker und Arachidonsäure sein.

Kritischer Stoff: Arachidonsäure

frei von Arachidonsäure	arm an Arachidonsäure	reich an Arachidonsäure
Kartoffeln	Kalbfleisch	Schweineschmalz
Obst	Rindfleisch	Schweineleber
Gemüse	Huhn	Schweinefleisch
Nüsse	Kuhmilch	Eigelb
Diätmargarine	vegetarische Brotaufstriche	Thunfisch
hochwertige Öle	fettarmer Joghurt	Süßigkeiten (Zucker)
Molke	Buttermilch	
Speisequark (mager)	Camembert	
Mineralwasser ohne Kohlensäure	grüner Tee, Kräutertee	Alkohol

Info Lebensmittel, die viel Omega-3-Fettsäuren enthalten, wie Lachs, Makrele und Hering, sind gut gegen Rheuma. Süße Getränke sind zu meiden. Die Antioxidanzien Vitamin C, Vitamin E und das Spurenelement Selen können Entzündungen mildern.

auswirken. Es gibt unzählige Einzelfallberichte von Teilnehmern, die das metabolic balance®-Ernährungsprogramm zur Gewichtsreduktion gemacht haben und als Nebeneffekt ihre Gelenkbeschwerden losgeworden sind. So z.B. jener 67-jährige Rentner, der zur Operation eines neuen Hüftgelenks vorgesehen war, jedoch vom Chirurgen empfohlen bekam, erst noch etwa 15 bis 20 Kilogramm an Gewicht abzunehmen. Nach zwei Wochen kam er ohne Krücken und berichtete, dass er kein Kortison mehr einnehmen müsse, nach vier Wochen hatte er keinerlei Schmerzmedikamente mehr eingenommen, und nach sechs Wochen berichtete er, dass er die Operation abgesagt hatte, weil die Schmerzen verschwunden waren. Zu diesem Zeitpunkt hatte er fast 18 Kilogramm abgenommen. Allein das verminderte Gewicht ist schon eine Erholung für die Gelenke, nebenbei werden weniger Entzündungsmediatoren in den jetzt kleineren Fettzellen produziert. Zusätzlich kommt es durch diese Ernährung zu einer Entsäuerung des Körpers, was ebenfalls zu einem Rückgang von Entzündungen führt.

Gicht – erhöhte Harnsäurewerte

Gicht ist das Leiden der Überflussgesellschaft schlechthin. Rund 4 Prozent der Frauen und 19 Prozent der Männer in Deutschland sind von Gicht betroffen. Eine Stoffwechselerkrankung, die vor allem durch zu üppiges Essen hervorgerufen wird. Ursache ist in vielen Fällen eine purinreiche Ernährung. Mit dem Effekt, dass die Harnsäurewerte im Blut steigen.

Gicht zählt zwar im engeren Sinn zu den Erkrankungen des rheumatischen Formenkreises, doch aufgrund ihrer besonderen Bedeutung widmen wir ihr ein eigenes Unterkapitel. Gicht geht einher mit einem erhöhten Harnsäurespiegel im Körper, entweder weil mit der Nahrung zu viele Purine aufgenommen wurden oder weil die Ausscheidung von Harnsäure zu gering ist.

Purine und Harnsäurewerte

Purine sind wichtige Eiweißbestandteile, die am Aufbau der Erbsubstanz DNA (Seite 143) und neuer Zellen beteiligt sind. Beim Abbau der Purine im Körper entsteht Harnsäure, die über die Nieren ausgeschieden wird. Bei einigen Menschen ist der Purinstoffwechsel gestört, sie können den Harn nicht in ausreichender Menge ausscheiden. Dadurch kommt es zu einem erhöhten Harnsäurespiegel, der in Gelenken nicht nur zu Ablagerungen und Gicht führen kann, sondern der im weiteren Verlauf auch Nierenstörungen und Nierensteine bewirken kann. Der weitaus häufigere Grund, warum Menschen unter Gicht leiden, ist aber die übermäßige Aufnahme von purinhaltigen Lebens- und Genussmitteln wie Innereien, Fleisch und Hülsenfrüchte. Häufig konsumiert, bewirken diese ebenso einen zu hohen Harnsäurewert im Blut.

Hyperurikämie

Die Normalwerte der Harnsäure im Blut liegen bei 3,5 bis 7,0 mg/dl (Männer) bzw. 2,5 bis 5,7 mg/dl (Frauen). Liegt der Harnsäurewert über längere Zeit über 7,0 bzw, 5,7 mg/ dl Blut, spricht man von einer Hyperurikämie, einer Harnsäureerhöhung. Lebensmittel, die die Verarbeitung der Harnsäure in der Leber blockieren, wie Alkohol oder Kohlenhydrate mit hoher glykämischer Last, führen oft zu Gichtanfällen, auch wenn sie selbst keine Purine enthalten.

Aufschlussreiche Studie

In Taipeh wurden 1998 und 1999 92 Gichtpatienten über ein Jahr regelmäßig zu ihrem normalen Essverhalten befragt und mit 92 Patienten ohne Gichtanfall verglichen. Es stellte sich heraus, dass kein Unterschied bestand in der verzehrten Purin- oder Eiweißmenge zwischen den beiden Gruppen. Große Unterschiede ergaben sich aber in Bezug auf Alkohol und Kohlenhydrate! Die »Gichtgruppe« hatte auch einen signifikant größeren Bauchumfang! Diese Studie untermauert unsere Empfehlung, bei der Nahrungsaufnahme Alkohol, Produkte aus Weißmehl, Zucker & Co. im größtmöglichen Umfang zu meiden. (Li-Ching Lyu et al.: A case-control study of the association of diet and obesity with gout in Taiwan. In: Am J Clin Nutr 2003;78/4:690–701).

Schleichende Entwicklung

Am Anfang sind meist keine Beschwerden zu spüren. Mit der Zeit aber führt ein erhöhter Harnsäurespiegel dazu, dass die Harnsäure nicht mehr in ausreichendem Maße über die Nieren und den Darm ausgeschieden werden kann. Die Konzentration im Blut erhöht sich so weit, dass sich die Harnsäuremengen nicht mehr auflösen, sondern auskristallisieren. Es bilden sich feste, harte Kristalle, die sich vor allem in den Gelenken in Form der sogenannten Gichtknoten ablagern. Aber auch im Knorpel, in Schleimbeuteln, Sehnenscheiden und Bindegewebe können die Ablagerungen auftreten. Bei zu hoher Konzentration in den ableitenden Harnwegen bilden sich Nieren- oder Blasensteine.

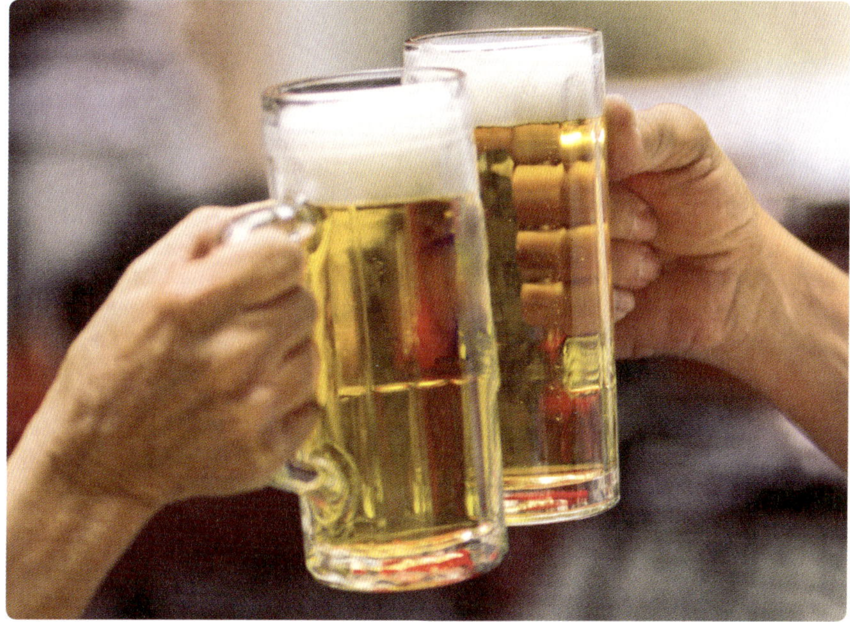

Bier macht Gicht. Durch seine hohen Puringehalte ist (auch alkoholfreies!) Bier für Gichtpatienten tabu. Zudem liefern die in Bier enthaltenen Hefereste zusätzlich harnsäurepflichtige Purine.

Erste Hilfe bei Gicht

Bei einem schmerzhaften Gichtanfall können kalte Umschläge kühlen und Linderung verschaffen. Besonders Wickel aus Lehm und Quark können Entzündungsprozesse aus dem Körper ziehen. Quark- und Lehmumschläge legt man für 60 Minuten, Essigwickel für 20 Minuten auf das betreffende Gelenk. Diese Maßnahmen sind allerdings nur als Erste Hilfe gedacht und können nicht eine Ernährungsumstellung oder eine Therapie ersetzen.

Der Gichtanfall

Ein Gichtanfall ist äußerst schmerzhaft, die Gelenke sind gerötet, schwellen an, und Berührungen werden meist als unerträglich empfunden. Die Krankheit äußert sich meist in zwei verschiedenen Formen: in einem akuten Anfall oder in Form einer chronischen Gicht. Der akute Anfall ist oft das erste Zeichen, dass der Harnsäurewert zu hoch ist. Es kommt dann zu einer regelrechten Schmerzattacke, die meistens am frühen Morgen oder in der Nacht auftritt. Bevorzugt sind das Großzehengrundgelenk und das Daumengrundgelenk betroffen. Charakteristische Merkmale einer solchen Attacke sind:

- plötzlich beginnende starke Schmerzen in einem Gelenk
- heftige Schmerzen bei Berührung
- das Gelenk ist gerötet, stark geschwollen und überwärmt
- auch Fieber und vermehrte weiße Blutkörperchen im Blutbild können auftreten.

Auch wenn die Abstände zwischen einem Gichtanfall und dem nächsten oft Wochen oder Monate betragen können, darf man diese Krankheit keinesfalls auf die leichte Schulter nehmen. Denn unbehandelt zerstören die Ablagerungen der Harnsäurekristalle zuerst den Gelenkknorpel und zum Schluss den ganzen Knochen. Auch die Nieren können in Mitleidenschaft gezogen werden, im schlimmsten Fall kann es sogar zu Nierenversagen kommen.

Therapie bei Gicht

Neben einer durch den Arzt verordneten medikamentösen Therapie kann jeder auch selbst viel dazutun, um das Leiden zu minimieren und in den Griff zu bekommen. So sollte man zunächst die Risikofaktoren, die zu einer Harnsäureerhöhung führen, ausschalten oder zumindest gering halten. Hierzu zählen:

- Übergewicht
- erhöhter Blutdruck
- hohe Cholesterinwerte
- Diabetes mellitus Typ 2 und
- häufiger Alkoholverzehr.

Der Hauptansatz der Therapie besteht deshalb in einem Abbau von Übergewicht und einer langfristigen Ernährungsumstellung. Dazu ist es notwendig, nicht nur auf den Puringehalt, sondern auch auf »schlechte« Kohlenhydrate zu achten.

Ernährungsumstellung

Gichtpatienten wird empfohlen, den Speiseplan überwiegend aus Salaten, Obst, Gemüse sowie Milch- und Milchprodukten zusammenzustellen. Fisch, Fleisch oder Wurst sollte höchstens einmal pro Tag konsumiert werden und die Verzehrmenge möglichst nicht 100 Gramm überschreiten. Tabu sind Innereien, Meeresfrüchte und die Haut von Fisch und Geflügel, da sie besonders purinhaltig sind. Aber auch Hülsenfrüchte wie Linsen, Erbsen und Bohnen gilt es zu meiden. Neueren Forschungen zufolge steht heute auch fest, dass besonders Zucker und Zuckeraustauschstoffe in Süßigkeiten und Lebensmitteln mit hoher glykämischer Last, wie Weißbrot und Kuchen, den Harnsäurespiegel in die Höhe treiben.

Alkohol meiden

Neben der Überfluss-Ernährung hat auch übermäßiger Alkoholkonsum einen großen Anteil an einer Gichterkrankung. Alkohol hemmt

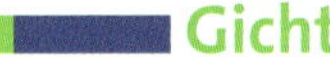

Gicht

Diese Wohlstandskrankheit geht mit einer Störung des Harnsäure- und Purinstoffwechsels einher und äußert sich in erhöhten Harnsäurewerten im Blut.

Kritische Stoffe: Purine, Alkohol

Im Internet: www.Purintabelle.de

fast frei von Purinen	reich an Purinen	extrem reich an Purinen
Blattsalate wie Endivie	Fleisch	Innereien wie Leber, Niere, Bries
Äpfel, Birnen, Preiselbeeren, Rhabarber	Fisch	Meeresfrüchte wie Garnelen, Sardellen, Sardinen
Gurken, Fenchel	Wurst	Haut von Fisch und Geflügel
Milch, Joghurt, Buttermilch, Quark	Geflügel (ohne Haut)	Hülsenfrüchte wie Linsen, Erbsen, Bohnen
Kartoffeln		körnige Gemüsebrühe (Hefe)
Hafertee		Gebäck, Brotaufstriche (Hefe)
Mineralwasser		Alkohol, Bier

Achtung: Vor allem nach einem akuten Gichtanfall sind Lebensmittel mit einem hohen Puringehalt zu meiden.
Info: Zucker und Zuckeraustauschstoffe in Lebensmitteln mit hoher glykämischer Last (siehe Seite 58f.) treiben den Harnsäurespiegel in die Höhe. Hefe ist extrem purinreich.

nämlich den Harnsäureabbau in der Leber und die Harnsäureausscheidung durch die Nieren. Sehr wichtig ist es, dass man täglich mindestens 2,5 Liter Flüssigkeit zu sich nimmt, damit die Harnsäure über den Harn ausgespült werden kann. Ideal ist natriumarmes, möglichst stilles Mineralwasser oder Leitungswasser.

Neuer Gichtauslöser entdeckt!

Eine US-Langzeitstudie mit rund 50 000 Männern hat jetzt einen neuen Gichtauslöser aufgespürt, der bisher als gesund galt: Fruchtzucker! Fruchtzucker ist natürlicherweise in Früchten wie Äpfeln, Birnen und Orangen enthalten. Als besonders gehaltvoll hat sich dabei der Anteil in Getränken wie Softdrinks, Orangen- und Apfelsaft herausgestellt. So stieg der jährliche Pro-Kopf-Verbrauch von Fruchtzucker seit 1967 von Null auf 29 Kilogramm pro Jahr.

Fruchtzucker als Übeltäter

In der Studie stellte man fest, dass Fruchtzucker Stoffwechselprozesse in der Leber beschleunigt und dadurch zu einer erhöhten Produktion von Harnsäure führt. Das Ergebnis: Bereits durch drei bis vier Softdrinks pro Woche steigt das Risiko, an Gicht zu erkranken, um 26 Prozent an. Wer einen Softdrink pro Tag zu sich nimmt, erhöht das Risiko gar um 50 Prozent. Man beobachtete, dass schon wenige Minuten nach Einnahme des Getränks der Harnsäurespiegel im Urin spürbar anstieg. Dies sollten Fans von Softdrinks und Limonaden fortan bedenken.

Problemkind Vitamin C

Warum der Fruchtzucker die Harnsäurebildung so stark anregt, weiß man nicht genau. Man vermutet aber, dass dies mit der Entwicklungsgeschichte des Menschen zu tun hat. Denn es besteht ein Zusammenhang zum Vitamin C, das der Homo sapiens im Unterschied zu den meisten Tieren und Pflanzen nicht selbst herstellen kann. Dies ist solange kein Problem, wenn man täglich genügend Vitamin C zu sich nimmt. Unter bestimmten Umständen aber kann die Harnsäure das Vitamin C ersetzen. Zu Problemen kommt es, wenn die Harnsäure nicht richtig ausgeschieden wird. Seitdem neben zu viel Fleisch und Alkohol auch Fruchtsäure als Risikoverstärker gilt, bedeutet dies für Patienten, auch mit Obst, vor allem mit Orangen, zurückhaltend umzugehen.

metabolic balance® bei Gicht

Mit dem individuell persönlich ausgestellten metabolic balance®-Ernährungsplan erhalten Teilnehmer, die zur Gichterkrankung neigen, weniger tierisches Eiweiß, insbesondere keinerlei Eiweiß, das besonders purinhaltig ist, und weniger purinhaltige pflanzliche Nahrungsmittel. Unter dieser Behandlung sinken bei unseren Teilnehmern langfristig die Harnsäurewerte signifikant, und manchmal können sogar Medikamente gegen Harnsäure abgesetzt werden. Natürlich spielen auch die Kohlenhydrate eine sehr große Rolle, da wir auf Kohlenhydrate mit hoher glykämischer Last verzichten, die ebenfalls zu Gichtanfällen führen können.

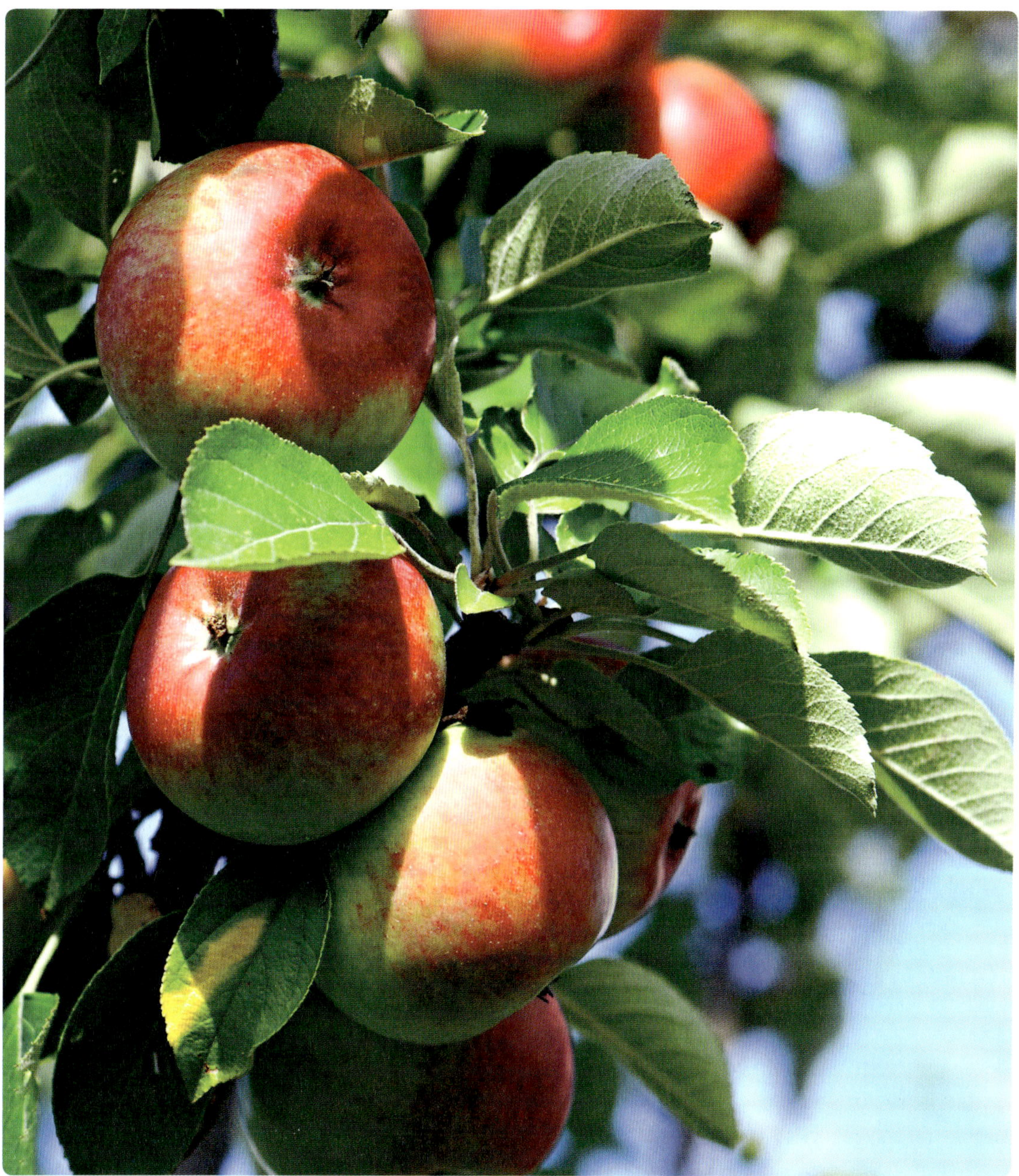

Ein frischer Apfel am Tag, knackig-saftig, zum Reinbeißen gut, so sollte es sein. Trinkt man dagegen große Mengen Apfelsaft, entgehen dem Verdauungstrakt die wertvollen Ballaststoffe des Apfels, und der Körper bekommt zu viel Fruktose.

Übersäuerung schadet den Zellen

Der Regen ist sauer, die Wälder sind sauer und wir Menschen sind es häufig auch. So offenbaren wir mit dem Satz: »Ich bin sauer!« nicht nur unser psychisches Ungleichgewicht, sondern dahinter verbirgt sich auch die körperliche Wahrheit, dass wir sauer im Sinne von übersäuert sind. Das Säure-Basen-Gleichgewicht in unserem Körper ist aus dem Lot geraten.

Von Übersäuerung, auch Azidose genannt, spricht man, wenn der Säure-Basen-Haushalt des Körpers ins Ungleichgewicht geraten ist. Doch was heißt das genau? Alle chemischen Vorgänge in der Natur – hierzu gehören die Bäume im Wald genauso wie die Blumen im Garten und die Pflanzen auf den Feldern – sind auf einen bestimmten Säuregrad im Boden und in ihrem Organismus angewiesen, um gedeihen zu können. Nicht anders verhält es sich beim Menschen. Nur bei einem konstanten Säuregehalt im Blut und in den Körperflüssigkeiten in und zwischen den Körperzellen wird es möglich, dass alle Auf- und Abbauvorgänge im Körper, die Energiespeicherung und -gewinnung reibungslos ablaufen können. Bereits geringe Abweichungen von der Norm bringen den Stoffwechsel aus dem Gleichgewicht und können auf lange Sicht zu Krankheiten wie Rheuma, Gicht, Darmleiden, Diabetes oder Hauterkrankungen führen. Deshalb müssen wir uns vor Übersäuerung schützen.

Säuren, Basen und pH-Wert

Ihrer chemischen Struktur nach handelt es sich bei Säuren um freie, positive Wasserstoffionen (H^+), bei Basen um in der Hauptsache negativ geladene Teilchen, die aus einem Wasserstoff- und einem Sauerstoffatom (OH^-) bestehen. Gemessen wird der Säure-Basen-Haushalt am sogenannten pH-Wert (= potentia Hydrogenii, Wirksamkeit des Wasserstoffs). Er ist ein Maß für die Konzentration der Wasserstoff-Ionen (negativer Logarithmus der Wasserstoffionenkonzentration) pro Liter wässriger Lösung. Die Skala des pH-Wertes erstreckt sich von pH1 (= sehr sauer) über pH7 (= neutral) bis hin zu pH14 (= stark basisch).

Wie der Körper sich um uns sorgt

Ein neutraler pH-Wert von 7 ist immer ausgeglichen, denn er besitzt die gleiche Menge an sauren (H^+) wie an basischen (OH^-)-Anteilen. Unser

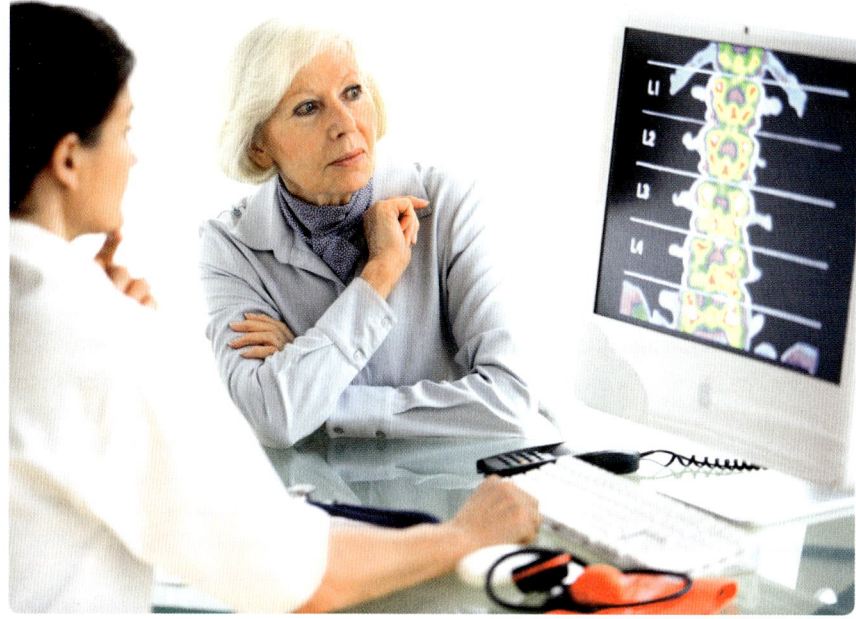

Unsere Wirbelsäule lebt. Bestimmte Knochenzellen (Osteoblasten) bauen ständig neuen Knochen auf, während andere (Osteoklasten) Knochen abbauen. Überwiegt der Abbau der Knochenmasse, kommt es zur Osteoporose.

Körper funktioniert wie eine Chemiefabrik, stets bestrebt den Säure-Basen-Wert im Gleichgewicht zu halten. Der ideale Wert, der in sehr engen Grenzen gehalten werden muss, liegt zwischen 7,35 und 7,45. Dazu bedient er sich verschiedener Schutzvorrichtungen, der sogenannten Puffersysteme. Hierzu gehören unter anderem der Blutfarbstoff, die Bluteiweißkörper und bestimmte Zelleiweiße, die Säuren abfangen. Besonders Nieren, Lunge und Haut spielen eine wichtige Rolle bei der Ausscheidung überschüssiger Säuren. So sind zum Beispiel Sauna und Fitness nicht nur deshalb so gesund, weil sie den Kreislauf anregen, sondern weil dadurch viel Schweiß produziert wird und auf diese Weise überschüssige Säuren über die Haut ausgeschieden werden können. Über die Lunge atmen wir CO_2, das Kohlensäuregas, aus. Wenn zu viele Säuren im Körper anfallen, die nicht ausreichend über Nieren und Haut ausgeschieden werden, kommt es zur Hyperventilation, um möglichst viel CO_2 abzuatmen.

Knochenprobleme im Alter

Entgleisungen durch Fehlverhalten wie falsche Ernährung kann der Körper in jungen Jahren meist verzeihen und ausgleichen. So ist der Organismus bis zum 26. Lebensjahr in der Lage, Basen und Mineralien, die ihm entzogen wurden, wieder einzuspeichern. Doch dann wendet sich das Blatt. Um eine Übersäuerung auszugleichen, muss der Körper basische Substanzen produzieren. Jede basische Substanz enthält als Kern einen Mineralstoff wie Kalzium oder Magnesium. Werden nicht genügend Mineralien über die Nahrung zugeführt, muss sich der Körper diese aus den Depots, etwa aus den Knochen oder Gelenken, holen. Das führt auf Dauer zur Osteoporose und zu Gelenkarthrosen.

Was uns sauer macht

Es gibt viele Faktoren, die den Körper in die Übersäuerung führen. Die wichtigsten sind Stress und falsche Ernährung, aber auch Elektrosmog oder Hochleistungssport können dazu führen.

Stress

Wir wissen alle, dass Stress krank machen kann. Stress empfinden wir etwa, wenn Anforderungen, die an uns gestellt werden, so stark werden, dass wir im wahrsten Sinne des Wortes unter Hochspannung stehen. Diese Hochspannung vergiftet unseren Körper, verbraucht Unmengen an basenbildenden Mineralien und macht uns dadurch sauer. In Stresssituationen schüttet der Körper zudem die Hormone Adrenalin und Noradrenalin aus. Bei deren Verarbeitung entstehen Säuren, die ebenfalls zu einer Übersäuerung beitragen.

Hochspannung

Neueren Forschungen zufolge, gibt es für diese innerliche Hochspannung auch ein äußeres Äquivalent, nämlich die Hochfrequenzstrahlung durch Rundfunk- und Fernsehsender, Mobilfunk und schnurlose Telefone, Radar und Satellitenanlagen – eine Technik, ohne die modernes Leben heute gar nicht mehr möglich wäre. Bereits 1928 klagten Mitarbeiter einer US-Radiostation über Krankheiten, wie sie nur durch Hochfrequenzstrahlung entstehen können. Klagen, die sich in den fünfziger Jahren nach der Entwicklung des Radars noch verstärkten. Stress, Immunstörungen, Zellzerstörungen, Blutungsneigungen und Krebshäufigkeit stehen nach wissenschaftlichen Untersuchungen in Zusammenhang mit den uns umgebenden elektronischen Feldern. Dass gepulste Funksignale, wie sie auch beim Mobilfunk vorkommen, zu Veränderungen der Gehirnströme führen, wies der Medizinphysiker Dr. Lebrecht von Klitzing von der Universität Lübeck bereits mit seiner 1993 durchgeführten Untersuchung nach. Das Resümee: Mobilfunkstrahlung verändert Gehirnströme.

Hochspannung – hätten Sie's gewusst?

In Deutschland gibt es rund 12 000 Rundfunk- und Fernsehsender, etwa 25 000 Richtfunk- und mehr al 50 000 Mobilfunksender. Hinzu kommen etwa 80 000 Amateurfunker und über 100 000 private Funkdienste. Außerdem viele Millionen Mobil- und schnurlose Telefone. Nicht zu vergessen die Radartechnik im Straßen-, Schiffs- und Flugverkehr, die Weltraumforschung und Wettererkundung, Satelliten sowie militärische Anlagen. In Europa gibt es keinen Quadratmeter, der nicht in irgendeiner Form unter Hochspannung steht.

Ernährung

»Man ist, was man isst!«, wieder einmal kann dieser Satz zitiert werden. Denn er trifft auch auf unseren Säure-Basen-Haushalt zu. Alle unsere Lebensmittel werden aufgeteilt nach Säure- und Basenbildner – je nachdem, ob ein saures oder basisches Endprodukt nach der Verarbeitung im Körper anfällt. Mineralstoffe und Spurenelemente beispielsweise wirken basisch. Eiweiße und Kohlenhydrate dagegen verstärken die Säurebildung. Unsere moderne Kost und Überflussgesellschaft hat uns auch hier ins Ungleichgewicht gebracht. Zuviel Zucker durch Süßigkeiten, Weißmehl und Kuchen sowie ein Übermaß an Eiweiß in Form von Fleisch, Wurst, Käse und Eiern führen nicht nur zu einer regelrechten Mast und damit zu Übergewicht, sondern bewirken auch einen Überschuss an krank machenden Säuren im Körper. Hinzu kommen Getränke wie Alkohol, Kaffee, schwarzer Tee (wenn er kürzer als vier Minuten zieht), Nikotin, koffeinhaltige Limonaden und sogenannte Fitnessdrinks, die ihrerseits noch zusätzlich zur Säurebildung beitragen.

Unsere Vorfahren lebten gesünder

Wenn wir uns bewusst werden, woher wir stammen, dann wird uns klar, dass wir so nicht weitermachen können. Denn unser noch auf Steinzeitmodus programmierter Stoffwechsel fordert von uns eine basische Ernährung. Unsere Gene sind an die moderne Kost einfach nicht angepasst – Ausnahmen bestätigen die Regel. Unsere Vorfahren, die Steinzeitmenschen, lebten nicht im Überfluss wie wir. Fleisch, Wurst, Käse, Zucker und Fette standen nicht so üppig zur Verfügung. Zwar gingen sie auf die Jagd und erlegten ein Tier, um so an das für die Zellen notwendige Eiweiß zu kommen. Aber sie ernährten sich zudem von basenreichen Pflanzen, Samen, Beeren und Nüssen. Und in diesen war Zucker in seiner natürlichen Form enthalten, es gab keinen raffinierten Zucker.

Eiweiß spielt eine besondere Rolle

Wir wissen: Kein anderer Grundnährstoff ist für den Körper so wichtig wie das Eiweiß. Die Proteine sind es, die am Auf-, Um- und Abbau der Körperzellen beteiligt sind. Jede einzelne unserer rund 80 Billionen Körperzellen braucht Eiweiß. Eiweiß ist der Stoff, aus dem das Haus Mensch gebaut wird. Eiweiß setzt sich aus Aminosäuren zusammen, den Grundbaustoffen oder auch »Ziegelsteinen« des Hauses Mensch. Insgesamt 21 Aminosäuren kennen wir. Acht davon sind lebenswichtig. Das bedeutet, sie müssen dem Körper täglich mit der Nahrung zugeführt werden. Denn diese Aminosäuren sind dafür verantwortlich, Nahrungseiweiß in körpereigenes Eiweiß umzuwandeln. Bekommt der Körper diese Aminosäuren im richtigen Verhältnis mit der Nahrung zugeführt, dann spricht man von einer sogenannten hohen biologischen Wertigkeit (siehe auch Seite 51). Fehlt ihm aber nur eine Aminosäure oder ist diese nur unvollständig vorhanden, kann kein körpereigenes Eiweiß hergestellt werden bzw. nur so viel, wie die am wenigsten enthaltene Aminosäure es ermöglicht. Es ist wie mit einem Gartenzaun, der auch nur so hoch werden kann, wie es die am kleinsten zur Verfügung stehende Latte erlaubt.

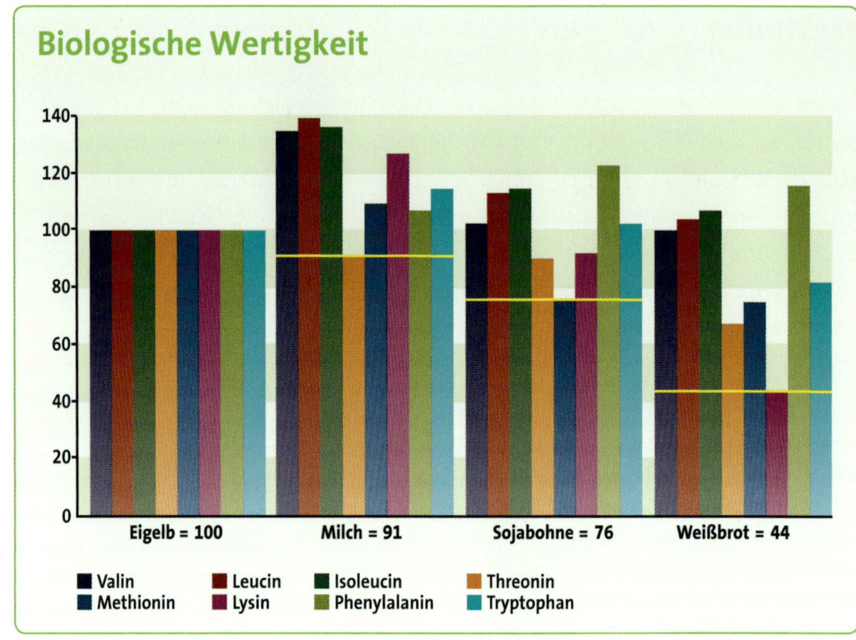

Die biologische Wertigkeit der Proteine in Nahrungsmitteln wird durch jene essenzielle Aminosäure bestimmt, die am wenigsten enthalten ist.

metabolic balance® bei Übersäuerung

Um eine Übersäuerung durch Ernährung zu vermeiden, ist es wichtig, dem Körper gezielt Eiweiße von hoher Qualität zuzuführen. So ist beispielsweise eine bestimmte Kombination von pflanzlichem und tierischem Eiweiß gut für die Zellversorgung. Doch wie geht das? Für den Laien ist dies oft ein schwieriges Kapitel. Ganz leicht tappt man in die Falle und kombiniert die »falschen« Eiweißgruppen miteinander. Der Körper kann diese Kombinationen nicht richtig verwerten, und es kommt zu Eiweißschlacken und regelrechten Eiweißmüllhalden. Die Säuren verbleiben dadurch im Körper, lagern sich im Gewebe und Bindegewebe an und entziehen ihm wichtige Mineralien. Nach metabolic balance® ist dies eine der Hauptursachen für eine ernährungsbedingte Übersäuerung des Körpers. Bei allen metabolic balance®-Ernährungsplänen wird deshalb auf eine geeignete Kombination von säure- und basenhaltigen Lebensmittel geachtet. Drei Faktoren stehen dabei im Vordergrund:

- Die Proteine müssen von hoher biologischer Wertigkeit sein und Aminosäuren enthalten, die sich ergänzen und vom Organismus verwertet werden können.
- Pro Mahlzeit gibt es nur eine hochwertige Eiweißart. Ein Eiweißmix wird vermieden, damit es nicht zu einem Säureüberschuss im Körper kommt.
- Jede Eiweißart darf nur einmal pro Tag verzehrt werden, beispielsweise mittags Fisch und abends Shiitakes (eiweißreiche Pilze).

Hilfe bei Übersäuerung

Neben der richtigen Ernährung sollten Sie Ihren Körper ausreichend mit Flüssigkeit versorgen. Die Mindestmenge sollte bei 2,5 Litern pro Tag liegen. Dadurch geben Sie den Nieren die Chance, saure Stoffwechselverbindungen über den Urin ausscheiden zu können. Wichtig ist dabei, dass Sie viel stilles Wasser trinken und nicht zu säurebildenden Getränken wie Cola oder Limonaden greifen! Bei einer starken Übersäuerung kann es notwendig sein, zusätzlich ein Basenpräparat einzunehmen. Auch über die Haut können Sie in einem Wannenbad mit basischem Badezusatz überschüssige Säuren loswerden. Neben den Nieren können wir auch über die Lungen den Säure-Basen-Haushalt mit der Atemluft regulieren. Dann wird vermehrt CO_2, also Kohlensäuregas, das Gas der Kohlensäure, ausgeatmet.

Übersäuerung

Ein ausgeglichener Säure-Basen-Haushalt erfordert eine basenreiche Kost, die einer Übersäuerung im Körper entgegenwirkt.

Kritische Stoffe: Saure bzw. säurebildende Lebensmittel

neutrale Lebensmittel	basische oder basenbildende Lebensmittel	saure oder säurebildende Lebensmittel
Roggenvollkornbrot, Roggenknäckebrot	Pellkartoffeln	frisches Brot
Weizenkeime	Pilze	Teigwaren aus Weißmehl, Zwieback, Hirse
	ausgereiftes Obst	unreifes Obst
Spargel, Gurken, Sojabohnen	übrige Gemüsearten	Linsen, Erbsen
Buttermilch, Vollmilch	Mandeln, Tofu	Fleisch, Fleischbrühe
Leitungswasser, Kefir, dunkles Bier, Espresso	Wasser ohne Kohlensäure, Kräutertee, Gemüsesäfte	Colagetränke, Limonaden

Info: Zucker ist ein starker Säurebildner. Deshalb sind alle Lebensmittel, die viel Zucker und weißes Mehl enthalten, zu meiden. Auch Kohlensäure wirkt säurebildend. Deshalb sollte man alle kohlensäurehaltigen Getränke meiden.

Exkurs: Atmen Sie sich gesund!

Atem ist Leben, und Leben entsteht durch den Atem. Wer schlecht atmet, lebt schlechter; wer gut atmet, lebt besser. So einfach ist das! Eigentlich! Wir atmen 12- bis 20-mal pro Minute, 900 Mal in der Stunde und etwa 22 000 Mal an einem Tag. Und das tun wir meistens, ohne einen Gedanken daran zu verschwenden. Da wir ohne zu denken atmen, fällt es uns auch nicht auf, dass unsere Atmung oft oberflächlich und flachbrüstig ausfällt. Dabei sind alle Zellen auf eine optimale Sauerstoffzufuhr angewiesen. Eine gesunde Atemfunktion ist auch für die Säure-Basen-Balance lebenswichtig.

Kohlendioxid ausscheiden

Mit jeder Bewegung, jeder Tätigkeit und auch jeder Gefühlsregung verändert sich der Atem. Stresssituationen etwa wirken sich negativ auf die Atemqualität aus. Der Atem gleicht dann meist einem hektischen Pressen und nicht einem erholsamen Luftholen. Die Regulation unserer Atmung, also der Drang, ein- und ausatmen zu müssen, geschieht dabei übrigens nicht, wie meist angenommen wird, über einen Sauerstoffmangel im Blut, sondern über vermehrte Ansammlung von CO_2 im Körper. Wir atmen also nicht, weil wir Sauerstoff benötigen, sondern weil wir den Verbrennungsrückstand CO_2 loswerden müssen. Die Regulation aller Systeme, die zur Aufrechterhaltung der Grundfunktionen wie Herz-, Kreislauf- und Verdauungssystem dient, wird vom autonomen Nervensystem gesteuert. Diese Funktionen laufen völlig selbstständig ab und können nicht vom Willen beeinflusst werden. Als einziges dieser Systeme macht die Atmung hier eine Ausnahme: Wir können sowohl bewusst ein- und ausatmen oder die Luft anhalten. Wenn wir aber nicht ans Atmen denke, wird diese Regulation wieder vom autonomen Nervensystem übernommen. Umgekehrt kann man aber auch durch bewusstes Atmen den Körper wieder in die Balance bringen und für ein ausgeglichenes körperlich-seelisches Wohlbefinden sorgen.

Atemtherapien

In Atemtherapien lernt man, Stress, Ängste und Schmerzen zu beheben. Eine Kunst, die in Indien schon seit 2 500 Jahren bekannt ist und die auch bei metabolic balance® eine Rolle spielt. Denn die Atmung ist eines der wichtigsten Mittel, Gift- und Schlackenstoffe auszuscheiden und damit einer Übersäuerung des Körpers entgegenzuwirken.

Giftstoffe einfach abatmen!

Mit jedem Atemzug wird einerseits Sauerstoff in die Zellen transportiert und andererseits werden Schlackenstoffe und Abfallprodukte aus der Zelle über das Lymphsystem entsorgt. Doch dieses hat keine Pumpe wie das Blutgefäßsystem das Herz hat, sondern es wird über den Atem angeregt, und die Lunge presst die Lymphgänge leer. Die Lymphe kommt zum Fließen, wenn die Lymphflüssigkeit im Ductus thoracicus, einem recht dünnen Gefäß, das durch den Brustkorb zieht, durch tiefes Einatmen in die obere Hohlvene ausgepresst wird. Ist dieser Lymphgang leer, wird automatisch neue Lymphe aus dem Körper wieder angesaugt. Durch richtiges Atmen können Sie also tatsächlich Organe entgiften. Kohlendioxid (CO_2), das in Wasser gelöst Kohlensäure ergibt, wird direkt über die Lunge abgeatmet.

Bewusst atmen

Die Gesundheit einer Zelle hängt deshalb auch entscheidend davon ab, wie viel Sauerstoff sie aufnehmen und wie viel Schlacken sie loswerden kann. Deshalb ist es wichtig, dass man sich seiner Atmung bewusst ist. Machen Sie dazu – wann immer es geht – ein paar tiefe Atemzüge. Setzen Sie sich dazu aufrecht hin, schließen Sie die Augen und atmen Sie zunächst mehrmals tief ein und wieder aus. Atmen Sie nun nacheinander in die einzelnen Bereiche ihres Körpers, in den Hals, die Brust, den Bauch, usw. Versorgen Sie dadurch den Körper mit Sauerstoff. Diese Übung dauert nur wenige Minuten und spendet Kraft für viele Stunden!

Tief und gleichmäßig

Übergewichtige Menschen, deren Atmung oft flach ist, können vom tiefen Ein- und Ausatmen besonders profitieren. Durch eine intensive Atmung bekommen die Zellen eine größere Chance zur Energieumwandlung. So ist der sogenannte Auerbachsche Plexus im Bauchraum des Menschen für die Bewegungs- und Resorptionsfähigkeit des Verdauungssystems verantwortlich. Dieses Geflecht von rund 100 Millionen Nervenzellen, das der Mediziner Leopold Auerbach 1862 entdeckte, bestimmt, was und wie etwas verdaut wird. Je tiefer die Atmung, umso besser die Arbeit des Auerbachschen Plexus und desto intensiver die Tätigkeit der Verdauungsorgane. Tatsächlich kann man mit gezielten Atemübungen also den Stoffwechsel unterstützen: Geben Sie Ihren Zellen mehr Raum, nicht dem Übergewicht!

Gezielt bewegen

Wer Yoga, Tai Chi oder Qi Gong in seinen Alltag einbaut, lernt gezielt, richtig zu atmen.

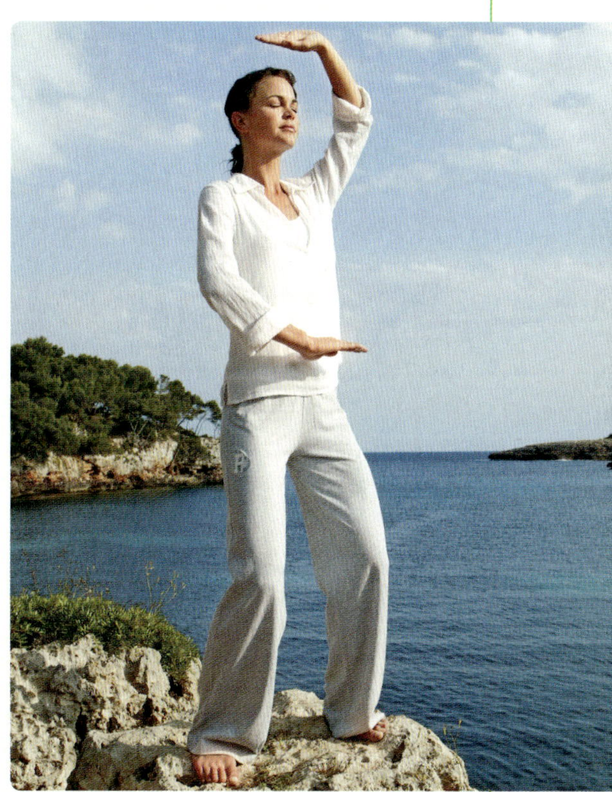

Tiefes Atmen an der frischen Luft regt das Lymphsystem und damit die Entschlackung der Zellen an. Der Körper wird gereinigt.

Körperreaktionen auf Nahrungsmittel

Wenn ein Biss in einen Apfel ein unangenehmes Kratzen im Hals verursacht, man nach einem Müsli-Frühstück Blähungen bekommt oder die Haut ohne Erklärung juckt, dann liegt der Verdacht nahe, dass es sich um eine Nahrungsmittelunverträglichkeit handeln kann. Es kann aber auch eine Allergie sein. Da gilt es, unter ärztlicher Aufsicht, mögliche Allergieauslöser aufzuspüren und zu meiden.

Natürlich ist man verunsichert, wenn einem die Nahrung nicht bekommt. Die Gründe dafür können vielfältig sein.

Unverträglichkeiten

Die Nahrungsmittelunverträglichkeiten werden nach ihren Ursachen eingeteilt.

Strukturelle Nahrungsmittelunverträglichkeiten

Diese Rubrik betrifft verschiedene organische Krankheiten. Hier geht es um Beschwerden wie Juckreiz, Krankheiten in der Speiseröhre mit Symptomen wie Sodbrennen oder Krankheiten aus dem Leber-Galle-Bereich. So vertragen Leute mit Neigung zu Gallensteinen beispielsweise keine fetten Mahlzeiten. Menschen mit Darmerkrankungen bekommen Blähungen, Durchfall oder sonstige Beschwerden. Alle Veränderungen liegen aber in der Struktur, es handelt sich um erkrankte Organe wie beispielsweise den Darm, in dem Divertikel (Ausstülpungen) oder Entzündungen auftreten.

Funktionelle Nahrungsmittelunverträglichkeiten

Hier ist die Struktur von Organen zwar in Ordnung, aber an der Funktion stimmt etwas nicht. Diese Nahrungsmittelunverträglichkeiten werden unterteilt in nicht toxisch und toxisch:

- Zu den nicht toxischen zählen Allergien und Intoleranzen. Um echte Allergien handelt es sich bei Erwachsenen übrigens in nur rund 2 bis 5 Prozent aller Fälle von Unverträglichkeiten. Bei Kindern sind das 5 bis 10 Prozent.
- Bei den toxischen Unverträglichkeiten handelt es sich z. B. um Lebensmittelvergiftungen durch Toxine aus Bakterien oder Pilzen oder um Chemikalien wie Rückstände aus Spritzmitteln. Sie werden durch Gifte verursacht.

Nahrungsmittelunverträglichkeiten

Unangenehme Reaktionen auf ein gesamtes Essen oder den Verzehr eines einzelnen Lebensmittels können verschiedene Ursachen haben.

nicht toxisch		toxisch	strukturell	psychisch
Allergien gegen	**Intoleranzen gegen**	**Gifte aus**	**Krankheiten**	**Belastungen**
‣ Milcheiweiß ‣ Obst ‣ Getreide	‣ Laktose ‣ Fruktose ‣ Histamin	‣ Bakterien ‣ Pilzen ‣ Chemikalien	‣ Speiseröhre ‣ Magen ‣ Darm ‣ Leber ‣ Galle	‣ Stress ‣ Histamin

Psychische und neurovegetative Auslöser

In diese Gruppe gehören die gesamten Essstörungen, bei denen angegeben wird, bestimmte Nahrungsmittel nicht zu vertragen. Durch eine Stresssituation kann es über Ausschüttung von Adrenalin auch zu einer vermehrten Histaminproduktion in den Mastzellen kommen. So genügt es oft, dass allein die Vorstellung »ich berühre eine Katze« einen Asthmaanfall bei bekannter Katzenhaarallergie hervorruft.

Intoleranzen

Alle Lebensmittel bestehen aus Kohlenhydraten, Eiweißen und Fetten. Bei einer Intoleranz handelt es sich in der Regel um ein Problem mit den Kohlenhydraten. Deshalb wird die Intoleranz auch als Kohlenhydrat-Malabsorption (Malabsorption = mangelhafte Aufnahme) bezeichnet. Hier können Kohlenhydrate nicht vom Darm aufgenommen werden, weil die dafür nötigen Enzyme nicht gebildet werden oder nicht aktiv sind. Beispiele sind die Laktoseintoleranz und die Fruktosemalabsorption.

Laktoseintoleranz

Die Laktose ist ein Zweifachzucker, der aus einem Teil Glukose und einem Teil Galaktose besteht. Im Darm gibt es das Enzym Laktase, das die Aufgabe hat, diesen Zweifachzucker Laktose in seine zwei Einfachzucker Glukose und Galaktose aufzuspalten, damit diese Einfachzucker – weil jetzt klein genug – über die Darmwand aufgenommen und ins Blut gelangen können. Wenn also dieses Enzym Laktase fehlt, dann verbleibt die Laktose im Darm, denn sie kann nicht aufgenommen werden. Im Darm wird der Milchzucker dann zu kurzkettigen Fettsäuren, Wasserstoff und den Gasen Methan und Kohlendioxid umgebaut. Beide Gase gelangen in die Blutbahn und werden über die Lunge ausgeatmet.

Laktosetest

Es gibt einen einfachen Test, um eine Laktoseintoleranz festzustellen: Die Testperson bekommt 50 Gramm Laktose zu trinken, dann wird mit einem speziellen Gerät in der Ausatmungsluft der Wasserstoffgehalt gemessen. Steigt er an, dann kann man davon sprechen, dass die Testperson eine Laktoseintoleranz hat. Die zweite Möglichkeit, eine Laktoseintoleranz zu diagnostizieren, ist noch viel einfacher, das kann jeder Arzt, und man braucht dazu nur ein Blutzuckermessgerät: Der Arzt gibt seinem Patienten auch 50 Gramm Laktose zu trinken. Zuvor bestimmt er im Blut den Nüchternglukosewert. Nachdem der Patient Laktose gegessen hat, bestimmt der Arzt diesen Blutwert nochmal nach ein und nach zwei Stunden. Bleibt der Glukosewert gleich, fehlt das Enzym Laktase, der Milchzucker konnte nicht in seine beiden Einfachzucker Glukose und Galaktose zerlegt werden. Steigt der Wert nach 1 und 2 Stunden, dann ist genügend Laktase vorhanden, die Glukose und die Galaktose konnten resorbiert werden.

Laktoseintoleranz und metabolic balance®

Besteht eine Laktoseintoleranz, kann metabolic balance® leider wenig verändern, denn wenn das Enzym zum Abbau von Laktose einfach nicht da ist, kann eine Stoffwechselumstellung dieses Defizit auch nicht herbeizaubern. Die Lösung ist hier das Vermeiden von laktosehaltigen Produkten. Bei lang ausgereiften Käsesorten vermindert sich der Laktoseanteil, weil die Milchsäure produzierenden Bakterien die Laktose für ihre Energie verbrauchen. Je länger der Käse gereift ist, desto niedriger der

H_2-Atemtest

Die im Magen-Darm-Trakt vorhandenen Bakterien sind in der Lage, unverdaute Zuckermoleküle wie Milchzucker (Laktose) zu spalten, wobei Wasserstoffgas entsteht, das über die Atemluft ausgeatmet wird. Das macht man sich beim Atemtest zunutze, der auch bei einer Fruktose- oder Sorbit-Intoleranz (Sorbit ist ein Zuckeralkohol) Anwendung findet. Bei positivem Wasserstoff-Atemhemmtest kann allerdings auch eine bakterielle Fehlbesiedlung des Dünndarms vorliegen, die ebenfalls bei der Verdauung von Kohlenhydraten Wasserstoff produziert. Dies könnte man ausschließen, wenn man Patienten nur reine Glukose zu trinken gibt. Wenn dann der Wasserstoffgehalt in der Ausatmungsluft ansteigt, liegt es nicht an einem Enzymdefekt, denn die Glukose wird ja auf jeden Fall resorbiert. Dann liegt es daran, dass der Dünndarm mit Bakterien besiedelt ist, die Wasserstoff produzieren. Das kommt häufig vor bei irgendwelchen Fehlbesiedlungen des Dünndarms, ganz speziell bei Patienten, die mit Protonenpumpenhemmern behandelt werden, also mit Medikamenten, die den Salzsäuregehalt im Magen reduzieren.

Laktoseintoleranz

Bei dieser Stoffwechselerkrankung reagieren Betroffene auf den Zucker in der Milch.

Kritischer Stoff: Milchzucker (Laktose)

frei von Laktose	arm an Laktose	reich an Laktose
naturbelassenes Obst und Gemüse		viele Fertiggerichte
laktosefreie Käsesorten (Kennzeichnung beachten)	lang ausgereifter Käse wie Appenzeller, Bergkäse	Frischkäse, Mozzarella, Hüttenkäse, Quark
laktosefreie Milchprodukte (Kennzeichnung beachten)		konventionelle Milchprodukte von Buttermilch über Kefir bis Eis
milchfreie Fleischwaren		Leberwurst, Aufschnitt
naturbelassener Fisch ohne Sahnesauce		Fischzubereitungen mit Sahne
Sojaprodukte		Nuss-Nougat-Cremes
Nüsse		Milch
Mineralwasser		Milchkaffee, Cappuccino

Info: Laktose wird als technologischer Hilfsstoff in der Lebensmittelindustrie verwendet und ist oft enthalten in Gewürzmischungen, Fertiggerichten, Gebäck, Fertigsaucen, ja selbst Wurstwaren und Erdnusscreme enthalten zuweilen Laktose.

Achtung: Der Name Laktose versteckt sich hinter vielen Begriffen wie Milchpulver, Milchzubereitung, Joghurtpulver, Molkenerzeugnis, Molkenpulver und Laktosemonohydrat.

Laktoseanteil! Im Handel kann man inzwischen auch auf eine Vielzahl laktosefreier Milchprodukte zurückgreifen. Erhältlich sind laktosefreie Milch, Joghurt, Käse, Quark und vieles mehr, zum Teil sogar in Bioqualität.

- Wenn man nicht sicher ist, ob eine Mahlzeit Laktose enthält, kann man das Enzym in Form von Tabletten (Laktrase®) zu sich nehmen.

Fruktoseintoleranz

Die Fruktoseintoleranz kommt relativ häufig vor. Bis zu 30 Prozent der Bevölkerung hat eine Fruktoseintoleranz, etwa die Hälfte davon hat auch Beschwerden, die andere Hälfte bemerkt keine Auswirkungen. Bei der Fruktoseintoleranz besteht kein Defekt eines Enzyms, das Kohlenhydrate spaltet, denn die Fruktose ist ja bereits ein Monosaccharid, also ein Einfachzucker, der eigentlich problemlos über die Darmwand ins Blut gelangen könnte. Aber hierzu braucht man das Glukosetransportprotein Nr. 5 (siehe Seite 233). Das GLUT-5 ist unabhängig von Insulin und dafür zuständig, dass Fruktose aus dem Darmlumen in die Darmwand und dann ins Blut aufgenommen wird. Wenn dieses Transportprotein nicht aktiviert wird oder gar nicht vorhanden ist, dann kann die Fruktose nicht aufgenommen werden. Die Fruktose bleibt im Darm und führt dort dann ebenfalls, wie die Laktose, zu Verdauungsproblemen, Blähungen, Bauchschmerzen, häufig auch zu Durchfall. Aber es kann auch zu einem richtigen Reizdarm kommen, sowie zum Reizmagen bis hin zu einem Rückfluss von Magensäure in die Speiseröhre.

Diagnose über H2-Atemtest

Die Diagnose der Frucktoseintoleranz stellt man genauso wie bei der Laktoseintoleranz: Die Patienten bekommen Fruchtzucker zu essen, und dann wird im halbstündigen Abstand der

Fruktoseunverträglichkeit – Fruktoseintoleranz

Fruktose ist in nahezu allen Obst- und Gemüsearten enthalten. Doch auch Süßigkeiten, Konserven, Fruchtsäfte, Konfitüren, Ketchup und Fertigsaucen enthalten Fruktose – Lebensmittel, die bei metabolic balance® sowieso nicht auf dem Speiseplan stehen.

Kritischer Stoff: Fruktose (Fruchtzucker)

frei von Fruktose	fruktosehaltig, aber in Maßen erlaubt	reich an Fruktose
Milch	Bananen, Himbeeren, Grapefruits, Mandarinen, Mangos, Melonen, Papayas, Pfirsiche, Pflaumen	Äpfel, Birnen, Topinambur
Milchprodukte ohne Zusätze	Auberginen, Grünkohl, Porree Spargel, Zwiebeln	Diabetikerprodukte
Mineralwasser		Fruchtnektare, Fruchtsäfte

Info: Zuweilen kann es helfen, das Obst mit etwas Traubenzucker zu süßen, denn Glukose aktiviert das Glukosetransportprotein-5, das für die Fruktoseaufnahme im Darm sorgt.

Achtung: Topinambur enthält Inulin, ein Polysaccharid aus Fruktose. Sorbitol, eine Alkoholform von Fruktose, wird als Zuckeraustauschstoff und als Diätzucker verwendet. Auch für Gesunde gilt: Fruktose wirkt in hohen Mengen abführend.

Wasserstoff in der Ausatmungsluft gemessen. Steigt der Gehalt über mehr als 20 ppm an, dann ist die Diagnose gesichert.

Therapie bei Fruktoseintoleranz

Die Therapie ist einfach: möglichst fruktosearme Lebensmittel essen. Eine weitere Möglichkeit besteht darin, zu der Fruktose zusätzlich noch etwas Glukose zu geben, denn die Glukose hat die Eigenschaft, dass sie dieses Glukosetransportprotein-5 aktiviert. Also, Obst und Gemüsearten, die einen relativ hohen Glukoseanteil haben, wie z. B. Papaya oder Bananen, werden in der Regel ganz gut vertragen. Wenn alte Bauersfrauen auf dem Lande merken, dass der Säugling auf einen geriebenen Apfel Blähungen und Bauchschmerzen bekommt, dann mischen sie immer etwas Honig – der ja traubenzuckerhaltig ist – unter den geriebenen Apfel. Dann vertragen die Kinder den Apfel besser, weil der Traubenzucker das GLUT-5 aktiviert und die Fruktose so besser aufgenommen werden kann. Daher sollte man Obstarten wählen, die möglichst fruktosearm sind oder bei denen das Glukose-Fruktose-Verhältnis in etwa 1:1 ist. Beim Apfel und bei der Birne ist das Verhältnis Fruktose zu Glukose etwa 4 bis 5:1, sie haben also einen relativ hohen Fruktoseanteil. Deswegen werden beide auch weniger gut vertragen.

- Diese sogenannte erworbene Fruktoseintoleranz kann natürlich auch bei einer Fehlbesiedlung des Darms auftreten. Nach einer guten Darmsanierung kann diese Art der Fruktoseintoleranz wieder verschwunden sein. metabolic balance® berücksichtigt dies natürlich im Bedarfsfall.

Weitere Fruktoseintoleranzen

Es gibt noch zwei weitere Arten von Fruktoseintoleranzen, eine essenzielle und eine erbliche.

- Bei der essenziellen Fruktoseintoleranz wird die Fruktose zwar über den Darm aufgenommen, aber sie kann dann nicht weiter abgebaut werden. Es fehlt das in der Leber produzierte Enzym Fruktokinase, und die Fruktose verbleibt im Blut (Fruktosämie) bzw. im Harn (Fruktosurie) und wird dann einfach über die Nieren ausgeschieden. Diese Form hat überhaupt keine Krankheitsbedeutung.
- Bei der hereditären Fruktoseintoleranz dagegen fehlt das später im Fruchtzuckerabbau wirkende Enzym Aldolase B mit dem schwerwiegenden Effekt, dass das Zwischenprodukt Fruktose-1-Phosphat in die Zellmembran von Leber- und Nierenzellen eingebaut wird. So kann es im Laufe der Zeit zu einer schweren Leber- und Niereninsuffizienz kommen. Bei diesen Menschen darf auf keinen Fall ein Fruktoseintoleranztest gemacht werden. Sie dürfen keine Fruktose, auch kein Sorbit, das im Körper zu Fruktose umgebaut wird, oder Xylit (Holzzucker) zu sich nehmen.

Histaminintoleranz

Diese Unverträglichkeit könnte man zwischen Allergie und Intoleranz ansiedeln. Hier kommt es zu einem überhöhten Histaminspiegel im Körper. Histamin wird bei jeder allergischen Reaktion ausgeschüttet. Etwa, wenn wir uns an Brennnesseln brennen und es zu einer Histaminausschüttung der Mastzellen in der Haut kommt. Oder wenn wir etwas essen, auf das wir allergisch reagieren, kommt es zu einer Histaminausschüttung in den Schleimhäuten. Die Schleimhäute schwellen an, bilden Quaddeln und verengen z. B. die Atemwege. Beispiele hierfür sind der Asthmaanfall oder Schluckbeschwerden oder Jucken im Hals, wenn wir in einen Apfel beißen, auf den wir allergisch reagieren: es kommt zur gleichen Histaminausschüttung wie in der Haut, nachdem wir Brennnesseln berührt haben. Im Körper gibt es nun ein Histamin abbauendes Enzym, damit diese Schwellung möglichst schnell wieder zurückgeht. Dieses Enzym heißt Diaminooxidase, abgekürzt DAO. Bei Menschen mit einer Histaminintoleranz kommt es zu einem Ungleichgewicht zwischen entweder Histaminproduktion oder Histaminzuführung von außen und dem Abbau von Histamin durch dieses Enzym.

Beschwerdebild

Meistens sind Frauen von der Histaminintoleranz betroffen: Kopfschmerzen bis hin zur Migräne und Schwindel, Dysmenorrhoe, also Schmerzen während der Regel, sind mögliche Beschwerden. Es kann auf der Haut zu Juckreiz und Hautquaddeln kommen. Im Verdauungstrakt kann es zu Bauchschmerzen, Meteorismus (eine übermäßige Ansammlung von Gas im Verdauungstrakt, die zu Blähungen führt) und Durchfall kommen.

Diagnose

Die Diagnose kann man stellen, indem man entweder die Diaminooxidase (DAO) im Blut oder den Histaminspiegel bestimmt. Einfacher und schneller durchführbar ist es, den Prick-Test auf der Haut mit einer kleinen Dosis von Histamin zu machen. Er wird bei jedem Hautallergietest durchgeführt. Nach 20 Minuten wird der Allergietest abgelesen, und dann müssen die Stoffe, auf die der jeweilige Patient allergisch reagiert, wie etwa Hausstaub oder Pollen, größer sein als die Quaddel, die durch Histamin gesetzt wird. Wenn sich überhaupt keine einzige Quaddel bildet, muss sich die Histaminquaddel immer ausbilden, einfach als Positivkontrolle. Wenn jemand nun eine Histaminintoleranz hat, dann fehlt ihm dieses Enzym DAO. Bei so einer Allergietestung verbleibt diese Histaminquaddel dann nicht nur 20 Minuten lang, sondern man kann diese Quaddel in der Haut noch 40 Minuten bis zu 1 Stunde lang sehen. Dies ist ein ganz wichtiger Hinweis. 95 Prozent der Menschen, die eine solch positive Hautquaddel nach so langer Zeit aufweisen, haben eine Histaminintoleranz.

Ernährungsempfehlung

Bei einer Histaminintoleranz soll alles gemieden werden, was sehr histaminhaltig ist. Dazu zählen Nahrungsmittel, die z. B. lang gereift sind wie viele »alte« Käsesorten sowie geräucherter Fisch oder geräucherter Schinken, aber auch Speck, Erdnüsse, Hefe und Schokolade. (Histamin entsteht auch, wenn z. B. Fisch bakteriell verändert wird, deshalb auf ganz frische Ware achten!). Zudem sollen Nahrungsmittel gemieden werden, die selbst zwar kein Histamin enthalten, aber in der Lage sind, Histamin im Körper freizusetzen. Hierzu zählen: Zitrusfrüchte wie Orangen und Grapefruit sowie Ananas, Bananen, Birnen und Pflaumen.

Histaminintoleranz

Bei einer Histaminintoleranz kommt es darauf an, eine naturbelassene, frische Kost zu verzehren. Und bei Tiefkühlkost auf Ware zu verzichten, die Sauce oder Panade enthält.

Kritischer Stoff: Histamin

arm an Histamin	reich an Histamin	histamin-freisetzend	blockieren DAO (Diaminooxidase)
frisches Fleisch	Schinken, Salami, Speck	Glutamat	
fangfrischer und tiefgekühlter Fisch	geräucherter Fisch	Zusatzstoffe wie Farbstoffe	
frisches Gemüse wie Brokkoli, Möhren, Paprikaschoten, Zwiebeln	eingelegtes Gemüse wie Sauerkraut. Frische Tomaten, Sojabohnen	Avocados, Champignons, Hülsenfrüchte	
Äpfel, Aprikosen, Heidelbeeren, Kirschen, Mangos, Melonen	eingelegtes Obst, Zitrusfrüchte, Cashewnüsse, Erdnüsse, Walnüsse	Ananas, Bananen, Erdbeeren, Pflaumen, Zitrusfrüchte	
Dinkel, Hafer, Hirse, Mais, Roggen (Brot ohne Hefe)	Weizen: Brot, Kuchen, süßes und salziges Gebäck	Weizenkeime	
Eier	Hefe, Schokolade		
Speisefette und -öle	gereifte Käsesorten		
Mineralwasser, Weißwein, untergäriges Bier		Zitrussäfte, Rotwein	Alkohol, Kaffee, Kakao Tee (grün, schwarz), Energie-Drinks

Info: Aufgrund möglicher Kreuzallergien können histaminarme Lebensmittel dennoch eine Unverträglichkeit bei den Betroffenen auslösen.

Zudem sollten Diaminooxidase (DAO) blockierende Nahrungsmittel gemieden werden, also Nahrungsmittel, die weder Histamin besitzen noch Histamin freisetzen, aber die das Enzym DAO hemmen. Dazu gehören Alkohol, Kakao, schwarzer und grüner Tee – und viele freiverkäufliche Medikamente. Etwa die schleimlösenden Substanzen Acetylcystein und Ambroxol sowie sehr viele Schmerzmittel, etwa Aspirin und Metoclopramid, ein sehr gängiges Mittel gegen Übelkeit, was übrigens gern zu Beginn eines Migräneanfalls genommen wird, Deshalb sollten Migränepatienten, die vorher an Übelkeit leiden, bestimmte Medikamente gegen diese meiden wie etwa Metoclopramid, Paspertin und MCP-Tropfen.

Allergien

Die Auslöser für Allergien sind nicht die Kohlenhydrate wie bei den Intoleranzen, sondern Proteine, also der Eiweißanteil in der Nahrung. Diese Eiweißanteile werden dann Allergene genannt, und unser Immunsystem bildet Antikörper gegen diese Allergene (siehe Seite 134).

Allergietyp 1 – Sofortreaktion

Beim Erstkontakt kommt es noch nicht zu einer allergischen Reaktion. Die B-Lymphozyten produzieren zunächst Antikörper, die sich dann auf den Mastzellen festsetzen. Und erst wenn wir dann, oft Tage später, einen zweiten Kontakt mit dem gleichen Lebensmittel oder mit dem gleichen Allergen haben, kommt es zu einer sogenannten Sofortreaktion innerhalb weniger Minuten –, das kann sogar in extremen Fällen bis zu Sekunden dauern – indem unser Körper mit einer Antigen-Antikörper-Reaktion reagiert. Dabei schütten diese Mastzellen hohe Mengen von Histamin aus. Dieses Histamin führt dazu, dass die Haut, aber auch die Schleimhäute anfangen zu schwellen und sich dadurch verengen. Es kann zum Asthmaanfall führen, zu Luftnot, zu Juckreiz hinten im Gaumen, beispielsweise wenn wir einen Apfel essen. Und es kommt gleichzeitig durch diese Histaminwirkung zu einer Erweiterung der Blutgefäße und zu einer Verlagerung von Flüssigkeit aus den Blutgefäßen in das umliegende Gewebe. Die Folge ist erheblicher Blutdruckabfall. Viele lebenswichtige Organe des Körpers werden nicht mehr ausreichend durchblutet, und es kommt zu einem allergischen oder auch anaphylaktischen Schock, der durchaus auch mit dem Tod enden kann, wenn nicht sofort geholfen wird. Diesen Allergietyp nennt man den Allergietyp 1 oder Sofortreaktion. Er wird mit dem Prick-Test, bei der ein Tropfen eines Allergenextraktes auf die Haut des Unterarmes gegeben wird und die Reaktion dann beobachtet wird, ausgetestet bzw. mit einer intrakutanen Testung, bei der die Testsubstanz, also die Allergene, in die Haut mit einer kleinen Lanzette eingestochen werden. Innerhalb von Minuten, spätestens nach 15, 20 Minuten, kann diese Sofortreaktion an der Haut abgelesen werden.

Allergietyp 2 – verzögerte Reaktion

Der zweite Allergietyp ist der sogenannte Typ 2, bei dem die Allergie zeitverzögert auftritt. Die Diagnose wird mithilfe eines Epikutan-Tests gestellt, einem standardisierten Testverfahren, um Kontaktallergene nachzuweisen. Dabei wird die zu testende Substanz mit einem Pflaster auf die Haut aufgetragen. Nach zwei bis drei Tagen wird dieses entfernt und auf der Haut abgelesen, ob sich eine Quaddel gebildet hat.

Auch die Seele übt einen Einfluss aus

Betrachten wir mal eine andere Seite. Eine Allergie ist ja eine Überreaktion auf irgendwelche Allergene, die zum Teil dem Körper gar nicht mal unbedingt schaden wollen. Da stellt sich die Frage: Warum muss ein Körper Antikörper gegen einen Apfel und gegen eine Erdbeere bilden? Allergien betreffen meistens Menschen, die auch in ihrem ganzen Wesen etwas sensibler sind. Daher liegt es nahe, mal Allergiker und Nicht-Allergiker vom Wesen her zu betrachten. Allergiker haben in der Regel einen etwas höheren Intelligenzquotienten, beschäftigen sich viel mehr mit dem, was um sie herum passiert, hinterfragen vieles und lassen sich zuweilen auch gerne auf Diskussionen ein. Zudem sind Allergiker in vielen Fällen einfach kreativer und beweglicher, während die Nicht-Allergiker etwas sturer, etwas behäbiger sind und auf das, was um sie herum passiert, nicht sehr differenziert reagieren. Aber so ist es halt: Wie wir uns seelisch geben, so reagiert der Körper. Wenn jemand sensibler reagiert – man nennt es ja auch eine Hypersensibilität gegen irgendwelche Stoffe – ist das meistens jemand, der auch in seinem Wesen etwas sensibler und differenzierter ist. Auf diese Weise kann die Seele einen Einfluss auf das körperliche Befinden haben, ohne dass man dies auf Anhieb vermutet.

Im Detail

Die Antikörperreaktion vom Soforttyp (Typ 1) wird durch Immunglobulin E vermittelt und betrifft vorwiegend frei im Blut befindliche Antigene. Beim Typ 2, beim verzögerten Typ, wird diese Reaktion durch Immunglobulin G oder Immunglobulin M vermittelt und betrifft vorwiegend Antigene, die an Zellen gebunden sind. Deswegen ist der Ablauf etwas verzögert, und die allergische Reaktion kommt erst später zum Vorschein. Die übrigen Allergietypen spielen bei der Nahrungsmittelallergie nur eine geringe Rolle, das wäre die Allergie vom Typ 3, vom Arthustyp. Und Typ 4, der Spättyp oder stark verzögerte Typ, wie der Name sagt. Bei ihm kann es Monate und Jahre dauern, bis sich die allergische Reaktion zeigt.

Allergien – aus der Sicht von metabolic balance®

Bei den Allergien haben wir von metabolic balance® ein etwas anderes Verständnis als die landläufige Medizin. Wir teilen die Allergien ein in Primär- und Sekundärallergien.

- Die primären Allergene, auch Hauptallergene genannt, sind Kuhmilch- und Weizenprodukte. Kuhmilch ist in der Regel das erste fremde Eiweiß, mit dem ein junger Erdenbürger nach einigen Monaten der Muttermilch in Berührung kommt. Die angenehme Mutterbrust wird plötzlich ausgetauscht gegen einen Gumminuckel an der Milchflasche, gefüllt mit anders schmeckender Milch, die noch dazu körperfremdes tierisches Eiweiß der Kuh enthält. Wenn das Kind Pech hat, füttert nun nicht einmal mehr die Mutter weiter, Papa, Oma und Tante kommen zum Fläschchengeben oder gar ein ganz fremder Babysitter. In jedem Fall handelt es sich um eine gravierende Veränderung, die das Baby in dieser Zeit mitmacht. So ist es nicht weiter verwunderlich, dass es eine richtige Abneigung gegen diese fremde Milch und das darin enthaltene Kuheiweiß entwickeln kann. Diese Allergie muss sich aber noch nicht sofort in Hautausschlägen, Verdauungsstörungen oder Ähnlichem äußern. Beschwerden können erst viel später im Leben auftreten. Mit einer solchen Hauptallergie sind allerdings die Weichen gestellt, dass das Kind später einmal eine sekundäre Allergie wie Erdbeerallergie, Apfel- oder Katzenhaarallergie etc. entwickelt.

- In meiner Praxis teste ich alle Allergiepatienten daher zunächst auf die beiden Primärallergene aus. Selbst wenn ein Patient mit einer Hausstauballergie kommt, teste ich auf die Hauptallergene. Wenn also Kinder an diversen Allergien wie beispielsweise Heuschnupfen oder Tierhaarallergie leiden, dann empfehle ich immer, zunächst für zwei Wochen entweder Kuhmilch- oder Weizenprodukte aus der täglichen Nahrung zu

Weizenunverträglichkeit

Da metabolic balance® auf Lebensmittel verzichtet, die eine hohe glykämische Last haben (Seite 58f.), stehen unzählige Produkte, die Weizen enthalten, nicht auf den Listen. Dies aber auch, weil Getreide Gluten enthält, das für viele Menschen unverträglich ist. Betroffene können mit Entzündungen im Dünndarm, Blähungen und Durchfall reagieren.

Kritischer Stoff: Gluten

Im Internet: www.dzg-online.de

frei von Gluten	mit verstecktem Gluten	reich an Gluten
Amaranth, Buchweizen, Quinoa, Hirse, Mais, Reis, Wildreis	gebundene Saucen, Fertigsuppen/-gerichte, Pudding	Weizen, Roggen, Gerste, Hafer, Grünkern, Dinkel, Kamut, Einkorn
frisches Obst und Gemüse	Pommes frites	Mehl, Grieß, Stärke
Milch, Naturjoghurt	Frischkäsezubereitungen	Müsli, Teigwaren
Fleisch	Wurst, Würstchen	Brot, Brötchen, Croissants
Fisch und Meeresfrüchte	Nuss-Nougat-Cremes	Kuchen, Torten
Eier, Hülsenfrüchte	Gewürzmischungen	Bier, Malzbier, Weizenbier

Info: Das »Klebereiweiß« Gluten weist gute backtechnologische Eigenschaften auf.

eliminieren. Und in 80 Prozent aller Fälle verschwinden dann auch die Sekundärallergien ganz schnell!

Fallbeispiel

Vor vielen Jahren zog eine Asthmatikerin aus München zu uns aufs Land, und sie kam zu mir als ihrem neuen Hausarzt. Ich bedankte mich für das Vertrauen, doch sie warnte mich, da sie Asthmatikerin war: Ihr vorheriger Hausarzt musste ein- bis zweimal pro Woche nachts einen Hausbesuch machen wegen eines akuten Asthmaanfalles. Eine Ursache für ihr Asthma war bisher nicht bekannt. Ich testete eine Kuhmilchallergie und gab ihr ein Faltblatt mit dem Hinweis, keine Kuhmilchprodukte mehr zu essen. Bei der Allergietestung mit dem Prick-Test wies sie unzählige sekundäre Allergien auf – gegen Hausstaub, Gräserpollen, Hunde- und Katzenhaare –, was aber, wenn sie auf Kuhmilchprodukte verzichtete, keine Rolle mehr spielte! Bis heute musste ich bei ihr kein einziges Mal einen Hausbesuch machen, um eine Asthmaspritze zu verabreichen so wie ihr ehemaliger Arzt in München. Die Patientin konnte die Kortisondosis rapide zurückschrauben und lebt seit 15 Jahren fast beschwerdefrei und hat damit eine ganz neue Lebensqualität erfahren.

Kuhmilcheiweißallergie

Kuhmilch enthält zwanzig Proteine, von denen fünf allergische Reaktionen auslösen können. Da diese unterschiedlich auf Hitze reagieren, kann nur Rohmilch unverträglich sein.

Kritische Stoffe: Milcheiweiße (Albumine, Laktoglobuline und Kasein)

frei von Milcheiweiß	arm an Milcheiweiß	reich an Milcheiweiß
naturbelassenes Obst	Sauerrahmbutter, Sahne	Milch
naturbelassenes Gemüse	Gebäck, Kekse, Kuchen	Buttermilch
Eier	Eierspeisen	Kefir
frische Kartoffeln	Kartoffelpüree	Käse
	Brühwurst, fettarme Wurst	Joghurt
	Süßigkeiten	Schokolade
Mineralwasser		Kakaogetränke mit Milch

Info: Milcheiweiß ist in vielen Produkten des täglichen Gebrauchs enthalten: Arzneimitteln, Vitamintabletten, Körpercremes, Kosmetika, Badezusätzen, Shampoo, Zahnpasta.

Achtung: Kreuzallergien sind zu beachten. So muss die Verträglichkeit von Soja getestet werden. Reagiert jemand auf Kasein allergisch, sind auch Ziegen- und Schafmilch tabu.

Hilfe durch metabolic balance®

Zur Erstellung Ihrer individuellen Lebensmittelauswahl wird Sie Ihr metabolic balance®-Betreuer auch nach Vorerkrankungen wie Allergien oder Nahrungsunverträglichkeiten fragen. Bestehen Allergien oder Intoleranzen gegenüber Nahrungsmitteln, werden diese automatisch bei der Planerstellung ausgeschlossen. Das bedeutet für den Teilnehmer, dass er sich vertrauensvoll beim täglichen Einkauf auf seinen Plan verlassen kann und nicht mehr täglich überlegen muss, was in den Einkaufskorb darf und was nicht. Allergiepatienten bekommen bei der Erstellung des individuellen metabolic balance®-Ernährungsplanes keine primären Allergene, es finden sich also keine Kuhmilchprodukte auf der persönlichen Nahrungsmittelauswahlliste. Weizenprodukte sind im metabolic balance®-Ernährungsplan grundsätzlich nicht enthalten, da Weizen eine sehr hohe glykämische Last hat.

Hohes Erfolgspotenzial bei Allergikern

Wir können auf unzählige Erfahrungsberichte zurückgreifen, in denen viele Teilnehmer mit diversen Allergieleiden deutliche Verbesserungen bis hin zu vollständiger Heilung durch die Stoffwechselumstellung mithilfe des individuellen metabolic balance®-Ernährungsplanes erfahren haben. Der zweite Grund, warum wir bei Menschen mit bestehenden Allergien so erfolgreich sind, ist, weil wir mit unserer Methode zugleich den Insulinspiegel senken. Dadurch verbessert sich ganz automatisch die Produktion der antientzündlichen Hormone im Körper wie Melatonin, DHEA und Wachstumshormone, – allesamt also Hormone, die eine wichtige Funktion im antientzündlichen und somit im allergischen Bereich aufweisen.

Allergieprävention

In den westlichen Industrieländern steigen die allergischen Erkrankungen, vor allem allergiebedingtes Asthma, Heuschnupfen und Neurodermitis, beständig an. Um schon von vornherein die Allergiewahrscheinlichkeit so klein wie möglich zu halten, wurde lange Zeit darauf gesetzt, Säuglinge von allen potenziellen Allergieauslösern fernzuhalten. Diese Herangehensweise gilt, wie aktuelle Studien belegen, inzwischen als überholt. Heute setzen die Experten auf die Förderung der Toleranzentwicklung – ein Verzicht und Verbot aller allergieauslösender Stoffe oder Klimas erwiesen sich in der Vergangenheit als eher kontraproduktiv.

Aktuelle Empfehlungen

Für die Erstellung neuer Empfehlungen zur Allergieprävention wurden internationale wissenschaftliche Untersuchungen von 2003 bis 2008 gesichtet und ausgewertet.

Für die ersten vier Lebensmonate

Die aktuellen Empfehlungen zur Primärprävention sehen immer noch bei Nicht-Risikokindern sowie bei Risikokindern ein ausschließliches Stillen in den ersten vier Lebensmonaten vor. Sollte das nicht möglich sein, kommen Nicht-

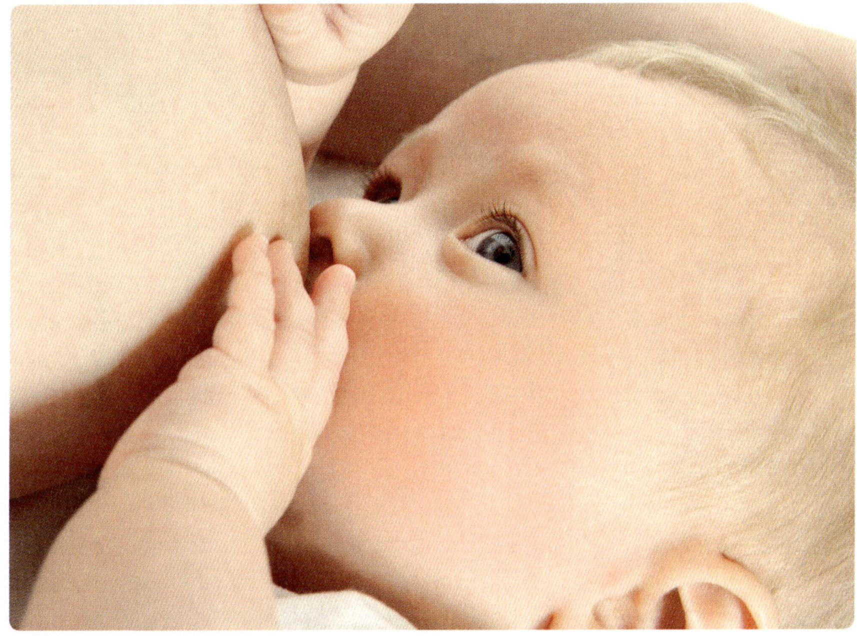

Stillen bis zum sechsten Lebensmonat ist die beste Vorsorge gegen mögliche Allergien.

Risikokinder mit normaler Säuglingsnahrung zurecht, Risikokinder sollten hingegen hypoallergene Kost (jedoch nicht soja-basiert) bekommen. Zu den weiteren Empfehlungen im Bereich Ernährung gehört es, den Kleinen keine Beikost vor dem vierten Lebensmonat zu geben. Allen Frauen wird geraten, sich während der Schwangerschaft und in der Stillzeit ausgewogen und nährstoffreich zu ernähren. Weder für Mutter noch Kind gibt es eine allgemeine Diät, die Allergien generell vorbeugen könnte. Einen Schutz vor bestimmten Allergien wie beispielsweise Neurodermitis scheint der Konsum von Fisch zu bieten. Er wird deshalb während der Schwangerschaft und Stillzeit und als Beikost für Kinder angeraten. Allgemein gilt es, insbesondere für Kinder mit Asthmarisiko, Übergewicht zu vermeiden.

Haustiere

Lange Zeit wurde die Haustierhaltung als weiterer Risikofaktor für das Auftreten von Allergien gesehen. Nicht-Risikokinder, so weiß man heute, brauchen nicht auf ein Tier verzichten. Bei Risikokindern hingegen sollten keine felltragenden Tiere, vor allem keine Katzen, im Haus leben. Unterstützend gilt es, ein Schimmelpilz förderndes Innenraumklima zu vermeiden, sich und sein Kind gegenüber Luftschadstoffen (vor allem Autoabgase, aber auch flüchtige organische Verbindungen, z. B. Formaldehyd, wie sie u. a. durch neue Möbel und bei Maler- und Renovierungsarbeiten freigesetzt werden können) so gut es geht zu schützen. Frauen sollten während und nach der Schwangerschaft nicht rauchen und sich sowie ihr Baby auch von Passivrauchsituationen fernhalten.

ADHS – das Zappelphilipp-Syndrom

Eltern fühlen sich häufig schuldig, glauben in der Erziehung etwas falsch gemacht zu haben, wenn der Arzt bei ihrem Kind ADHS diagnostiziert. Im Volksmund auch Zappelphilipp-Syndrom genannt, versteht man darunter eine Aufmerksamkeitsdefizit- und Hyperaktivitätsstörung. Dass die moderne Ernährung mit Zusatzstoffen und Geschmacksverstärkern schuld sein kann, ist vielen nicht bewusst.

Mindestens 6 Prozent (mitunter ist auch von 10 Prozent die Rede) aller Schulkinder sind betroffen, Jungen dreimal so häufig wie Mädchen. Unkonzentriert, verträumt, extrem lebhaft und impulsiv – das sind einige der Merkmale, mit denen hyperaktive Kinder charakterisiert werden. In der Schule können sie dem Unterricht meist nicht folgen, stattdessen träumen sie vor sich hin oder stören den Ablauf durch unsachgemäße Zwischenrufe. Zu Hause werden die Hausaufgaben zur Never-Ending-Story und das Zimmer zur Chaosbude.

Lebensweise ändern

Ein kleiner Trost für die Eltern: Erziehung ist nicht der Auslöser für ein ADHS-Syndrom. Dennoch kann man über Veränderung von Erziehung und Lebensweise einiges bewirken. So stellte man fest, dass bei Kindern mit ADHS-Syndrom ein starker Konsum von Fernsehen und Computer die Symptome noch verstärken kann. Feste Strukturen und Rituale sind deshalb für ADHS-Kinder besonders wichtig. Dazu gehören zum Beispiel geregelte Mahlzeiten und Schlafenszeiten. Auch ein abendliches Ritual wie das gemeinsame Lesen in einem Buch kann eine wohltuende Wirkung auf das Kind haben.

Kinder sind überfordert

Neueren Forschungen zufolge weiß man auch, dass bestimmte Botenstoffe im Gehirn, die für die Vermittlung von Informationen verantwortlich sind, hier eine wichtige Rolle spielen. Neurowissenschaftler der Universitäten Oldenburg und Regensburg entdeckten in einer Untersuchung von 2008, dass ADHS-Kinder deutliche Unterschiede in Struktur und Aktivität von Hirnarealen aufweisen, die für Gedächtnisleistung und die Kontrolle von Handlungen zuständig sind. So arbeiten das Kurzzeitgedächtnis und Arbeitsgedächtnis schlechter als bei Kindern ohne ADHS-Störung. Zu einem ähnlichen Ergebnis kommt auch Kinderärztin Roswitha Spallek vom Institut für Frühpädagogik in München. Ihrer Erfahrung nach führt eine Art Filterschwäche bei den Betroffenen dazu, dass das Gehirn mit Informationen überflutet wird – so wie bei einem Telefon, bei dem zehn oder mehr Anrufe gleichzeitig ankommen. Die »Telefonate« können dann nicht mehr oder nur noch bruchstückhaft verstanden werden. Einem Kind mit ADHS-Syndrom ergeht es ganz ähnlich. Es kann oft nicht unterscheiden, was wichtig oder unwichtig ist, es ist schlichtweg überfordert und reagiert dementsprechend.

Einfluss der Gesellschaft

Einen interessanten Ansatz zur Erklärung der zunehmenden ADHS-Erkrankung in unserer Gesellschaft bietet Bernd Ahrbeck, Professor für Verhaltensgestörtenpädagogik am Institut für Rehabilitationswissenschaften an der HU Berlin. Für Prof. Ahrbeck liegt die Ursache nicht im biologischen, sondern im kulturell-gesellschaftlichen Bereich. In einem Vortrag von 2007 sagte er hierzu unter anderem: »Gesellschaftlich gefragt sind nunmehr hochflexible Persönlichkeiten, die sich schnell auf Neues einstellen, es aber genauso zügig wieder aufgeben, um sich mit den nächsten Reizen, sprich: Anforderungen, zu beschäftigen. Das Alte darf dabei möglichst wenig innere Spuren hinterlassen, sonst wird es zu einer lähmenden Last. Wer langsam ist, verharrt, wer sich einer Sache ausdauernd widmet, gehört zu den Verlierern. Er ist nicht mehr auf der Höhe der Zeit. Ohne gebührende Gewichtung dieses kulturellen und gesellschaftlichen Hintergrundes lassen sich die heftige innere Unruhe und die massiven Aufmerksamkeitsstörungen, die viele Kinder gegenwärtig ergreifen, kaum erklären.«

Typische Merkmale einer ADHS-Erkrankung

ADHS-Erkrankungen lassen sich grob in drei Bereiche einteilen:

- **Der Wahrnehmungsbereich (= Aufmerksamkeit). Typisch sind Tagträume, leichte Ablenkbarkeit, mangelndes Durchhaltevermögen, Kritikempfindlichkeit und Vergesslichkeit.**
- **Der Sozialisationsbereich. Dieser ist gekennzeichnet durch starke Impulsivität mit spontanen Handlungen, Antriebslosigkeit und das häufige Unvermögen, planvoll zu handeln und sich selbst zu organisieren.**
- **Der motorische Bereich. Hierzu zählen Zappeligkeit sowie eine gewisse Ungeschicklichkeit in der Grob- und Feinmotorik.**

Nicht selten kommen noch andere Störungen hinzu wie Legasthenie (eine Störung beim Lesen und Schreiben), Verhaltensauffälligkeiten oder Tics (unkontrolliertes Zucken).

Nahrungsmittel im Test

Einige Studien deuten auch darauf hin, dass bei Kindern mit ADHS ein Nährstoffdefizit besteht. Erfahrungsberichten zufolge profitieren betroffene Kinder besonders von Magnesium und Omega-3-Fettsäuren. J. Egger behandelte 62 Kinder mit einem hyperkinetischen Syndrom über einen Monat mit einer oligoantigenen Diät, also mit Nahrungsmitteln, die kaum Allergien auslösen. Nach dieser Zeit wurde getestet, unter welchen Nahrungsmitteln wieder eine Verschlechterung eintrat.

Nahrungsmittel	Getestete Kinder	Verschlechterung bei
Farb- und Konservierungsstoffe	34	79 %
Kuhmilch	55	64 %
Schokolade	34	59 %
Trauben	18	50 %
Weizen	53	49 %

Quelle: Egger, J.: Zusammenfassung über das hyperkinetische Syndrom und seine Behandlungsmöglichkeiten. In: Ernährungsumschau 34/1987 (Sonderheft) S. 555-557

ADHS und Homöopathie

Ein Forscherteam der Universität Bern, Schweiz, untersuchte in den Jahren 2001 bis 2005 die Wirkung von Homöopathie bei 62 Kindern mit ADHS-Syndrom. Es handelte sich dabei um eine Doppelblindstudie, bei der weder der Arzt noch Eltern und Kinder wussten, ob mit einem Placebo oder einem homöopathischen Mittel behandelt wurde. Nach sechs Wochen wurden die Mittel ausgetauscht. Kinder, die bisher ein Placebo erhalten hatten, bekamen nun ein Homöopathikum und umgekehrt. Insgesamt wurden 17 verschiedene Mittel verabreicht, darunter beispielsweise Kalzium carbonicum, Lycopodium und Sulfur. Das Ergebnis der Studie: Die typischen ADHS-Symptome wie Hyperaktivität, Impulsivität und Ängstlichkeit nahmen während der Therapie mit Homöopathika um bis zu 63 Prozent ab. Auch das Lernverhalten verbesserte sich.

ADHS und Ernährung

Zahlreiche Studien der vergangenen Jahre und auch Erfahrungen von Eltern betroffener Kinder weisen darauf hin, dass der Ernährung eine Schlüsselrolle bei ADHS zukommt. Bereits 1973 berichtete der kalifornische Arzt Ben Feingold über seine Entdeckung, dass Nahrungsmittelzusätze wie künstliches Aroma, Farb- und Konservierungsstoffe für Lernstörungen und Verhaltensauffälligkeiten verantwortlich zu machen sind. Besonders die sogenannten Salizylate seien zu meiden. Die Apothekerin Herta Hafer stellte in den 1980er Jahren die Theorie auf, wonach phosphatreiche Nahrungsmittel zu einer Störung der Hirnfunktion führen. Sie empfahl daher eine Ernährung, die frei von natürlichen oder zugesetzten Phosphaten sein sollte. Eine kontrollierte Studie an der Mainzer Universitäts-Kinderklinik zeigte indes, dass mit einer phosphatreduzierten Diät keine nennenswerten Erfolge bei ADHS zu erzielen waren. Dem allerdings stehen Berichte von Ärzten und Eltern entgegen, wonach besonders künstliche Phosphatzusätze das Verhalten hyperaktiver Kinder negativ beeinflussen. Erfahrungen aus der Praxis zeigen außerdem, dass Zucker ADHS-Symptome verschlimmern kann.

Zucker als Auslöser

Dass Zucker ADHS-Symptome verschlimmern kann, ist eine Beobachtung, die durch eine skandinavische Untersuchung gestützt wird. So befragten Forscher der Universität Oslo rund 5 000 Kinder zwischen 15 und 16 Jahren nach ihrem Softdrinkkonsum. Die meisten tranken zwischen einer und sechs Dosen bzw. Flaschen Softdrinks pro Woche. Je mehr sie tranken, desto auffälliger wurde der Zusammenhang zu Hyperaktivität und anderen mentalen Verhaltensstörungen. Besonders die Jugendlichen, die vier oder mehr Gläser pro Tag tranken, zeigten deutliche Symptome von Hyperaktivität. Die Forscher führten dies auf die großen Mengen an Zucker zurück, die in diesen Getränken enthalten sind.

ADHS

Bei ADHS auf eine natürliche, frische, abwechslungsreiche Kost achten.

Kritische Stoffe: Nahrungsmittelzusätze (künstliche Aromen, Farb- und Konservierungsstoffe, Geschmacksverstärker wie Glutamat, Salizylate, Phosphate etc.) sowie Gluten

empfehlenswert	weniger empfehlenswert	nicht empfehlenswert
Dinkel (Gluten!)	Roggen (Gluten!)	Weizen, Auszugsmehle
Süßrahmbutter, Sahne	Käse	Milch, Eier
Hühnerfleisch (mager)		Schweinefleisch
Seefisch mit Omega-3-Fettsäuren	Nudeln aus Hartweizengrieß ohne Ei	raffinierter (weißer) Zucker, Schokolade, Trauben
Wasser		Colagetränke
Kräutertee		schwarzer Tee

Info: Sollte eine Unverträglichkeit zu Gluten (siehe Seite 272) vorliegen, so sind auch die Getreidearten zu meiden, die wenig Gluten enthalten.

ADHS bei Erwachsenen

ADHS galt lange Zeit ausschließlich als eine Erkrankung, die nur Kinder und Jugendliche betrifft. Heute weiß man, dass in jedem dritten Fall die Aufmerksamkeitsdefizit-Hyperaktivitätsstörung ins Erwachsenenalter überwechselt. Außerdem haben Studien ergeben, dass ADHS vererbt wird. Meist sind mehrere Generationen einer Familie betroffen. Doch ist die Erkennung der Erkrankung bei Erwachsenen wesentlich schwieriger als bei Kindern. Und das aus verschiedenen Gründen. In den Leitlinien und Empfehlungen zu ADHS der Bundesärztekammer heißt es dazu: »Erstens sind einzelne Symptome im Erwachsenenalter in der Bevölkerung weit verbreitet, ohne Krankheitswert zu haben. Zweitens kommt ADHS selten allein vor. Vielmehr geht sie oft mit anderen psychischen Störungen einher und wird häufig erst diagnostiziert, wenn diese erkannt werden ...«.

Die Diagnose stellen

Zur Diagnosestellung beruft man sich auf die sogenannten Utah-Kriterien, wobei für eine eindeutige Diagnose die Punkte 1 und 2 sowie zwei der Punkte 3 bis 7 erfüllt sein müssen:

- **Aufmerksamkeitsstörung:** starkes Unvermögen, Gesprächen aufmerksam zuzuhören, erhöhte Ablenkbarkeit, Schwierigkeit, schriftliche Dinge zu erledigen, Vergesslichkeit, häufiges Verlieren von Alltagsgegenständen wie Autoschlüssel, Geldbeutel oder Brille.
- **Motorische Hyperaktivität:** Innere Unruhe und Nervosität, Unfähigkeit, sitzende Tätigkeiten durchzuhalten, zum Beispiel am Tisch still zu sitzen oder Zeitung zu lesen, stets »auf dem Sprung« sein.
- **Affektlabilität:** Gekennzeichnet durch den Wechsel zwischen normaler und niedergeschlagener Stimmung sowie leichtgradiger Erregung (mit einer Dauer von einigen Minuten bis maximal einigen Tagen). Die Patienten beschreiben ihre Stimmung häufig als Unzufriedenheit oder Langeweile. Im Unterschied zur Depression kommt es aber zu keinem ausgeprägten Interessensverlust oder somatischen Begleiterscheinungen.
- **Desorganisiertes Verhalten:** Aktivitäten werden unvollständig geplant und organisiert. Aufgaben werden oft nicht zu Ende gebracht, die Betroffenen wechseln planlos von einer Aufgabe zur nächsten, zeigen wenig »Haftenbleiben«, Schwierigkeiten in der zeitlichen Organisation und Unfähigkeit, Zeitpläne oder Termine einzuhalten.
- **Affektkontrolle:** Ständige Reizbarkeit, auch aus geringem Anlass, verminderte Frustrationstoleranz und kurzfristige Wutausbrüche häufig mit nachteiliger Wirkung auf die Beziehung zu Mitmenschen. Typisch ist eine erhöhte Reizbarkeit im Straßenverkehr.
- **Impulsivität:** Dazwischenreden, Unterbrechen anderer im Gespräch, Ungeduld, impulsive Geldausgaben.
- **Emotionale Überreaktion:** Überzogene emotionale Reaktionen auf alltägliche Stressfaktoren. Die Patienten beschreiben sich selbst häufig als schnell »belästigt« oder gestresst.

Zur Behandlung von ADHS kommt es auch bei Erwachsenen auf die richtige Ernährung an.

metabolic balance® bei ADHS

Dass die Ernährung bei ADHS eine entscheidende Rolle spielt, können wir von metabolic balance® bestätigen. Allerdings ist es nicht nur ein Faktor, der hier ins Spiel kommt, sondern auch der Cocktail aus verschiedenen ungesunden Nahrungsmitteln. Neben zuckerhaltigen Lebensmitteln sind ebenso die Phosphate und die künstlichen Aroma- und Farbstoffe für die oben angesprochene Filterschwäche des Gehirns und damit die Entgleisung vom normalen Verhalten verantwortlich. Softdrinks & Co. zählen zu den Mineralienräubern, kein Wunder also, dass dies auch ein Nährstoffdefizit auslöst. Durch den individuellen metabolic balance®-Ernährungsplan kann sich über eine Balance des Stoffwechsels auch wieder eine Balance im Verhalten der von ADHS betroffenen Kinder entwickeln.

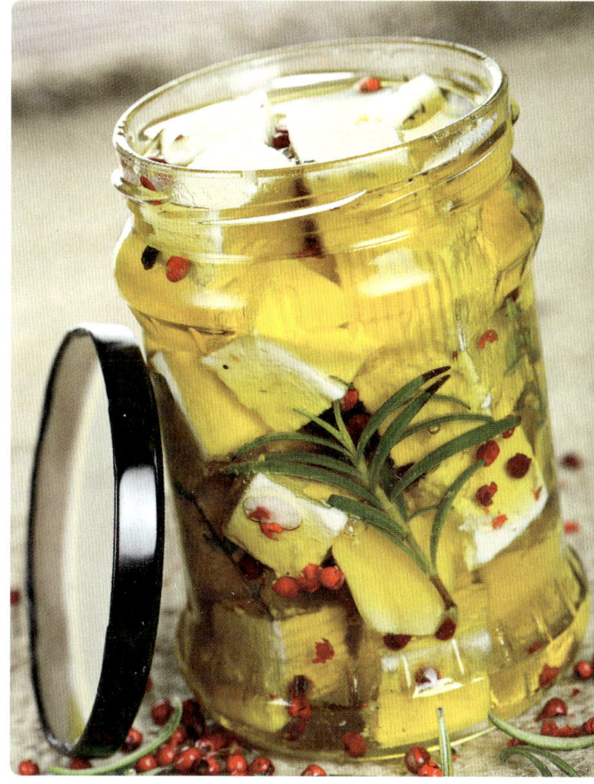

Wer sicher sein will, hochwertige Öle aufzunehmen, der sollte auch bei eingelegter Ware lieber selbst Hand anlegen. Etwa beim Einlegen von Schafskäse – mit frischen Kräutern und Gewürzen.

Dopaminspiegel erhöhen

Mitentscheidend sind hier auch die von uns empfohlenen gesunden Öle mit einem hohen Anteil an Omega-3-Fettsäuren. Bei Kindern mit Aufmerksamkeitsdefizitsyndrom wurden bei Untersuchungen sehr viel niedrigere Werte für Omega-3-Fettsäuren festgestellt. Diese Fettsäuren erhöhen im Gehirn die wichtige Überträgersubstanz Dopamin, ohne die keine Information weitergegeben werden kann. Nach dem gleichen Prinzip arbeiten auch die gängigen »Stimulanzien«, die diesen Kindern als Therapie verabreicht werden. Wenn dem Körper auf ihn abgestimmte, wichtige Nährstoffe zugeführt werden, dann wird dadurch ein Prozess der Selbstheilung und Selbstregulation in Gang gesetzt, der gerade im jungen kindlichen Organismus besonders schnell und effektiv zur Wirkung kommt. Bei vielen Kindern und Jugendlichen, die ihre Ernährung mit metabolic balance® umstellten, konnte das Medikament Ritalin, das in diesem Fall eingesetzt wird, stark reduziert, in einigen Fällen sogar ganz abgesetzt werden.

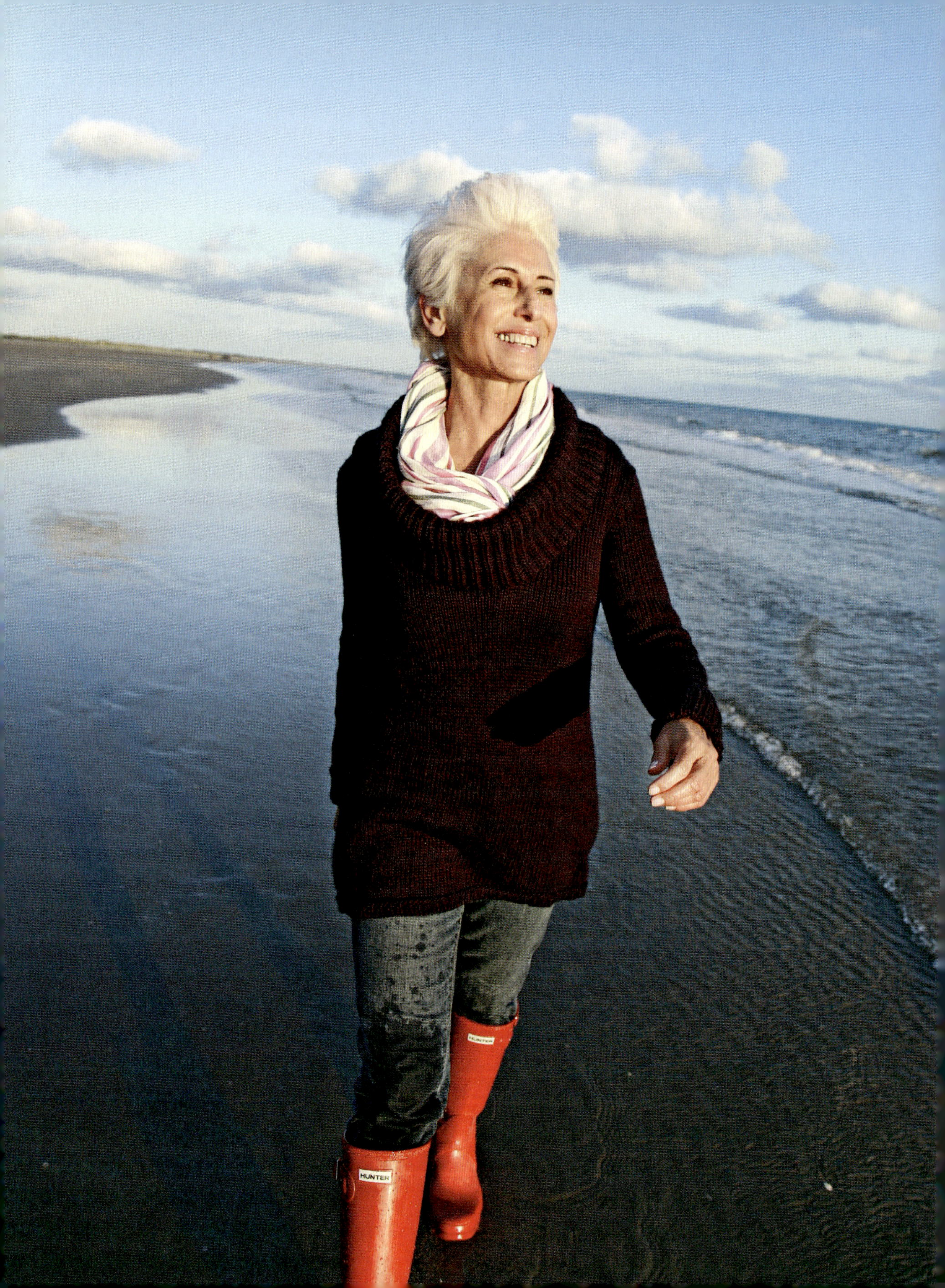
HUNTER
HUNTER

Anti-Aging – Fitness für den Körper

Wir sind so jung wie unsere Hormone. Ein gesunder Stoffwechsel schafft die Basis, damit der Körper sich selbst helfen kann.

Hormone beeinflussen unser Leben

»Wir müssen uns beständig verändern, erneuern, verjüngen – andernfalls verhärten wir«, das wusste schon unser größter deutscher Dichter Johann Wolfgang von Goethe. Was er damit meinte, ist die Tatsache, dass wir selbst etwas dazu tun müssen, um jung und gesund zu bleiben. Wir dürfen keinen »Rost« ansetzen – weder in unseren Körperzellen noch in unserem Geist.

Die Voraussetzung fürs Jungbleiben ist in unserem eigenen Organismus von Natur aus angelegt. Denn alle sieben Jahre bilden sich sämtliche Körperzellen komplett neu, werden wir sozusagen rein körperlich zu einem neuen Menschen. Ein Potenzial, das es zu nutzen gilt, das es aber nicht zum Nulltarif gibt. Denn wie jeder weiß, altern wir trotzdem. Deswegen geht es darum, all jene Faktoren zu minimieren, die wir selbst beständig schaffen, um alt zu werden.

Es liegt in unserer Hand

Wie Sie in diesem Buch erfahren haben, spielt der Stoffwechsel eine Schlüsselrolle für Gesundheit und Vitalität und – damit in Zusammenhang stehend – natürlich auch für den Alterungsprozess. Und wie Sie ebenfalls wissen, gibt es eine Menge Faktoren mit denen wir den Stoffwechsel positiv beeinflussen können. Dazu gehören insbesondere eine stoffwechselgesunde Ernährungsweise wie die von metabolic balance®, der Abbau von Übergewicht, ausreichend Schlaf sowie ein regelmäßiges Bewegungsprogramm. Und Wissenschaftler auf der ganzen Welt sind sich einig: Jugendlich, gesund und vital zu sein ist vor allem auch eine Frage des ausgewogenen Hormonhaushaltes – nicht nur in der Jugend, sondern auch später. Hormone steuern über den Blutweg alle wichtigen Körperfunktionen wie Stoffwechsel, Wasserhaushalt, Kreislauf, Atmung und Körpertemperatur. Hormone sind verantwortlich für die Entwicklung des Geschlechts, für die Fortpflanzung und das Wachstum und sie sind maßgeblich daran beteiligt, wie wir uns fühlen. Kurzum: Hormone beeinflussen unser Leben, unsere Stimmungen, unsere Vitalität und Attraktivität, unsere Glücksgefühle und unsere Lebendigkeit. Jung bleibt, wer es schafft, eine hormonelle Balance – die uns die Natur mitgegeben hat – möglichst lange aufrechtzuerhalten.

Leistungsfähig bis ins hohe Alter

Einen Haken gibt es allerdings dabei. Mit zunehmendem Alter lässt die körpereigene Hormonproduktion nach: Falten, graue Haare, steife Knochen und Gelenke, geringere Belastbarkeit und schnellere Erschöpfung, Konzentrationsschwäche, Depressionen und Altersstarrsinn sind die Boten des Altwerdens. Auch die Produktion der Geschlechtshormone lässt nach. Doch gegen die meisten dieser unerfreulichen Begleiterscheinungen können wir etwas tun. Dass wir auch mit 70 oder mehr Jahren noch vital, gesund und attraktiv sein können, ist für Anti-Aging-Forscher heute keine Frage mehr. Denn auch Hormone lassen sich auf natürliche Weise ankurbeln. Mit der richtigen Ernährung können wir Zellen, Organe und Hormonsystem in Schwung und gesund halten. Durch die Senkung des Insulinspiegels verbessern wir die Bildung der Geschlechtshormone und der anderen wichtigen Hormone, die uns vor zu schnellem Altern schützen, wie Wachstumshormone und Melatonin.

Hormone steuern das Geschehen

Hormone (griech. »antreiben« oder »erregen«) sind körpereigene Botenstoffe, die in Drüsen oder Geweben gebildet werden. Die oberste Instanz ist hierbei der Hypothalamus (siehe Seite 90), der Informationen aus der Peripherie erhält und diese weiter gibt an die Hypophyse (Hirnanhangsdrüse). Der Hypophysenvorder-

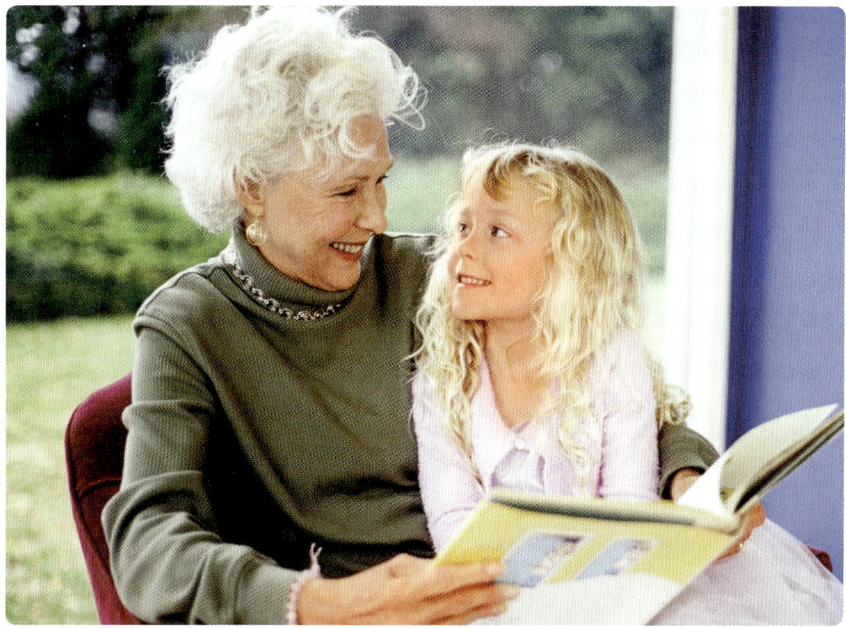

Glücklich und aktiv bis ins hohe Alter zu sein, ist wohl der Wunsch von uns allen. Damit er Wirklichkeit wird, ist unsere Eigeninitiative gefragt: gesunde Ernährung und regelmäßige Bewegung.

lappen gibt stimulierende Hormone ab, die die hormonbildenden Drüsen veranlassen, die erforderlichen Hormone zu produzieren. Das hier gebildete TSH z.B. (Thyreoidea stimulierendes Hormon) veranlasst die Schilddrüse, mehr Schilddrüsenhormone zu produzieren. ACTH, FSH und LH stimulieren die Nebennieren und die Geschlechtsorgane. Die im Hinterlappen gespeicherten Hormone (ADH und Oxytocin) wirken direkt auf die Endorgane (Nieren und glatte Muskulatur). Dabei sind die Zeiträume von der Hormonausschüttung bis zur Hormonwirkung sehr unterschiedlich. Adrenalin, das Stresshormon, wirkt z.B. sehr schnell, während ein Steroidhormon erst nach Stunden wirkt.

Endokrines System

Wie wir bereits wissen (siehe Seite 86) spricht man beim Hormonsystem auch vom endokrinen System (griech. »nach innen abführend«), weil die Hormone direkt ins Blut abgegeben werden. Der Hypothalamus im Gehirn steuert die Aktivität der verschiedenen Hormondrüsen wie Schilddrüse, Nebennierenrinde und Geschlechtsorgane (aber nicht die Bauchspeicheldrüse). Die einzelnen, soeben genannten Hormondrüsen beeinflussen sich gegenseitig. Deswegen ist es wichtig, dass jede einzelne Hormondrüse für sich intakt ist. Am Wohl und Wehe der einzelnen Drüse hängt sozusagen das ganze System. Deswegen – man kann es nicht genug betonen – ist es so wichtig, dass wir gut für uns sorgen: mit der richtigen Ernährung, mit Bewegung, mit ausreichend Schlaf und mit so wenig Genussgiften wie möglich.

Unser wahres Alter: das »biologische Alter«

Für Professor Alfred Wolf vom Medizinischen Zentrum Ulm spielt vor allem das »biologische Alter« eine wichtige Rolle, wenn es um Gesundheit und Vitalität im Alter geht. Wie der Experte auf einem Anti-Aging-Kongress in Wien vortrug, ließe sich der Alterungsprozess an bestimmten biologischen Markern erkennen. So nimmt die Organvitalität nach der Geburt zu, bei Frauen liegen die Spitzenwerte zwischen dem 15. bis 25., bei Männern zwischen dem 18. und 28. Lebensjahr. Ist dieser Peak erreicht, führe die Kurve danach bereits steil abwärts, die ersten Alterungsprozesse setzen ein, die Leistungsfähigkeit nimmt ab, und am Ende dieses Prozesses steht der Tod.

Die Vitalität ist messbar

Prof. Wolf und seine Mitarbeiter haben nun spezielle Parameter ermittelt, die eine genaue Voraussage für Vitalität und Altersprozess erlauben. Hierzu zählen beispielsweise die Ermittlung der maximalen Sauerstoffaufnahmekapazität, kardiovaskuläre, neuromuskuläre, neurofunktionale und genetische Parameter, sowie Messungen von der Lungen- und Muskelfunktion, Knochendichte u.v.m. Das ermittelte Ergebnis gibt Auskunft über das wahre biologische Alter, über Vitalität und Gesundheitszustand und schätzt sogar das individuelle kardiovaskuläre Risiko ein. »Solche Funktionsmessungen der Vitalität sind wissenschaftliche Instrumente zur modernen Prävention«, so Professor Alfred Wolf.

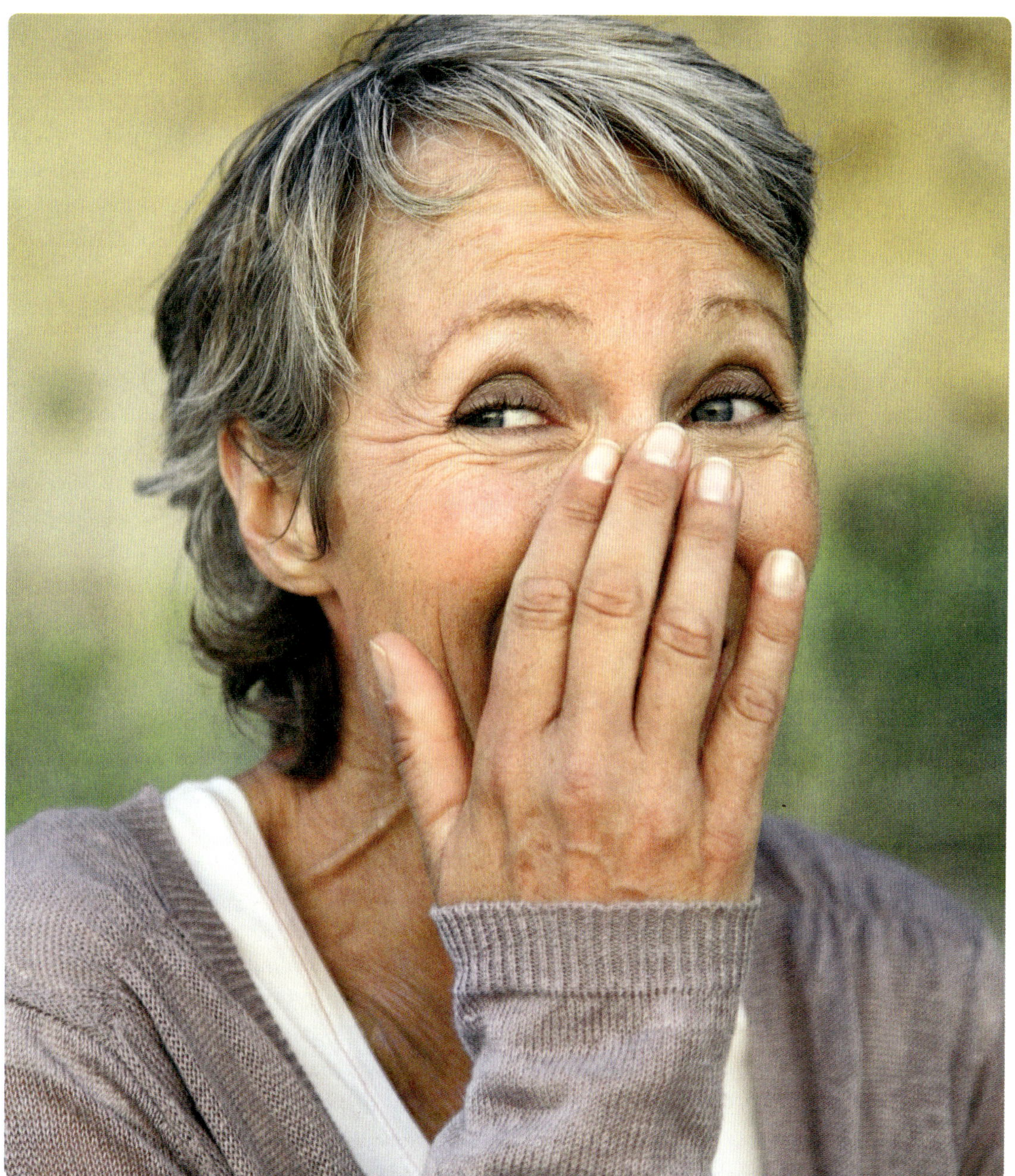

Es ist nie zu spät, mit einer Ernährung à la metabolic balance® anzufangen. Für die meisten Menschen, die sich dafür entschieden haben, eröffnen sich neue Perspektiven. Sie werden wieder aktiver und haben noch mehr Spaß am Leben.

Hormongesund essen

Auf der Basis dieser Erkenntnis ist es interessant, die für unsere Gesundheit und Anti-Aging wichtigsten Hormone kennenzulernen und zu wissen, welche Nahrungsbausteine sie benötigen, um im Körper richtig wirken zu können.

DHEA

Von zentraler Bedeutung in Bezug auf Jugend und Vitalität ist DHEA (Dehydroepiandrosteron). Es handelt sich dabei um ein Steroidhormon, das in der Nebennierenrinde produziert wird. Steroidhormone leiten sich vom Cholesterin ab und sind fettlöslich. Sie können deshalb ohne Schwierigkeiten durch die Zellmembranen gelangen und sich im Zellinnern an ein Rezeptorhormon binden. Durch diese Eigenschaft sind sie dazu prädestiniert, vielfache Wirkungen zu erzielen.

Bestandteil von Geschlechtshormonen

DHEA wird bis etwa zum 25. Lebensjahr in einer Menge von etwa 30 Milligramm pro Tag produziert. Danach fällt es stetig ab und beträgt im Alter von 85 Jahren meist nur noch 6 Milligramm pro Tag. Studien haben ergeben, dass bei manchen Menschen die DHEA-Abnahme im Laufe ihres Lebens 95 Prozent betragen kann. Das ist die größte Abnahme bei biochemischen Stoffen, die überhaupt bekannt ist. Übrigens: Frauen produzieren mehr DHEA als Männer. DHEA ist die Grundsubstanz, aus der die weiblichen (Östrogene) und männlichen (Androgene) Geschlechtshormone produziert werden. Hohe Insulinspiegel, wie wir sie bei Menschen mit Übergewicht und Metabolischem Syndrom finden, hemmen die körpereigene Produktion von DHEA! Unter metabolic balance® sinkt der Insulinspiegel und der Körper kann selbst wieder mehr von diesem wichtigen Hormon herstellen, das von allen Hormonen die stärkste Anti-Aging-Eigenschaft besitzt.

Positive Wirkungen

Demgegenüber haben zahlreiche Studien mit DHEA-Gaben an Mensch und Tier zahlreiche positive Wirkungen belegt, unter anderem:

- gegen verschiedene Arten von Krebs
- gegen Arteriosklerose
- gegen Übergewicht
- gegen Altern und
- für eine verlängerte Lebensdauer.

Darüber hinaus soll DHEA die Stimmung verbessern, die Sexualität steigern, Stress entgegenwirken, Herzkrankheiten vorbeugen, das Immunsystem stärken und vor Osteoporose und Alzheimer schützen. In Tierversuchen konnte DHEA das Leben von Nagetieren um 50 Prozent verlängern. Zudem sahen sie auch jünger aus und waren durch ihr glattes, schwarzhaariges Fell leicht von den grauhaarigen Kontrolltieren zu unterscheiden. Aufgrund seiner zahlreichen Vorteile lässt sich DHEA also mit Fug und Recht als stärkstes Anti-Aging-Hormon bezeichnen. Und das Beste daran: DHEA kann man essen, und der Körper kann es in der Nebennierenrinde selbst herstellen. Besonders reichlich ist es in Kürbis-, Oliven- und Rapsöl sowie in Auberginen, Avocados, Lachs und Thunfisch enthalten.

Somatotropin

Als wahrer Jungbrunnen gilt das Wachstumshormon Somatotropin, auch bekannt als STH (Somatotropes Hormon) und HGH (Human Growth Hormone). Es handelt sich dabei um ein Protein aus rund 190 Aminosäuren, das in der Hypophyse, der Hirnanhangsdrüse, produziert wird. Da dieses Hormon für das Wachstum zuständig ist, kommt es bei Kindern und Jugendlichen in der Pubertät am reichhaltigsten vor.

Förderung durch andere Hormone

Die Produktion des Wachstumshormons wird durch viele andere Hormone gefördert, allen voran das Growth Hormone Releasing-Hormone (GHRH) aus dem Hypothalamus. Man nennt es auch Somatoliberin. Der Hypothalamus gibt also GHRH aus, um die Hypophyse dazu zu bringen, andere hormonproduzierende Drüsen zu aktivieren. Ferner wird die Produktion des Wachstumshormons durch Ghrelin (siehe Seite 121) aktiviert und gefördert. Auch Schilddrüsenhormone forcieren die Produktion von Wachstumshormonen, genauso wie die Steroidhormone Östrogen und Testosteron, vor allem in der Pubertät.

Niedrige Glukose- und Insulinwerte

Niedrige Glukose- und Insulinspiegel – hier schließt sich der Bogen zur metabolic balance®-Stoffwechselumstellung – stimulieren ebenso das Wachstumshormon wie natürlich körperliche Aktivität und tiefer Schlaf.

- Die Wirkung der Wachstumshormone wird eigentlich gar nicht durch das Wachstumshormon selbst, durch das GH, induziert, sondern durch den Insulin-like-Growth-Factor, IGF genannt. Das ist das eigentliche Hormon, das die Wachstumseffekte produziert. Und dieser IGF, dieser insulinähnliche Wachstumsfaktor, ist tatsächlich strukturell dem Insulin sehr ähnlich. Folglich verhält es sich so, dass ein hoher Insulinspiegel die Produktion dieses Wachstumsfaktors hemmt. Andererseits ist es sogar so, dass langfristig erhöhte Wachstumsfaktorenspiegel sogar zu einer Insulinresistenz führen können.

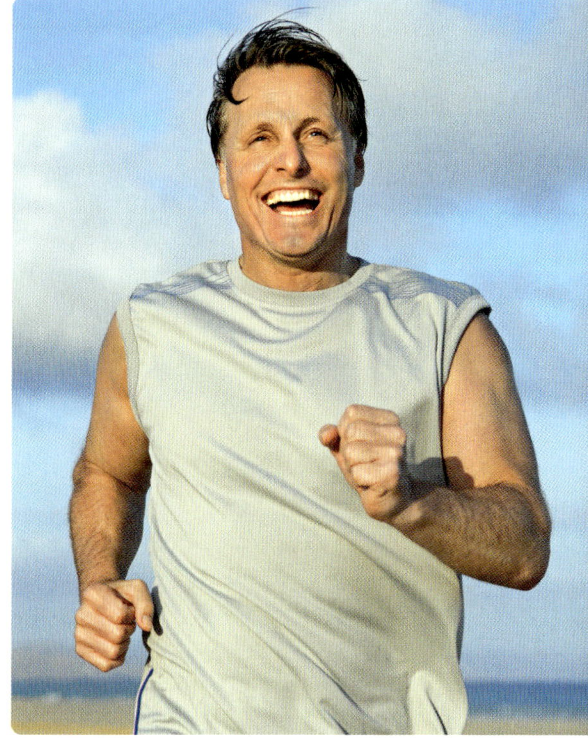

Ob am Meer, im Stadtwald oder im Fitnessstudio: Bewegung kurbelt den Stoffwechsel an.

Funktionen von Somatotropin

Das Wachstumshormon fördert

- das Wachstum der Zellen in den Organen
- repariert zerstörte Zellen und
- stärkt das Immunsystem.

Viele Prominente nehmen Somatotropin als Anti-Aging-Hormon ein. Denn das Wachstumshormon beeinflusst auch Muskeln, Knochen und Gewebe positiv. Die Fettverbrennung wird angekurbelt und gleichzeitig der Muskelaufbau anregt. Zudem reguliert Somatotropin das Verhältnis von gutem und schlechtem Cholesterin. Herzinfarkt und Arteriosklerose kann durch dieses Hormon ebenso vorgebeugt werden wie Osteoporose. Doch bei einer Aufnahme als Nahrungsergänzungsmittel ist nicht gewährleistet, dass jeweils die richtige, körpergerechte Dosis eingenommen wird.

metabolic balance® hilft

Mit dem metabolic balance®-Ernährungs- und Bewegungsplan kann man stattdessen das altersbedingte Absinken des Somatotropinspiegels in Schach halten. Denn auch dieses Hormon wird in seiner Produktion durch einen hohen Insulinspiegel gehemmt. Weiter sind regelmäßige Bewegung, gutes Eiweiß und viel Vitamin C genau die Nahrung, die dieses Hormon braucht.

Östrogene

Die Weiblichkeitshormone, Östrogene, werden in erster Linie in den Eierstöcken gebildet, darüber hinaus aber auch im Gelbkörper und in geringen Mengen in der Nebennierenrinde. Fettgewebe, Muskeln und Knochenmark pro-

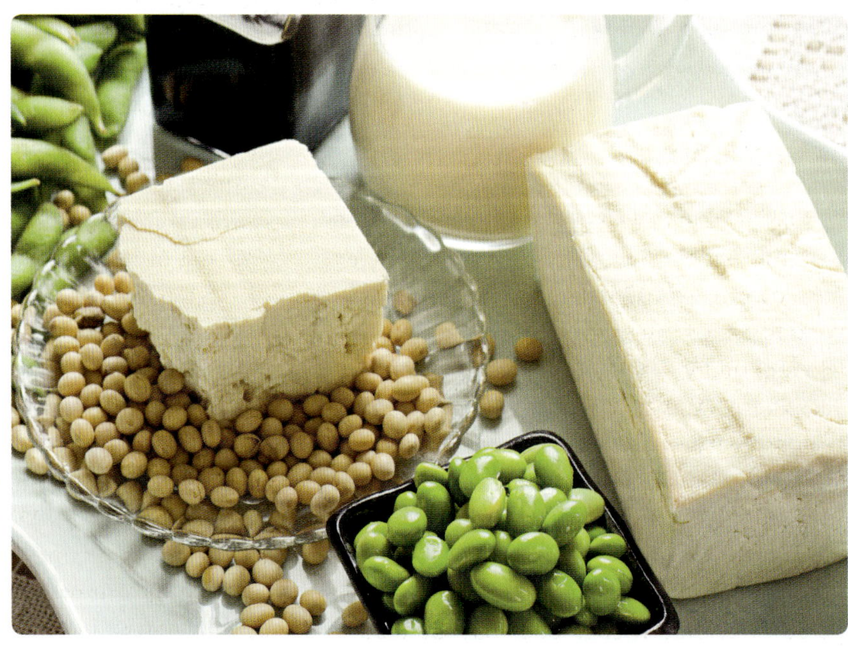

Aus den kleinen, runden Sojabohnen werden auch Sojamilch, Sojasprossen und Sojaquark (Tofu) hergestellt.

duzieren ebenfalls kleine Mengen an Östrogen. Besonders viel Östrogen produziert die Plazenta einer schwangeren Frau. Sogar in den Hoden des Mannes werden geringe Mengen an Östrogen produziert.

Funktionen der Östrogene

Östrogene spielen eine wichtige Rolle für:

- die Hautelastizität
- den Fettstoffwechsel und
- den Knochenstoffwechsel.

Sie sorgen für vitales Haar und starke Nägel. Auch der gesunde Schlaf wird von diesem Hormon beeinflusst. Umgekehrt führt ein Östrogenmangel zu Faltenbildung, Depressionen und Schlafstörungen. Auch in diesem Fall kann durch eine entsprechende Ernährung ein altersbedingter Hormonabfall ausgeglichen werden. Sojaprodukte, Salbei, Rotklee, Hopfen und Gelée Royale beispielsweise enthalten viel natürliches Östrogen.

Testosteron

Das als »Männlichkeitshormon« bekannte Testosteron ist ein Sexualhormon (= Androgen), das sowohl bei Männern als auch bei Frauen vorkommt. Der Begriff leitet sich von »testis« (Hoden) und von Steroid ab. Bei Männern wird Testosteron zu 95 Prozent in den sogenannten Leydigschen Zwischenzellen produziert, bei den Frauen in den Eierstöcken. Testosteron fördert die Ausbildung der Geschlechtsorgane, die Libido und das sexuelle Verlangen, sowie bei den Männern die Produktion der Spermien. Die Regulation erfolgt wieder über das Gonadotropin Releasing Hormone (GRH), das im Hypothalamus produziert wird und in der Hypophyse dann die Gonadotropine, luteinisierendes Hormon LH, follikelstimulierendes Hormon, freisetzt, das sich bei Männern auf die Hoden und Ausbildung von Testosteron auswirkt und bei den Frauen in den Eierstöcken für die Östrogenproduktion. Aber auch Ausdauer und Lebenslust gehen auf das Konto dieses Geschlechtshormons.

Lebensmittel gezielt auswählen

Mit Hafer, Ginseng und dem unter anderem in Garnelen, Weizenkleie, Kürbiskernen und Sojabohnen enthaltenen Zink lassen sich Libido und körperlich-geistige Fitness auf natürliche Weise steigern.

Melatonin

Melatonin, das Schlafhormon, wird in der Zirbeldrüse (Epiphyse) – einer winzigen Region im Gehirn – bei Einbruch der Dunkelheit hergestellt. Die Information, ob es hell oder dunkel ist, wird vom Auge geliefert. Die Zirbeldrüse beginnt mit der Herstellung von Melatonin in den Abendstunden und erreicht ihre größte Produktion in der Zeit zwischen zwei und vier Uhr nachts. Auf dem Blutweg gelangt dieses Hormon in jede Körperzelle. Wir werden müde. Wer die Nacht zum Tage macht, stört diesen natürlichen Rhythmus auf empfindliche Weise. Studien zeigen, dass Melatonin nicht nur den Schlaf-Wach-Rhythmus reguliert, sondern auch eine Rolle im Kampf gegen freie Radikale spielt. Als Anti-Aging-Hormon hat es sich vor allem aber deshalb einen Namen gemacht, weil es die Zellteilung verlangsamt und auf diese Weise den Alterungsprozess verzögert. Mit zunehmenden Jahren nimmt die körpereigene Melatoninproduktion ab, worunter meist die Schlafqualität erheblich leidet. Und als Folge davon auch das Gedächtnis, wie Forscher festgestellt haben.

Lebensmittel, die unterstützen

Unter anderem können Sojabohnen, Erdnüsse und Mandeln, Lapacho- und Johanneskrauttee Erste Hilfe bei Schlafproblemen und Gedächtnislücken leisten und die Melatonin-Produktion wieder ankurbeln.

Serotonin

Serotonin sorgt dafür, dass man ausgeglichen, glücklich und zufrieden ist. Serotonin, bekannt als das Gute-Laune-Hormon, wird zu 90 Prozent im Verdauungstrakt produziert. Abgebaut und inaktiviert wird es durch das Enzym Monoaminooxydase. Viele Medikamente, die den Serotoninspiegel steigern sollen, wirken dadurch, dass sie dieses Enzym hemmen und es dadurch langsam abgebaut wird, und der Serotoninspiegel dadurch höher bleibt. Neben einem positiven Gemütszustand sorgt dieses Hormon auch für einen gesunden Schlafrhythmus und Sexualtrieb. Außerdem reguliert es die Körpertemperatur. Der Gegenspieler von Serotonin ist das Stresshormon Kortisol, welches den Zelltod und damit den Alterungsprozess beschleunigt. Auch das Immunsystem leidet dann darunter. In Stressphasen ist es deshalb besonders wichtig, dass der Körper genug Serotonin bilden kann. Die Aminosäure, die als Ausgangssubstanz für die Herstellung von Serotonin erforderlich ist, ist Tryptophan.

Lebensmittel, die helfen

Die Aminosäure Tryptophan kommt unter anderem besonders reichhaltig in Milch und Haferflocken, Erdnüssen, Haselnüssen sowie in Erbsen, Bohnen und Sojabohnen vor.

Schilddrüsenhormone

Die in der Schilddrüse gebildeten Hormone Triiodthyronin (T3) und Thyroxin (T4) – T 3 ist acht Mal aktiver als das T4 – spielen eine lebenswichtige Rolle für den Energie- und Zellstoffwechsel. Die Hormone, die auf dem Blutweg zu den Körperzellen gelangen, erfüllen eine Vielzahl an Aufgaben: Nervensystem, Herzleistung, Blutdruck, Muskelkraft und Körpergewicht hängen unter anderem von einem intakten Schilddrüsen-Hormonhaushalt ab.

Über-/Unterfunktionen der Schilddrüse

Schilddrüsenerkrankungen wie eine Über- oder Unterfunktion können das Gleichgewicht des gesamten Stoffwechsels auf empfindliche Weise stören und die Lebensqualität erheblich einschränken. Rund 3 Millionen Menschen in Deutschland – so die offiziellen Zahlen – leiden an Schilddrüsenerkrankungen. Laut der Zeitschrift Focus 5/04 leiden rund 18,6 Prozent der Deutschen an Schilddrüsen bedingten Stoffwechselstörungen und gut 7 Prozent an Kropf – Zahlen, die sich mittlerweile sicher noch er-

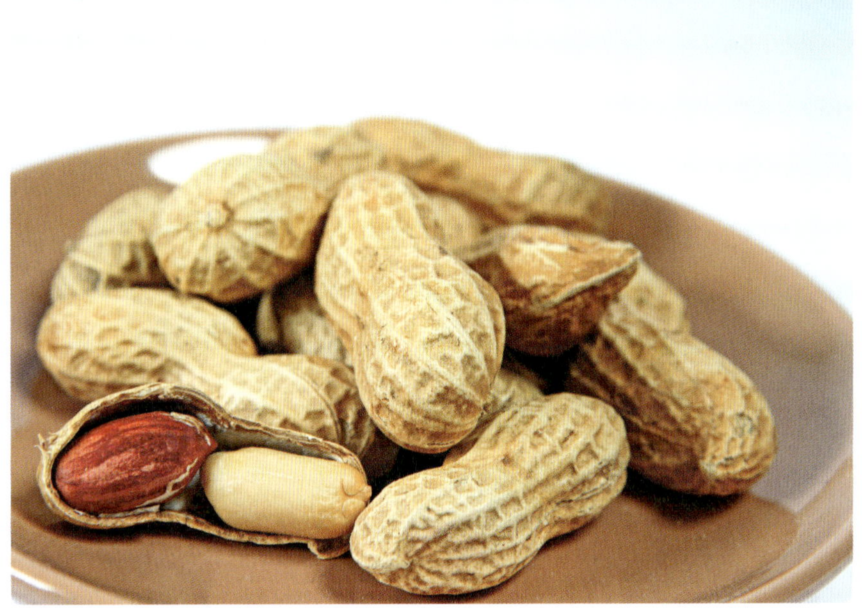

Ungesalzene Erdnüsse für unterwegs sind ideal, um bei einem Essen oder Umtrunk außer Haus eine Portion Eiweiß in der Tasche zu haben. So kann man ein paar Nüsse essen, bevor man ein Gläschen Alkohol trinkt.

höht haben dürften. Schätzungen zufolge sollen heute etwa 30 Prozent aller Deutschen Probleme mit der Schilddrüse haben. Leider besteht aber generell die Tendenz, Schilddrüsenerkrankungen zu verharmlosen. Nicht selten wird gar keine Schilddrüsenerkrankung diagnostiziert, sondern eine Symptomerkrankung wie Chronisches Erschöpfungssyndrom, Schlafstörungen, Herzbeschwerden, Hautprobleme oder psychische Erkrankungen. Gerade bei den stark Übergewichtigen finden sich immer wieder Hinweise auf eine Unterfunktion der Schilddrüse, was den Stoffwechsel verlangsamt und zu noch mehr Übergewicht führt. So haben wir bei vielen metabolic balance®-Teilnehmern eine bisher nicht erkannte Entzündung entdeckt (Hashimoto Thyreoiditis, siehe Seite 136), bei der Antikörper gegen eigenes Schilddrüsengewebe produziert werden. Durch die Umstellung der Ernährung kann sich diese Fehlfunktion wieder ausgleichen.

Hormonbalance dank Ernährungsumstellung

Mehr noch als alle anderen Hormone brauchen die Schilddrüsenhormone eine abgestimmte Stoffwechselernährung, um optimal funktionieren und das Körpergleichgewicht aufrechterhalten zu können. Mit dem individuellen metabolic balance®-Ernährungsplan kann jeder für eine optimale Hormonbalance und ein langes Leben mit geistiger und körperlicher Fitness sorgen. Machen Sie mit – weil Sie es sich wert sind!

Wenn die Jahre bei den Frauen **wechseln**

Der genaue Zeitpunkt, wann die Wechseljahre beginnen, ist von Frau zu Frau verschieden. Bei manchen lässt die Produktion des weiblichen Geschlechtshormons Östrogen bereits um die 35 Jahre nach, andere bemerken erst um die 50, dass sich das Klimakterium durch unregelmäßige Regelblutungen ankündigt. Auch ist individuell verschieden, wie die Wechseljahre erlebt und empfunden werden.

Zu Unrecht werden die Wechseljahre in unserer Kultur oft mit Krankheit gleichgesetzt, die mit Medikamenten behandelt werden soll. Wie die gesamte Natur unterliegt auch der weibliche Körper dem ganz natürlichen Rhythmus des Lebens. Wenn die Jahre wechseln, kann dies viel mehr als Chance begriffen werden zu einem Neustart und einem besseren Verständnis des Frauseins – schließlich bedeutet Klimakterium übersetzt: »Übergang zu Wichtigerem«.

Was passiert da im Körper?

Während der Wechseljahre, also der fünf- bis zehnjährigen Phase der Hormonumstellung, können viele körperliche Veränderungen auftreten. Nach und nach stellen die Eierstöcke ihre Produktion ein, die Zeit der Fruchtbarkeit geht vorbei. In den Wechseljahren lässt auch die Produktion der weiblichen Sexualhormone Östrogen und Gestagen nach. Östrogen, das in den Eierstöcken gebildet wird, steuert als Botenstoff nicht nur die Funktion der Geschlechtsorgane, sondern ist bei vielen wichtigen Stoffwechselvorgängen im Körper wichtig: Östrogen ist beteiligt am richtigen Funktionieren von Darm, Schleimhäuten, Bindegewebe, Knochen, Leber, Gehirn und Blutgefäßen. Zudem wirkt es sich günstig auf das seelische Wohlbefinden aus.

Das Auf und Ab der Hormone

Als Folge der hormonellen Umstellung treten in den Wechseljahren sowohl körperliche als auch psychische Beschwerden auf. Als wichtige Botenstoffe stehen die Hormone nicht nur mit körperlichen Funktionen in Verbindung, sondern sie beeinflussen auch die Gefühlswelt und somit die seelische Befindlichkeit der Frauen. Stimmungsschwankungen, Niedergeschlagenheit, verminderte Lebenslust, das Gefühl von Leere und Nutzlosigkeit, das Hinterfragen vieler Alltagsgeschehen – all dies zählt zu den typischen Beschwerden, mit denen sich viele Frauen in den Wechseljahren auseinandersetzen und die zu einer großen Belastung führen können. Häufig spüren Frauen, die früher auch schon an Symptomen des Prämenstruellen Syndroms litten, die klimakterischen Hormonumstellungen besonders intensiv.

Wenn sich die Kleidergröße ändert

Die hormonelle Umstellung in den Wechseljahren wirkt sich meist ungünstig auf das Körpergewicht aus, da es in dieser Zeit zu einer verstärkten Abnahme der Muskelmasse kommt. Aber auch schon davor kommen die negativen Folgen des abnehmenden Grundumsatzes zum Tragen. Der Grundumsatz ist die Energie, die der Körper im Ruhezustand zur Aufrechterhaltung seiner Funktionen verbraucht. Der Umsatz findet hauptsächlich in den Muskeln statt. Da ab dem 30. Lebensjahr die Muskelmasse ständig abnimmt, nimmt auch der Grundumsatz ab – der Körper verbraucht also weniger Energie. Das führt dazu, dass viele Frauen – trotz gleichbleibenden Essverhaltens – langsam aber stetig zunehmen. Diese Gewichtszunahme kann sich zunächst nur durch steigende Umfangmasse bemerkbar machen, weil das Fettgewebe, das leichter ist als Muskulatur, ein größeres Volumen einnimmt. Abnahme der Muskelmasse und Zunahme der Fettmasse halten sich noch die Waage. Doch irgendwann übersteigt die zunehmende Fettmasse die abnehmende Muskelmasse, und die Gewichtszunahme macht sich auf der Körperwaage bemerkbar. Die Kleidung passt nicht mehr, der Frust ist groß.

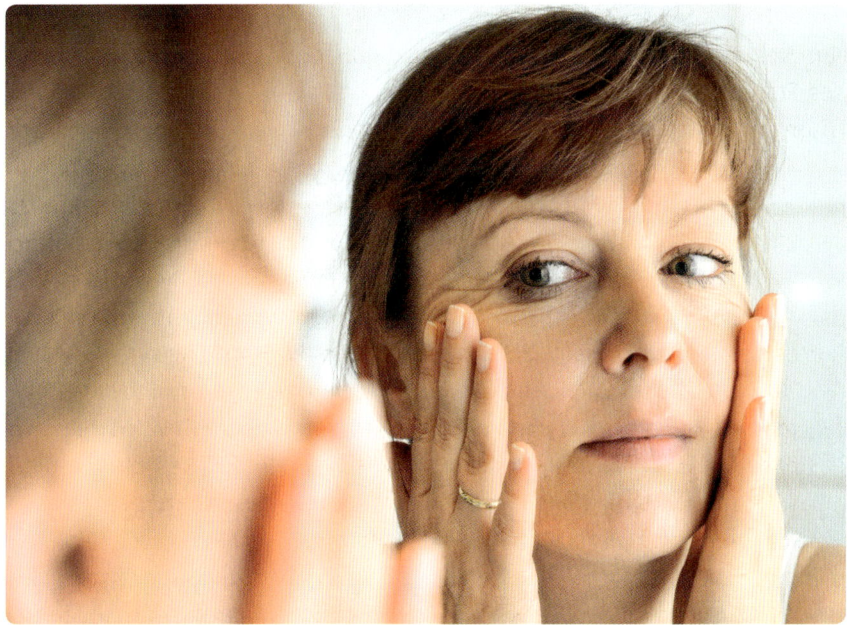

Es gibt Frauen, die kaum an Beschwerden leiden, die das Auf und Ab der Hormone mit sich bringen kann. Bei anderen sind diese aber so stark ausgeprägt, dass sie teilweise arbeitsunfähig werden.

Fettverteilung am Körper

Zudem kann sich die Fettverteilung unter dem Einfluss der Hormone verändern: Generell unterscheidet man zwischen der typisch männlichen Fettverteilung mit Fettpolstern vorwiegend im Bauchbereich (der sogenannte »Apfeltyp« oder androider Typ) und der typisch weiblichen Form mit Polstern vorwiegend an Hüfte und Po (der sogenannte »Birnentyp« oder gynoider Typ, siehe auch Seite 214). Daneben gibt es natürlich auch Mischformen. Der Überschuss an männlichen Hormonen kann nun dazu führen, dass Frauen ein zunehmend männliches Fettverteilungsmuster aufweisen: Starke Fettpolster im Bauchbereich sind oftmals mit dem gehäuften Auftreten von Diabetes, Bluthochdruck und Fettstoffwechselstörungen verbunden und erhöhen dadurch auch das Risiko für Herz-Kreislauf-Erkrankungen.

Vieles überdenken

Für viele Frauen ist es in dieser Phase besonders wichtig, Lebensstil und Ernährungsgewohnheit zu überdenken. Jetzt ist der Zeitpunkt ideal, mit einer Ernährungsumstellung à la metabolic balance® zu beginnen. Warum? Nicht nur weil frische Kost auf dem Speiseplan steht, sondern weil die Stoffwechselumstellung genau darauf abzielt, das hormonelle Gleichgewicht wiederherzustellen. Auf diese Art und Weise lassen sich seelische und körperliche Begleiterscheinungen in den Wechseljahren natürlich regulieren. Auch der Mineralienhaushalt wird durch den individuellen Ernährungsplan gestützt: Weist die Blutanalyse einen Mangel an einem Mineral auf – etwa dem in den Wechseljahren so wichtigen Kalzium – dann wird der Ernährungsplan besonders viel Obst und Gemüse enthalten, das reich an Kalzium ist (Grünkohl, Spinat, Fenchel, Brokkoli, Mangold), um diesem Mangel entgegenzuwirken. Auch Produkte aus Soja sind als wichtige Eiweißquelle häufig im Ernährungsplan empfohlen. Im Klimakterium kann Soja besondere Dienste leisten: Soja enthält sogenannte Phytoöstrogene, das sind pflanzliche Hormone, die dem Östrogen ähneln. Gynäkologen, die mit der Methode metabolic balance® arbeiten, berichten, dass bis zu 70 Prozent der Teilnehmerinnen, die in den Wechseljahren sind, ihre Medikamente reduzieren und zum Teil sogar ganz absetzen können, weil die Beschwerden allein durch die Ernährungsumstellung besser geworden sind.

Auch wichtig: Bewegung!

Neben einer gesunden Ernährung spielt auch regelmäßige Bewegung eine wichtige Rolle in den Wechseljahren. Dadurch wird nicht nur das Gute-Laune-Hormon Serotonin ausgeschüttet. Auch Knochen und Muskeln profitieren von moderaten Sportarten wie Radfahren, Walking oder Schwimmen.

Das Klimakterium

Um das 40. Lebensjahr verändert sich der weibliche Hormonhaushalt. Obwohl Zeitschiene und mögliche Symptome bei jeder Frau individuell

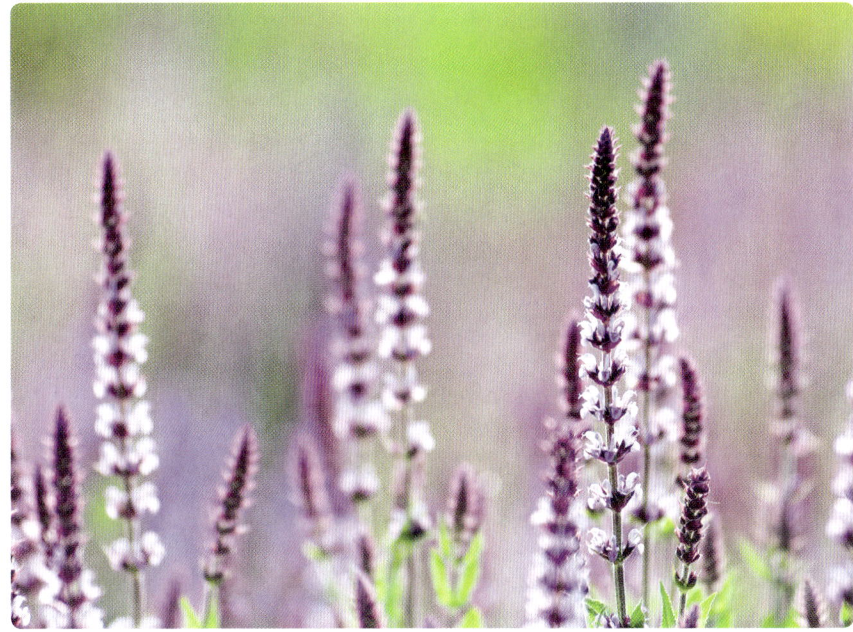

Der Natur ihren Lauf lassen und sich mit den Veränderungen im Körper gelassen auseinandersetzen ist ein guter Ansatz, um das Leben positiv zu betrachten.

verschieden sind, kann man die Wechseljahre, medizinisch Klimakterium genannt, in mehrere Phasen einteilen. Das Klimakterium beginnt, wenn die von Geburt an angelegten Eibläschen in den Eierstöcken nahezu aufgebraucht sind. Dadurch nimmt die Hormonproduktion in den Eierstöcken allmählich ab.

Die Prämenopause

Zunächst wird nicht mehr regelmäßig jeden Monat eine reife Eizelle produziert, der Eisprung bleibt öfter mal aus, und die Fruchtbarkeit nimmt ab. Diese Phase nennt man Prämenopause. Erste Anzeichen, die von der Frau bemerkt werden, sind vor allem Blutungsunregelmäßigkeiten. Ab dann gilt in Sachen Monatsblutung: Das einzig Regelmäßige ist die Unregelmäßigkeit! Die Blutungen können stärker oder schwächer sein, pünktlich oder unpünktlich auftreten.

Die Perimenopause

Die Perimenopause ist die Phase des »eigentlichen Übergangs«. Sie beginnt etwa ein bis zwei Jahre vor der letzten zyklischen Monatsblutung. Durch die nun nur noch wenig verbliebenen Eibläschen verringert sich die Östrogen- und Gestagenproduktion immer mehr, und der Eisprung bleibt schließlich ganz aus. Dennoch wird die aufgebaute Gebärmutterschleimhaut noch als Blutung abgestoßen. In dieser Phase treten mögliche Wechseljahresbeschwerden wie Hitzewallungen und Schweißausbrüche meistens am stärksten auf.

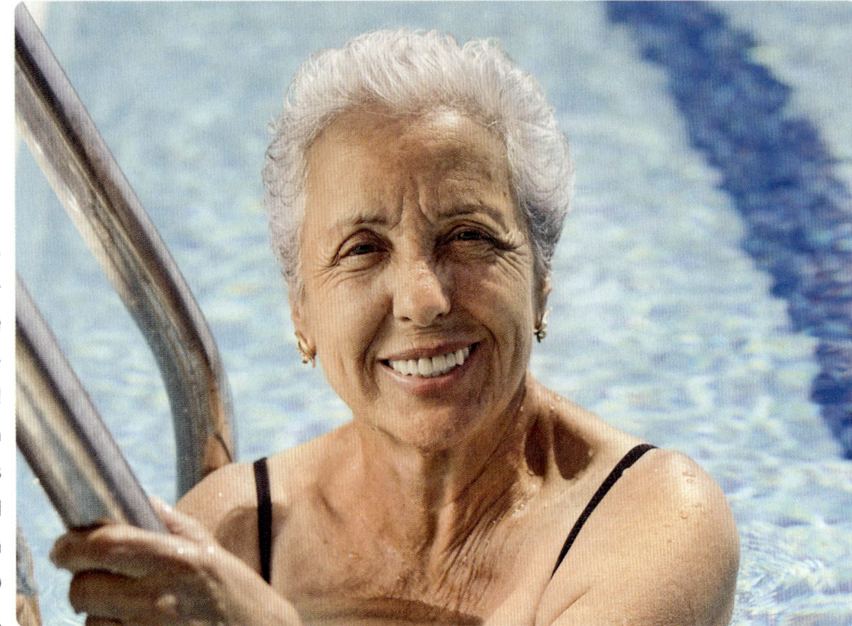

Körperliche Bewegung, Kraft- und Ausdauertraining sind die beste Möglichkeit, einer Osteoporose vorzubeugen! Risikopatienten sollten täglich mindestens 1 Gramm Kalzium und in den Wintermonaten 3 000 IE Vitamin D einnehmen.

Die Menopause

Als Menopause bezeichnet man die letzte Monatsblutung, das Durchschnittsalter liegt heute bei 51 Jahren. Die Menopause lässt sich aber erst im Nachhinein ermitteln: Traten ein Jahr lang keine Blutungen mehr auf, ist davon auszugehen, dass die Eierstöcke ihre Tätigkeit eingestellt haben. Die Phase der Fruchtbarkeit ist damit abgeschlossen.

Frühe Menopause

Frauen, die sterilisiert worden sind oder deren Gebärmutter entfernt wurde, kommen rund zwei Jahre früher in die Wechseljahre. Das liegt daran, dass bei solchen Operationen Gefäße durchtrennt worden sind, die verantwortlich sind für die Blutversorgung der Eierstöcke. Auch Raucherinnen kommen in der Regel früher in die Wechseljahre als Nichtraucherinnen – im Durchschnitt um vier bis sechs Jahre eher, denn die im Tabak enthaltenen Substanzen üben zum Teil einen schädlichen Einfluss auf die Eierstöcke oder den Östrogenstoffwechsel aus.

Die Postmenopause

Ein bis zwei Jahre nach der Menopause folgt die Postmenopause, die mit dem 65. Lebensjahr endet. Auch in dieser Phase kann es aufgrund der jetzt sehr geringen Östrogenmengen zu Beschwerden kommen. Gleichzeitig steigen Erkrankungsrisiken an, wie es die Osteoporose, ein krankhaft beschleunigter Abbau von Knochensubstanz, ist.

Osteoporose – wenn **Knochen** brechen

Unsere rund 220 Knochen sorgen dafür, dass unsere Füße die Last des Körpers tragen, dass innere Organe wie Herz und Nieren durch die Rippen geschützt werden und dass wir aufrecht gehen können. Unser Knochengerüst ist keine tote Materie, jeder einzelne Knochen lebt! Er ist mit einer nerven- und gefäßreichen Schicht, der Knochenhaut, überzogen, über die er mit Nährstoffen versorgt wird.

Osteoporose ist eine systemische Skeletterkrankung, die durch eine niedrige Knochenmasse und eine Verschlechterung der Mikroarchitektur des Knochengewebes charakterisiert ist. Mit der Folge vermehrter Knochenbrüchigkeit. Osteoporose tritt besonders häufig bei Frauen nach der Menopause auf. Doch ebenso Männer können– auch wenn in weitaus geringerem Umfang – von ihr betroffen sein. Die Ursachen sind noch nicht ganz geklärt, es sind aber viele Risikofaktoren bekannt, die zur Osteoporose führen. Ein enger Zusammenhang besteht zur Funktion der Keimdrüsen. Die Verminderung der Geschlechtshormone Östrogen und Androgen führt zu einer geringeren Aktivität der knochenaufbauenden Zellen, der Osteoblasten. Auch eine langfristige Kortisoneinnahme begünstigt den Knochenschwund. Im Alter verstärkt die allgemein verlangsamte Zellneubildung den Effekt: Die Knochen brechen viel leichter als früher, und es kann zu Verkrümmungen der Wirbelsäule kommen.

Damit der Körper Kalzium über den Darm aufnehmen und in die Knochen einbauen kann, benötigt er Vitamin D. Dieses Vitamin wird durch Sonneneinstrahlung auf die oberen Hautschichten vom Körper selbst gebildet, doch es kann leicht zu Vitamin-D-Mangel kommen.

Osteoporoserisiko senken

- Ernähren Sie sich à la metabolic balance®, um die Hormonproduktion zu balancieren und einer Übersäuerung vorzubeugen, die zum Abbau wichtiger Mineralien (z B. Kalzium) aus den Knochen führt. Kaffee, Cola & Co. tragen zu einer Entmineralisierung der Knochen bei.
- Tanken Sie regelmäßig Sonne, gehen Sie auch an bedeckten Tagen spazieren.
- Gehen Sie achtsam mit Sonnenschutzcremes um, hoher Lichtschutzfaktor blockiert die körpereigene Vitamin-D-Produktion in der Haut!
- Bewegen Sie sich viel! Die Belastung des Knochens führt zu einer besseren Aktivität der Osteoblasten, es werden mehr Mineralien eingebaut, die Knochenmasse nimmt zu!

Register

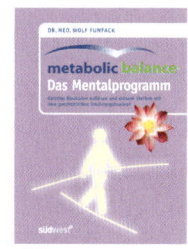

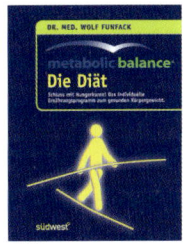

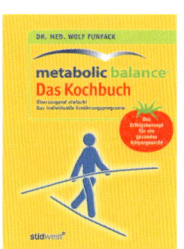

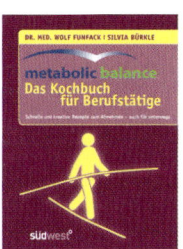

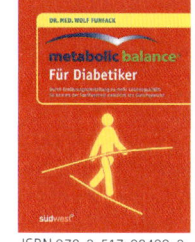

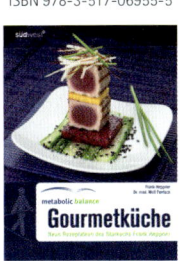

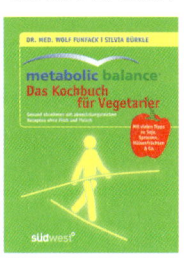

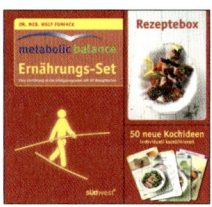

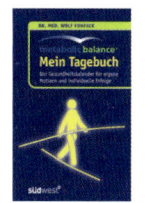

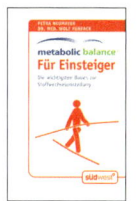

Impressum

Bildnachweis

Doc-Stock: 138; Frances, S.: 161; Getty Images: 23 (Paul Burns), 249 (A. Rippy/Photographers's Choice), 285 (St. Satushek); iStockphoto: 56, 69, 70, 77, 78, 105, 111, 123, 127, 137, 170, 173, 176, 194, 198, 208, 222, 240, 281, 289, 290, 297, 298; jump fotoagentur: 8 (Annette Falck), 20, 135, 282, 287 (Martina Sandkuehler), 261 (Kristiane Vey); Lizenzfrei: 119, 275; mauritius-images: 88, 98 (Photoresearchers); Medicalpicture: 28, 113, 132, 174; panthermedia: 2 (A. Brozova), 34 (E. Reis), 45 (R. Chapple), 46 (M. Kemp), 53 (C. Steiner), 66, 253 (I. Knol), 73 (I. Pires), 74 (M. Schüll), 81 (L. Matrisch), 82 (J. M. Guyon), 87 (J. Szycik), 115 (M. Benik), 128 (F. Michandeau), 140 (D. Junemann), 146 (Z. Vuckovic), 149 (S. Sinha), 150 (A. Rochau), 162 (St. Kerkhofs), 191 (Patrick Fix), 205 (A. Trautmann), 215 (L. Banneke), 231 (O. Karwisch), 293 (H.-J. Bechheim), 295 (A. Nowack); picture-alliance: 156 (Lou Avers); Stockfood: 12 (Kramer, N.), 39 (Zouev, T.,) 116 (MohrImages); Südwest-Verlag München: 154 (Steffny), 188 (Antje Plewinski), 244 (Kristiane Vey); Superbild: 255 (Phanie)

Alle Grafiken: Jan-Dirk Hansen, München

Hinweis

Die Ratschläge in diesem Buch sind von Autor und Verlag sorgfältig erwogen und geprüft; dennoch kann eine Garantie nicht übernommen werden. Eine Haftung des Autors bzw. des Verlags und dessen Beauftragten für Personen-, Sach- und Vermögensschäden ist ausgeschlossen.

Redaktions- & Projektleitung Susanne Kirstein
Redaktion Dr. Ute Paul-Prößler
Gesamtproducing v*büro – Jan-Dirk Hansen
Bildredaktion Christa Jaeger
Korrektorat Susanne Langer
Umschlag Reinhard Soll
Reproduktion Artilitho snc, Lavis (Trento)
Druck und Bindung
Mohn media Mohndruck GmbH, Gütersloh

Printed in Germany

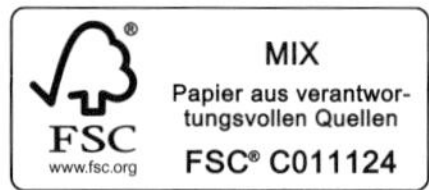

Verlagsgruppe Random House
FSC-DEU-0100
Das für dieses Buch verwendete FSC®-zertifizierte Papier *Profimatt* wurde produziert von Sappi Ehingen.

ISBN 978-3-517-08560-9
9817 2635 4453 62